DAS IMPF-KARTELL

Michael Winckler

Das Impf-Kartell

Die Akte Schweinegrippe

HOHENRAIN TÜBINGEN

Druck und Bindung: Kösel, Krugzell
Gesamtgestaltung: Claude Michel, Rottenburg a. N.

Winckler, Michael :
Das Impf-Kartell :
Die Akte Schweinegrippe /
Michael Winckler.- Tübingen : Hohenrain-Verlag 2009
ISBN 978-3-89180-089-8

ISBN 978-3-89180-089-8

Postfach 1611, D-72006 Tübingen
www.hohenrainverlag.de

Gedruckt in Deutschland

Inhaltsverzeichnis

1. Glossar

Nach reiflicher Diskussion haben wir uns entschlossen, in diesem Buch das Glossar voranzustellen. In der aktuellen Impfdebatte tauchen immer wieder Fachbegriffe auf, die viele Leser nicht kennen. So meinen wir, mit den vorangestellten kurzen Erklärungen dem Leser ein besseres Verständnis ermöglichen zu können.

A-H_1N_1 - wissenschaftliche Bezeichnung des Grippeerregers der Schweinegrippe.

Adjuvans - Immunbeschleuniger (von lat. *adjuvare,* ›untertützen‹), fördert die Antikörperbildung nach Impfung durch entzündungsverstärkende Wirkung.

Amantadin - Handelsname eines Grippeschutzmittels, Proteinhemmer.

Anthrax - Milzbranderreger, biowaffentauglich.

Asiatische Grippe - Pandemie mit dem Grippe-Virustyp H_2N_2, im Jahre 1957 rund 1 Million Tote weltweit.

Baxter International Inc. - impfstoffproduzierender Pharmakonzern, Grippeimpfstoff Celvapan®.

BNI - Bernhard Nocht-Institut für Tropenmedizin Hamburg, Arbeitsschwerpunkte Lassa-Fieber und Malaria.

»**Bioterrorism Act**« - US-Gesetz über Bioterrorismus.

Brevig Mission - Missionsstation in Alaska. 1918 starben 72 der 80 Inuit-Bewohner an der Spanischen Grippe. Die Leichen wurden im Permafrostboden beerdigt und sind bis heute unversehrt erhalten.

CDC - Center for Desease Control, oberste US-Gesundheitsbehörde mit Sitz in Atlanta.

CID – U.S. Army Criminal Investigation Command, Kriminalpolizei der US-Armee.

CIDRAP – Center for Infectious Disease Research and Policy, University of Minnesota; Forschungszentrum für Infektionskrankheiten und Politik.

Cochrane Collaboration – unabhängiges Netzwerk zur Erfassung und Analyse von wissenschaftlichen Studien.

Colony-Experiment – TV-Serie von Discovery Communication über den Überlebenskampf einer Gruppe nach einer weltweiten und tödlichen Pandemie, Ausstrahlung 2009.

Ebola – häufig tödliche Infektionskrankheit, biowaffentauglich.

ECDC – European Center for Desease Control, EU-Seuchenbehörde.

EMEA – Europäische Arzneimittelagentur.

FEMA – US-Heimatschutzbehörde. Der nach dem 11. September 2001 gegründeten Behörde wurden umfassende Vollmachten übertragen, die die Grundrechte der US-Bürger erheblich einschränken.

FDA – Federal Drug Administration, US-Behörde, zuständig für die Zulassung von Medikamenten und Impfstoffen.

FLI – Friedrich Loeffler-Institut, zuständig für Tierseuchen.

GlaxoSmithKline – impfstoffproduzierender Pharmakonzern, Grippeimpfstoff Pandemrix®.

Guillain-Barré-Syndrom (GBS) – Nervenentzündung, die zu Lähmungen führen kann, wurde häufig als Impfschaden beobachtet.

Influenza – umgangssprachlich für ›Grippe‹.

JASON – Forschungsnetzwerk des US-Militärs und des US-Geheimdienstes, vergleichbar mit dem Manhattan-Projekt zur Entwicklung der Atombombe.

Hongkong-Grippe – Grippe, 1968 rund 1 Millionen Tote weltweit.

Hühnergrippe, 1997, auch als ›Asiatische Grippe‹ bezeichnet, 18 Tote in Hongkong.

MITRE Corporation – US-Gesellschaft im Besitz der Regierung, koordiniert militärisch bedeutsame Forschungsprojekte der Jason-Gruppe.

Nanotechnologie – erschließt die Welt des Allerkleinsten. Ein Nanometer ist der Millionenstel Teil eines Millimeters. In einer Stellungnahme des Umweltbundesamtes vom Oktober 2009 wird vor gesundheitlichen Gefahren bis zur Tumorbildung und Erbgutschädigung durch Nanopartikel gewarnt.

Novartis – impfstoffproduzierender Pharmakonzern, Grippeimpfstoff Celtura®.

Pandemie – Durch einen Erreger ausgelöste länder- und kontinentübergreifende Ausbreitung einer potentiell tödlichen Krankheit.

PEI – Paul Ehrlich-Institut, Bundesinstitut für Impfstoffe und biomedizinische Arzneimittel, erarbeitet die Impfempfehlung für das Robert Koch-Institut und das Bundesgesundheitsministerium, Sitz in Langen.

PNAC – ›Project for the New American Century‹ (Projekt für ein Neues Amerikanisches Jahrhundert), konservativer US-Thinktank.

Relenza – Wirkstoff Zanamivir, Einsatz als Inhalationsmittel.

RKI – Robert Koch-Institut, leitendes Institut der Bundesrepublik und Referenzzentrum für verschiedene Virus- und Bakterienerkrankungen, dem Bundesministerium für Gesundheit unterstellt, Sitz Berlin.

SAGE – ›Strategic Advisory Group of Experts‹, internationale strategische Beratergruppe der WHO, zuständig für Impfprobleme und Pandemiefragen.

Sanofi Pasteur – impfstoffproduzierender Pharmakonzern, Grippeimpfstoff Monovlent®.

SARS - Schweres akutes Atemwegssyndrom (Severe Acute Respiratory Syndrome).

Schweinegrippe - erstmalige Verwendung des Begriffs bei einer Grippe-Epidemie in den USA 1976.

Spanische Grippe - weltweite Grippe-Epidemie, bis zu 100 Millionen Tote, Erreger H_5N_1, ähnelt dem Vogelgrippevirus.

Squalen - Öl-in-Wasser-Emulsion, Zwischenprodukt der Cholesterinsynthese, wird in Grippeimpfstoffen Celtura® und Pandemrix® als Adjuvans (Immunbeschleuniger) eingesetzt.

Stiko - ständige Impfkommission am Robert Koch-Institut.

Tamiflu® - Handelsname für den Neuramidasehemmer Oseltamivir, Patentinhaber LaRoche.

USAMRIID - ›U.S. Army Medical Institute of Infectious Diseases‹, Sitz in Fort Detrick, Maryland.

Virus - ist ein infektiöser Parasit innerhalb einer Zelle, enthält ein Programm zu seiner Vermehrung, ist aber auf den Stoffwechsel der Gastzelle angewiesen.

Vogelgrippe - H_5N_1, ist eine durch Influenza-Viren verursachte Geflügelkrankheit. In einzelnen Fällen wurde die Krankheit auf Säugetiere und Menschen übertragen.

2. Katastrophen und Pandemien

Sind wir wirklich vorbereitet, oder werden wir hier vorbereitet?

»Etwas ist faul im Staate Dänemark«, wer kennt nicht den Satz und zitiert ihn gern bei passender Gelegenheit?

Die Hysterie um die Schweinegrippe hat die Hysterie um die Vogelgrippe abgelöst – nun zittert die westliche Welt wieder in Erwartung einer Pandemie. Oder ist sie nur herbeigeredet?

Blickt man tiefer, scheinen Dichtung und Wahrheit dicht beieinander zu liegen. Von den Betroffenen, uns allen, kann kaum einer die Gefahr so richtig einschätzen. Dabei droht sie gleich von mehreren Seiten. Da wird ein Impfstoff gekauft, den es zu diesem Zeitpunkt noch nicht gab. Von den gesetzlich vorgeschriebenen jahrelangen Tests eines neuen Impfstoffes ist man weit entfernt. Die Tests durchzuführen, hat man auch nicht wirklich vor, da sich die Pharmaindustrie im Verein mit den entscheidenden Gremien die Tauglichkeit des Impfstoffs gleich selbst bestätigt hat.

Die Medien, schon längst nicht mehr im Verdacht unabhängiger Meinungsbildung, haben eine Katastrophenberichterstattung in Gang gesetzt, die uns angesichts einer ›lebensbedrohenden Gefahr‹ widerspruchslos machen soll. Zudem lenkt sie von dem beginnenden wirtschaftlichen Desaster ab.

Orakelnde Experten reden weltvernichtende Gefahren herbei, qualifizierte kritische Stimmen finden sich durch umfassende Medienblockade nur in den unabhängigen Internetforen und den wenigen unabhängig finanzierten Veröffentlichungen.[1]

Kaum bekannt ist, daß die sogenannten ›beratenden Experten‹ bequem auf beiden Seiten der Macht sitzen, sowohl in den staatlichen Gremien als auch in den Vorständen der impfstoffproduzierenden Pharmaindustrie. Interessenkonflikte scheint es daher nicht zu geben. Wer wird da angesichts der bekannten Verstrickung von Pharmalobbyismus und Politik nicht mißtrauisch?

Und warum werden die Impfstoffhersteller per Gesetz von der Haftung freigestellt, wie beispielsweise in den USA? Befürchten sie etwa Regreßansprüche von Impfgeschädigten? Beispiele dafür gibt es genug. In Deutschland werden Impfschäden stillschweigend durch die Krankenkassen abgedeckt, das heißt, wir alle bezahlen sie.

[1] Es gibt zahlreiche Impfkritiker, die sich erschöpfend mit dem Thema auseinandergesetzt haben. Einige Quellen sind im Anhang aufgeführt.

Erst einmal winken aber gigantische Profite. Ein japanischer Lizenznehmer des Wirkstoffes Tamiflu® kündigte für das Jahr 2009 eine Gewinnsteigerung von 531 Prozent an. Diese hat er aber bereits im Frühjahr 2008 angegeben, lange, bevor jemand an die sogenannte Schweinegrippe dachte - oder? Der Aktienkurs stieg prompt.[2] Ein Schelm, wer Böses denkt!

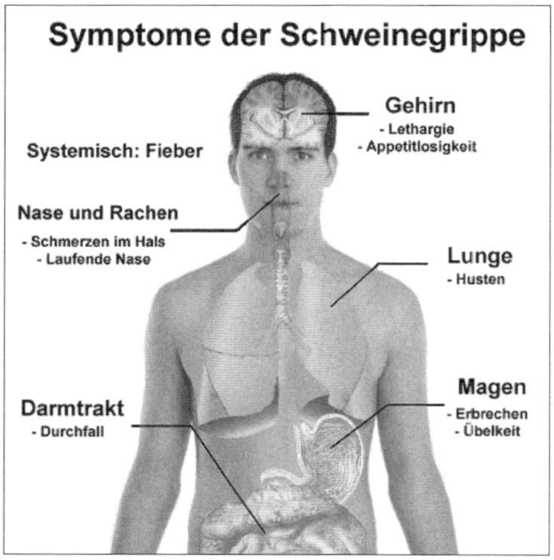

Schweinegrippesymptome.

Alles scheint mit sehr heißer Nadel gestrickt zu sein, doch großzügig drückt die Politik den Kassen und dem Steuerzahler die Kosten auf. Einige Kassen haben bereits Erhöhungen angekündigt.[3]

In Griechenland ist man einen Schritt weitergegangen und hat die Zwangsimpfung gesetzlich angeordnet, ohne allerdings zu vergessen, daß jeder Geimpfte die eigene Haftung schriftlich bestätigen muß.[4]

So berechtigt und erfolgreich einige Impfungen zu sein scheinen - es sei hier an Pocken, Kinderlähmung, Diphterie und Wundstarrkrampf erinnert, auch hier gibt es starke Vorbehalte –, so fragwürdig sind jetzt die Begleitumstände der Impfkampagne gegen die Schweinegrippe. Es sei nur an die ›Immunbeschleuniger‹ erinnert, die das Medikament zwar billiger, aber auch nachweisbar gefährlicher machen.

In diesem Buch soll nicht die generelle, breite und qualifizierte Kritik an Impfungen thematisiert werden. Angefangen mit dem Chemiker Louis Pasteur, der aufgrund äußerst gewagter Thesen - Studien kann man es nicht nennen - die ›Impfkultur‹ in die Medizin brachte - es war und ist ein Geschäft gigantischen Ausmaßes. Der Schutz durch Impfen - bis heute behauptet - ist nicht wirklich erwiesen.[5] Wissenschaftliche Studien, die nicht ins Konzept passen, werden unterdrückt. Es gibt davon zahlreiche.[6]

---

[2] http://www.chugai-pharm.co.jp/pdf/annual_report/2009/eAR2009_12_04.pdf

[3] http://www.ekathimerini.com/4dcgi/_w_articles_politics_100002_01/08/2009_109461

[4] Nach einer aktuellen Meldung (2. Oktober 2009) erwarten die Krankenkassen im Jahre 2010 ein Defizit von 9 Milliarden Euro.

[5] Siehe das sehr empfehlenswerte Video mit Vortrag der Impfkritikerin Anita Petek-Dimmer http://www.europnews.de/2009-03-13-leid-und-tot-durch-impfungen.html

[6] z. B. Gerhard Buchwald, *Impfen – Das Geschäft mit der Angst*, Droemer Knaur, München 2000.

Wird heute Nanotechnologie am lebenden Objekt getestet? Es gibt deutliche Hinweise dafür, daß der Erreger der Schweinegrippe eine künstliche Kombination aus einem amerikanischen Militärlabor ist. Im Laufe dieser Schrift werden wir gemeinsam mit amerikanischen Wissenschaftlern und Bürgerrechtlern den Beweis dafür antreten. In den deutschen Mainstream-Medien wird diese Frage nahezu ausgeklammert.

Jährlich sterben allein in Deutschland zwischen 15 000 und 30 000 Menschen an der normalen Wintergrippe, die Dunkelziffer könnte erheblich höher liegen. Der ›body count‹ der Medien, angefangen mit den angeblichen Opfern der Schweinegrippe in Mexiko und hochgerechnet auf Deutschland, hat abstruse Opferzahlen erzeugt, die sich letztlich als unglaubliche Blase erwiesen haben. Trotzdem wird weitergemacht, erweist sich unsere politische Führung als vernunftfrei und offensichtlich einseitig beratungshörig. Da die kritischen Stimmen in Deutschland ausgeblendet sind und Politik, Pharmaexperten und -industrie mit den Medien ins gleiche Horn blasen, baut sich eine ungute Stimmung auf.

Die Leute glauben nichts mehr, reagieren aber auch nicht mehr. Das Phlegma gegenüber dem absolutistischen, politisch-industriellen Kartell könnte System haben, kommen doch auf uns schwierige Zeiten zu. Da will man sich nicht irritieren lassen und geht lieber in den Garten zum Grillen. Die Wahlbeteiligung sank im September 2009 erneut. Manchmal kommt man sich im Deutschland des Jahres 2009 vor wie die zu DDR-Zeiten belächelten Dresdner im ›Tal der Ahnungslosen‹.

Dabei müssen wir nur über den Rand sehen. In der westlichen Hemisphäre wird eine bisher noch nie dagewesene Situation herbeige-

Die 1948 gegründete World-Heath-Organisazion (Weltgesundheitsorganisation, WHO) mit Sitz in Genf. Sie gilt als Koordinationsbehörde der Vereinten Nationen für das internationale öffentliche Gesundheitswesen. In Wirklichkeit ist sie eine Supermacht, sozusagen ein Staat im Staate, mit außerordentlichen Machtmitteln ausgestattet.

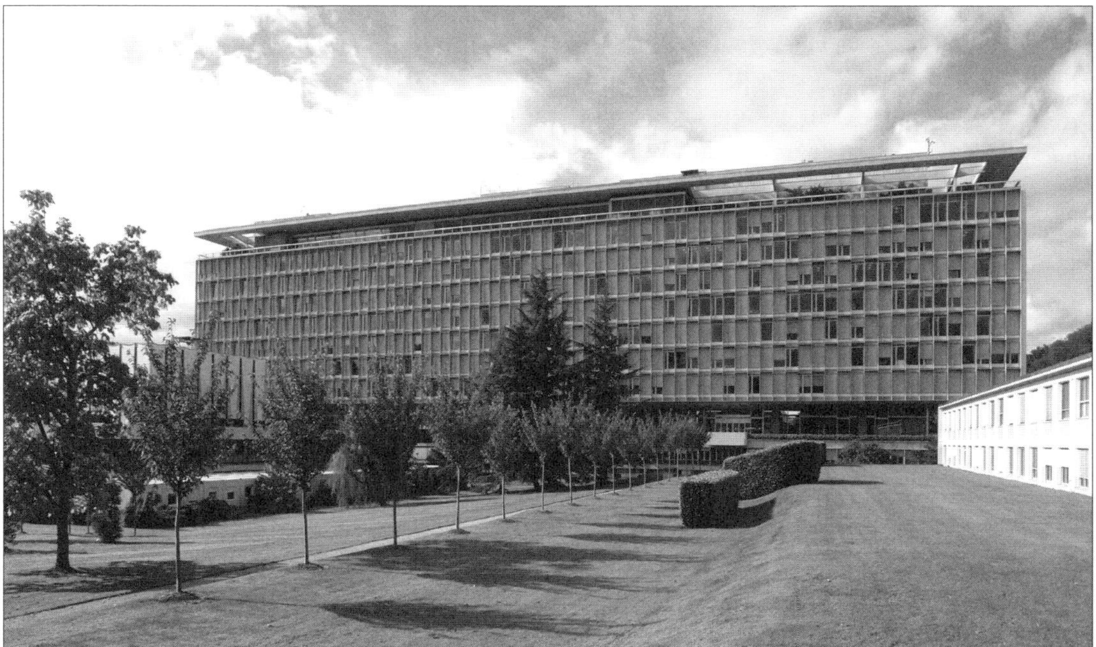

redet und faktisch vorbereitet. Wer weiß schon, daß die Weltgesundheitsorganisation (WHO) die einzige Organisation ist, die eine weltweite Quarantäne ausrufen kann? Mit Notverordnungen muß sie zwingend in den jeweiligen Ländern umgesetzt werden. Das heißt aber, daß jeglicher Personen- und Warenverkehr in und zwischen den Ländern verboten werden kann. Kontakt- und Ausgangssperren können mit Polizeigewalt durchgesetzt werden. Denken wir an die äußerst bedenkliche Diskussion um den Einsatz der Bundeswehr im Inneren!

Es fragt sich, ob hier ein Szenario vorbereitet wird, das im Falle eines globalen Wirtschafts- und Währungskollaps unter dem Deckmantel einer weltweiten Seuchengefahr uns knebelt. Der Gedanke ist leider nicht unwahrscheinlich. Über eine schwere Pandemie eine One-World-Gesundheitsregierung und dann eine One-World-Regierung schaffen? Die Instrumentarien dazu sind schon längst bereit. In den USA wird der Ernstfall geprobt, Polizisten und Nationalgarde trainieren die Verhaftung von Nicht-Geimpften, riesige Internierungscamps sind bereits eingerichtet.

Die frühere Gesundheitsministerin der finnischen Provinz Lappland, Dr. Rauni Kilde, spricht in einem TV-Interview von einem künstlichen hergestellten Erreger und dem Versuch einer gezielten Bevölkerungsreduktion. http://www.europnews.de/2009-10-22-ex-gesundheitsministerin-finnland-es-geht-um-bevolkerungsreduktion.html

Abseits aller (Un)Wahrscheinlichkeit einer Pandemie lautet die folgerichtige Frage, ob wir auf einen Ernstfall vorbereitet sind. Die Antwort ist: sicherlich nicht![7]

Wir können und sollten uns einer Pflichtimpfung aus gutem Grund widersetzen, deswegen wird aber der Kühlschrank und der Keller nicht voller. Der Hunger wird dann zum anderen (Überlebens)Programm.[8]

Das vorliegende Buch bringt neben der Chronologie der Ereignisse um die Schweinegrippe eine Fülle an Informationen, die nur wenigen in Deutschland bekannt sind. Ob die Geschichte der Spanischen Grippe und Hintergrundinformationen zur Schweinegrippe, die personellen Verwicklungen zwischen Politik und Industrie, Manipulationen der Medien oder qualifizierte Stellungnahmen gegen die offizielle Hysterie, Impfproblematik – das Buch ist eine umfassende Faktensammlung zum Thema und zugleich Aufklärungsbuch.

In der Summe wird ein Bedrohungsszenario unserer körperlichen Unversehrtheit und unserer anfälligen freiheitlichen Ordnung aufgezeigt, das alles Bisherige in den Schatten stellt.

---

[7] Michael Winckler, *Die Krise kommt. . ., und wir sind nicht darauf vorbereitet*, Hohenrain Verlag, Tübingen [2]2009.

[8] Der Nationale Pandemieplan zeigt sehr deutlich die Folgen einer grassierenden Grippe und deren sozio-ökonomische Folgen bis hin zu gewalttätigen Auseinandersetzungen. Siehe auch Anmerkung 3: http://www.heise.de/tp/r4/artikel/26/26545/1.html

Das Buch wird zur aktuellen Pflichtlektüre im Herbst/Winter 2009 werden – dies um so mehr, als es konkrete Pläne des Bundesamtes für Bevölkerungsschutz und Katastrophenhilfe gibt, zur Aufrechterhaltung von Sicherheit und Ordnung durch Notstandsmaßnahmen auch eine »gezielte Presse- und Öffentlichkeitsarbeit (PrÖA)« durchzuführen, um »Angst und Panik« in der Bevölkerung zu vermeiden und »die Krisensituation zu bewältigen«.[9]

Dann dürfte wohl auch der Verkauf dieses Buches verboten werden.

Impfempfehlung oder Impfverweigerung

Hier stehen sich zwei komplexe Ansichten gegenüber, die beide begründet sind. Heftig wird eine nahezu weltanschauliche Kontroverse geführt, in der beide Seiten sowohl mit wissenschaftlichen als auch mit politischen Argumenten diskutieren. Eine Annäherung der Standpunkte ist nicht in Sicht und wird angesichts einer behaupteten erneuten Pandemiegefahr ›Schweinegrippe‹ und der vielschichtigen Hintergründe auch nicht erfolgen.

Der Arzt und Herausgeber des pharmakritischen *Arznei-Telegramms*, Wolfgang Becker-Brüser, kritisiert die geplante Schweinegrippe-Impfung. »Was wir hier erleben, ist ein Großversuch an der deutschen Bevölkerung«, warnte Becker-Brüser im *Spiegel*. http://www.spiegel.de/wissenschaft/mensch/0,1518,639729,00.html

Während die einen mit Schlagworten wie ›Impftod‹ oder ›Impfschaden‹ argumentieren, führen die anderen das Aussterben der epidemischen Krankheiten dank Impfung an. Für den medizinischen Laien ist die leidenschaftlich geführte Diskussion nicht nachvollziehbar. Die Impfkritiker, zu denen auch viele Mediziner gehören, führen die zahlreichen Impfgeschädigten, ja auch das Entstehen neuer epidemischer Krankheiten auf das Impfen zurück. Die anderen argumentieren mit statistischen Zahlenwerken und der pauschal getroffenen positiven Bewertung des Impfens. Zugegeben sei, daß heute der anerkannte Impfschaden angesichts der massenhaften Impfungen marginal ist, davon ausgenommen natürlich ›Unfälle‹ durch defekte Impfstoffe, die immer wieder mit verhängnisvollen Folgen zum Einsatz kommen.

Über den Zusammenhang zwischen Impfen und Verhaltensauffälligkeiten, Heuschnupfen, Neurodermitis, AIDS oder dem ›plötzlichen Kindstod‹ u.a. kann nur spekuliert werden.

Das Buch bringt das Fallbeispiel Schweinegrippe und zahlreiche Beispiele, die den Sinn und die Folgen einer vom Impfwahn getriebenen Gesellschaft und ihrer wissenschaftlichen und politischen Protagonisten in anderem Licht erscheinen lassen.

---

[9] http://www.heise.de/tp/r4/artikel/26/26545/1.html

»Krank vom Impfstoff«, lautete die Überschrift eines Artikels in der schwedischen Zeitung *Expressen* am Mittwoch, dem 21. Oktober 2009. »Tausende von Schweden haben den Impfstoff bekommen«, so *Expressen.* Kurz nach Beginn der Impfungen seien bereits 190 Meldungen über unerwünschte Reaktionen auf den Schweinegrippe-Impfstoff bei der Gesundheitsbehörde MPA (›Medical Products Agency‹) eingegangen, »etwa die gleiche Anzahl von Angehörigen der Gesundheitsberufe und Privatpersonen«. Die Symptome reichten von einer schmerzenden Stelle und Kopfschmerzen bis hin zu allergischen Reaktionen, Fieber und Schüttelfrost, berichtete das Blatt. Und: Ein Geimpfter starb.

Die zentrale Frage: »Lasse ich mich gegen die Schweinegrippe impfen?« wird in diesem Buch mit einem klaren ›Nein‹ beantwortet. Bisher gibt es aus wissenschaftlicher Sicht kein überzeugendes Argument für die Notwendigkeit und Wirksamkeit einer vorbeugenden Impfung gegen diese neue, eigentlich alte Grippe.

Der Mensch lebt seit Urzeiten mit Krankheiten, gegen die er mit eigenen Kräften, mit Heilkräutern und Glauben anging. Die eigenen Kräfte hat man vielfach angegriffen, die Heilkräuter sind bei vielen aus den Hausapotheken verschwunden, den Glauben hat man kanalisiert und versucht, ihn durch Zeitgeist zu ersetzen.

Der Nutzen der modernen Medizin ist unbestritten, doch vieles versucht sie heute zu heilen, was der angebliche Fortschritt des letzten Jahrhunderts und die unreflektierte Fortschrittsgläubigkeit erst gebracht haben. Ob veränderte Nahrungsmittel und -gewohnheiten, im Labor entstandene Zusatzstoffe, chemische Produkte im Alltag, Medikamentenrückstände im Trinkwasser bis hin zu gentechnisch veränderten Pflanzen, wir wissen zu wenig über die langfristigen gesundheitlichen Folgen. In ihrem einseitigen Anspruch auf Unfehlbarkeit demontiert sich aber die Medizin gegenüber dem kritischen Verstand. Die drastische Veränderung im Gesundheitsbild der westlichen Länder ist verdächtig, über die Ursachen ist noch zu wenig bekannt, wird zu wenig geforscht oder soll nicht geforscht werden. Wir haben es mit mächtigen Industrien zu tun, die ihren Einfluß bis weit in die Politik ausgedehnt haben oder sie direkt bestimmen.

Die Vielschichtigkeit des Themas Schweinegrippe, Impfkartelle und die grundsätzliche Diskussion um den Nutzen von Impfungen können allerdings in der vorliegenden Arbeit nur unzureichend dargestellt werden. So bleibt es letztlich für den Leser bei einem Abwägen der Vor- und Nachteile des Impfens bzw. der Abschätzung eines Risikos.

Dieses Risiko überwiegt eindeutig den behaupteten Vorteil, zumindest diesen Beweis versucht das Buch anzutreten. Daß Bundesregierung und Bundeswehr einen anderen Impfstoff als die Bevölkerung erhalten, sollte dabei zu denken geben.

3. Ausbruch und Verlauf der Schweinegrippe

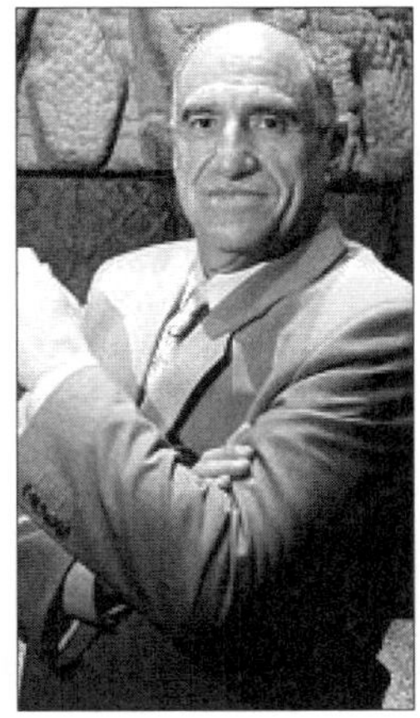

Der Archäologe Felipe Solis.

Kurz vor dem Staatsbesuch von US-Präsident Obama in Mexiko wurde am 13. April 2009 angeblich der erste Fall der Schweinegrippe (H_1N_1) entdeckt. Diese Entdeckung veränderte die Welt, denn rasch stürzten sich, wie bestellt, Gesundheitsexperten, Medien und dann die Politiker auf die neue Krankheit. Sie wurde zur weltweiten lebensbedrohenden Pandemiegefahr regelrecht hochgejubelt. Daß sich Barack Obama beim Besuch des Anthropologischen Museums in Mexiko-City am 16. April 2009 nicht ansteckte, mag verwundern, denn der ihn begleitende Archäologe Felipe Solis starb bereits am folgenden Tag - an Symptomen, die angeblich denen der Schweinegrippe stark ähnelten. Eine Untersuchung hielt man zum damaligen Zeitpunkt nicht für nötig.[10]

Zwei Tage später, am 18. April, startete die Beobachtung der Erkrankungen in Zentralmexiko mit ständig steigenden Krankenzahlen. Am 23. April war angeblich von bereits 59 Toten allein in Mexiko-City die Rede. Eine hektische Impfaktion wurde abgebrochen, da man deren Wirkungslosigkeit erkannte.

Kannte man denn zu diesem Zeitpunkt auch schon den Erreger?

Am folgenden Tag gab die World Health Organization (WHO) ein offizielles Statement über die Gefährlichkeit der neuen Krankheit heraus. Interessanterweise wurde hier bereits von ›Schweinegrippe‹ gesprochen, also elf Tage nach Entdeckung der ersten mutmaßlichen Erkrankung in Mexiko.[11] Ansonsten war die Stellungnahme zwiespältig. Da wurde auf der einen Seite eine große Gefahr beschworen und auf der anderen Seite von einer milden grippeähnlichen Erkrankung gesprochen. Hier muß kritisch gefragt werden, ob tatsächlich bei einem Grippefall in einem mexikanischen Dorf eine virulogische Untersuchung veranlaßt wurde, die dann auch gleich den passenden Erreger für die drohende Pandemie lieferte.

Mittlerweile kam die Grippewelle in Kanada an, die ersten Kranken wurden gemeldet. Ob diese tatsächlich an dem Erreger erkrankt waren oder einfach nur mit Erkältungen gemeldet wurden, also der Verdacht ausgesprochen wurde, ist nicht klar.

---

[10] http://www.bloomberg.com/apps/news?pid=20601087&sid=aEsNownABJ6Q&refer=worldwide

[11] http://www.who.int/csr/don/2009_04_24/en/index.html

Im offiziellen Bulletin der WHO wurde darauf hingewiesen, daß die Erkrankung überwiegend junge Erwachsene treffe. Wir werden auf diesen außerordentlich bemerkenswerten Zusammenhang beim Thema ›Spanische Grippe‹ zurückkommen.

Und noch etwas ist interessant. Die WHO stellte fest, daß der Erreger der Schweinegrippe bisher nicht in Schweinen nachgewiesen worden sei. Woher kommt dann der Name?[12]

Am 24. April 2009 stellte Thomas Abraham, Sprecher der WHO, fest:

> »Wir haben hier ein neues Virus, und es verbreitet sich von Mensch zu Mensch. . . Die ganze Mannschaft ist jetzt an Deck.«

Zu diesem Zeitpunkt war der WHO bereits bekannt, daß das Virus nicht aus der Natur stammt und genetisches Material von Schweinen, Vögeln und Menschen beinhaltet, das Wissenschaftlern bislang unbekannt war.

Am 25. April verkündete der mexikanische Präsident Calderon bei einem Besuch anläßlich der Einweihung eines Krankenhauses in der Provinz Oaxaca Notstandsmaßnahmen über Mexiko-City und das ganze Land:

> »Die Regierung wird unter meiner Verantwortung nicht zögern, alles zu unternehmen, um dieser Epidemie wirkungsvoll und energisch zu begegnen.«

Seit dem Punkt Zero waren 12 Tage vergangen, da wußte Calderon also schon:

> »Die Gesundheit der Mexikaner ist eine Frage, die wir gemeinsam mit aller Verantwortung verteidigen werden.«

Veranstaltungen wurden landesweit abgesagt, Schulen und Museen geschlossen, das öffentliche Leben kam nahezu zum Erliegen. Die Bilder leerer Straßen, verängstigter Menschen mit Mundschutz und schwerbewaffneten Soldaten gingen um die Welt. Es wurde der Eindruck erweckt, als wären sich küssende Liebespaare selbstmörderisch unterwegs. Dabei mußte der mexikanische Gesundheitsminister Cordoba zu diesem Zeitpunkt einräumen, daß man die Zahl der Toten auf 20 und die der möglichen Erkrankungen in der Hauptstadt auf etwa 1000 schätze.[13] Es waren Schätzungen. Die angeblichen Toten wur-

---

[12] Der Begriff ›Schweinegrippe‹ wurde schon 1976 beim Ausbruch einer Grippewelle in der Militärbasis Fort Dix verwendet. Möglicherweise wurde der Begriff einfach übernommen.

[13] http://www.msnbc.msn.com/id/30386163/

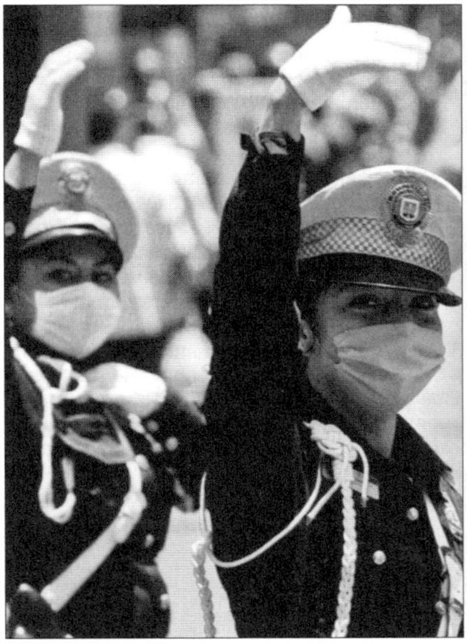

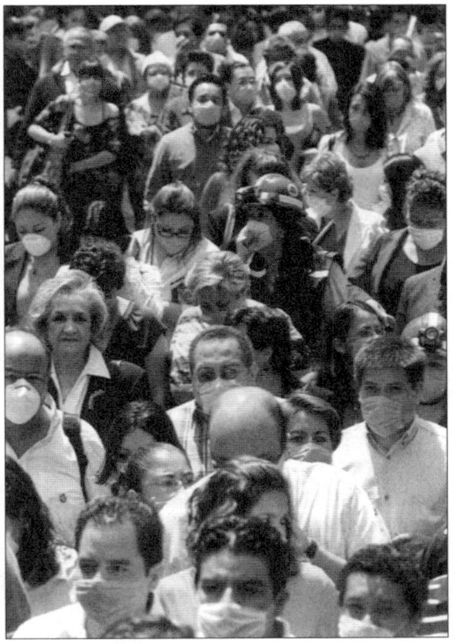

Von links: Polizistinnen und Bevölkerung in Mexiko-City (Fotos AFP und AP).

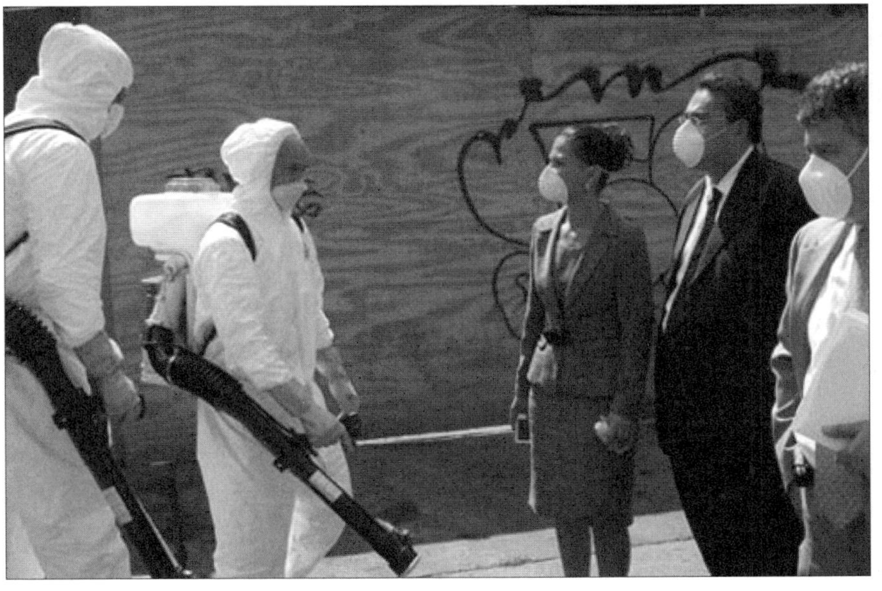

Desinfektionstrupp in Mexiko-City.

den nicht auf besondere Immunschwächen oder andere Erkrankungen untersucht.

Gleichzeitig wurden sieben Erkrankungen aus Kalifornien und Texas gemeldet. Dies reichte aus, um Grenzen zu überwachen und weltweite Maßnahmen zur Eindämmung der Krankheit zu fordern. Interessanterweise konnte man immer sofort den Erreger bestimmen, erst später sollte sich das ganze Gebilde aus Vermutungen und Spekulationen als Schimäre entpuppen.

Nun kam die Weltgesundheitsorganisation (WHO) wieder auf den Plan. Programmgemäß rief sie einen internationalen Gesundheits-Notstand aus. Es wurden international koordinierte Maßnahmen gefordert, um eine weitere Ausbreitung zu verhindern. Zuvor erklärte eine Sprecherin, die Schweinegrippe habe das Potential zu einer Pandemie. Neben den 1000 Erkrankungen in Mexiko soll es unter anderem auch mindestens 200 Verdachtsfälle an einer Schule in New York und neuerdings zwei bestätigte Fälle im US-Bundesstaat Kansas geben. Mindestens 60 Menschen sollen mittlerweile in Mexiko an der Schweinegrippe gestorben sein.[14]

Besonders die Nachricht über die von der Seuche bedrohten Kinder gingen über die nationalen Sender und erweckten auch den letzten skeptischen Seuchenmuffel. So fiel Amerika freiwillig und frühzeitig in die gewünschte Panik- und Demutspose dem Patriot Acts gegenüber.[15]

Sehen wir uns die Berichterstattung in Deutschland für den 25. und 26. April 2009 an:

➢ *Tagesschau* v. 25. 4. 2009

WHO warnt vor weltweiter Epidemie

Die in Mexiko und den USA ausgebrochene Schweinegrippe könnte nach Einschätzung der Weltgesundheitsorganisation (WHO) eine weltweite Epidemie auslösen. Der neue Erreger habe das »Potential zu einer Pandemie«, sagte WHO-Generalsekretärin Margaret Chan in Genf nach ihrer Rückkehr aus den USA.

➢ *Tagesspiegel* v. 25. 4. 2009

Weltweit herrscht Angst vor der großen Grippe

In Mexiko regiert die Angst, seit die WHO bestätigt hat, daß dort bisher 62 Menschen an der neuen gefährlichen Schweinegrippe ge-

[14] Bei Nachrichten über Kinder reagiert der Mensch besonders empfindlich.

[15] http://www.spiegel.de/politik/ausland/0,1518,404037,00.html »Der ›Patriot Act‹ war fünf Wochen nach den Anschlägen vom 11. September 2001 verabschiedet worden. Das Gesetz schränkt die Bürgerrechte zu Gunsten der Suche nach Terrorverdächtigen ein. Es vereinfacht etwa die Überwachung von Telefongesprächen und des E-Mail-Verkehrs. Auch die Einsicht in Bankkonten oder medizinische Daten wird erleichert.«

storben sind. Viele Menschen trauen sich nicht mehr aus dem Haus - wann erreicht das Virus Deutschland?

Die US-Gesundheitsbehörde CDC geht nach ersten Tests davon aus, daß die Grippemedikamente ›Tamiflu‹ und ›Relenza‹ bei frühzeitiger Einnahme helfen könnten. Viele Deutsche haben noch Tamiflu in der Schublade. Tamiflu-Hersteller Roche erklärte, es könnten binnen kürzester Zeit große Mengen nachgeliefert werden.[16]

➢ *Spiegel* v. 26. 4. 2009

Das öffentliche Leben in Mexiko-Stadt wird bestimmt von drastischen Maßnahmen, mit denen die Regierung das Virus in den Griff bekommen will. Soldaten suchen an Bahnhöfen nach Erkrankten. Präsident Felipe Calderon ermächtigte per Erlaß die Gesundheitsbehörden, Grippekranke zu isolieren und deren Wohnungen zu inspizieren.[17]

➢ *Tagesschau* v. 26. 4. 2009

Nachdem in den USA 20 Fälle von Schweinegrippe bestätigt wurden, hat die US-Regierung einen Gesundheitsalarm ausgerufen. Die Behörden bereiten sich auf einen schnellen Anstieg der Infektionszahlen vor. Zugleich bemühen sie sich, keine Unruhe zu verbreiten.

So vereinfachte beispielsweise die US-Regierung den Zugang zu Grippetests und Medikamenten. Zwölf Millionen Einheiten des Mittels ›Tamiflu‹ wurden freigegeben, um diese Arznei bei Bedarf möglichst schnell verteilen zu können.

Ganz offensichtlich rechnen die Behörden in den USA mit einem schnellen Anstieg der Fallzahlen.

Das US-Zentrum für Krankheitsüberwachung und Vorbeugung (CDC) in Washington spricht von zahlreichen Infektionsherden im ganzen Land und verkündet: »Wir sind nicht soweit, daß wir den Virus auf einen Ort begrenzen können.«

Während sich die Welt unter Führung der Medien in den Notstand begab, herrschte in Deutschland noch Gelassenheit. Der Krieg fand nur in den Medien und bei der WHO statt.

---

[16] Obwohl der CDC bekannt ist, daß diese Mittel bei immer weniger Erkrankten wirken, also die Viren resistent sind. Für das Jahr 2008 wurde eine Resistenz von 98 Prozent prognostiziert. Seitdem wurden keine Zahlen mehr veröffentlicht.

[17] Wir werden später auf diese Form der Notstandes zurückkommen, der per WHO-Pandemie-Erklärung weltweit jede Verfassung und die garantierten Bürgerrechte aushebeln kann.

Am 25. April 2009 schätzte sie das Virus als gesundheitliches Risiko von internationaler Bedeutung ein. Dies geschah zuletzt beim Auftreten von SARS im Jahre 2003.

Am 26. April war es überraschend ruhig. Der Zwang, immer und überall eine Neuigkeit zu haben, schien die Verantwortlichen an jenem Tag verschont zu haben.

Am 27. April wurde dann die erwartete Pandemiestufe 4 ausgerufen. Prompt folgte ihr der Präsident des Robert Koch-Instituts (RKI), Jörg Hacker. Das Virus sei »besorgniserregend«, da es sich sehr schnell von Mensch zu Mensch übertrage. Die frohe Botschaft folgte auch gleich: Die Grippe sei behandelbar.

Das brauchten dann auch tatsächlich drei Bielefelder, die am 28. April als Deutschlands erste Opfer ins Krankenhaus mußten. Bei denen handelte es sich um eine einfache Erkältung, während sich ein Bayer den traurigen Ruhm des ersten bestätigten Falls anheften kann, der am 29. April Deutschland in die WHO-Pandemieliste bringen sollte.

Die WHO erhöhte dann tatsächlich am Tag darauf die Pandemiegefahr von Stufe 4 auf 5, und das Internetform netdoktor.de machte eine Umfrage »Wer hat Angst vor der Schweinegrippe?« Unsere Eltern fragten noch politisch unkorrekt: »Wer hat Angst vorm schwarzen Mann?«

An jenem Tag forderten dann auch endlich das Bundesagrarministerium und der Deutsche Bauernverband eine Umbenennung der Schweinegrippe, da sie Umsatzeinbußen auf dem Fleischmarkt befürchteten. Agrarstaatssekretär Gerd Müller (CSU) stellte im *Münchner Merkur* fest, daß das Virus überhaupt bei keinem Schwein festgestellt wurde.

In den USA war man währenddessen auf den Ernstfall vorbereitet. Wir sprechen nicht von den 500 000 Plastiksärgen, die schon seit Jahren vorsorglich auf einem Militärgelände in der Nähe der CDC lagern. Die Direktive HSPD-21 des Weißen Hauses besagt klar:

> »Ein katastrophales Gesundheitsereignis, durch einen Terrorangriff mit Massenvernichtungswaffen, eine natürliche Pandemie oder ein verheerendes Naturereignis könnten Zehn- oder Hunderttausende Opfer verursachen, unsere Wirtschaft schwächen, die öffentliche Moral und das Vertrauen beschädigen und unsere nationale Sicherheit gefährden. Es ist deshalb wichtig, daß wir eine strategische Vision erstellen, um die öffentliche Gesundheit und medizini-

sche Versorgung für eine Reihe von möglichen Katastrophen vorbereiten. . . was wir bei einer Influenza-Pandemie wie die von 1918 erwarten.«

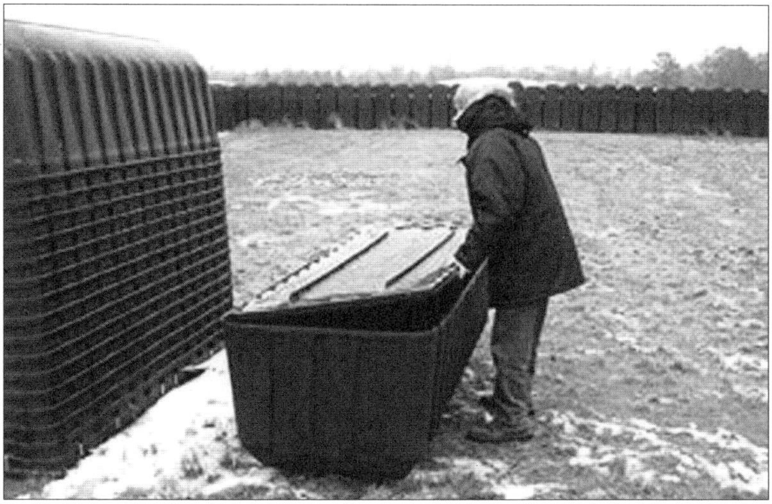

Plastiksärge auf einem Lager der FEMA.

Die zentrale Friedhofsverwaltung des Staates New York scheint hellseherische Fähigkeiten gehabt zu haben, als sie bereits am 4. April 2007 Formulare für mögliches Massensterben versandte, das insbesondere nach einer großen Grippeepidemie auftreten könnte. Eine Frage lautete:

»Sollte ein lang anhaltendes Desaster mit hohen Verlustraten oder eine Grippepandemie in ihrer Gemeinde auftreten, wäre ihr Friedhof in der Lage, zusätzlich zu ihren gegenwärtigen Begräbnisdiensten temporären oder permanenten Internierungsraum zur Verfügung zu stellen für eine signifikante Anzahl von Toten dieser Katastrophe oder dieser Grippe?«[18]

In einer Eilaktion wurde am 29. April die Gouverneurin von Kansas, Kathleen Sebelius, zur neuen Gesundheitsministerin in Barack Obamas Kabinett berufen.[19]

«Wir stehen vor einer großen Herausforderung für die öffentliche Gesundheit, und dies erfordert unseren unmittelbaren Einsatz«, so der neue US-Präsident.

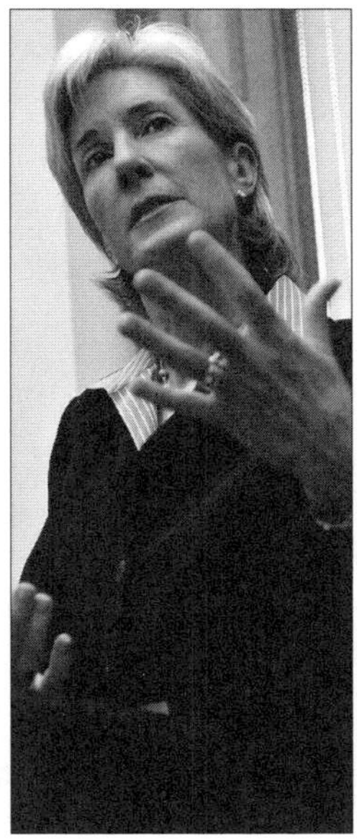

Kathleen Sebelius, US-Gesundheitsministerin.

Senator Dodd wußte zu diesem Zeitpunkt bereits, daß sich die Weltgesundheit in einer globalen Krise befand.

In Deutschland wurden die Nachrichten aus Mexiko zwar medial zum Ausnahmezustand aufgewertet, doch das zuständige Robert Koch-Institut blieb anfangs noch angenehm sachlich:

»Die Weltgesundheitsorganisation spricht bei den aktuellen Erkrankungen von einer neuen Variante des Subtyps H_1N_1. Mit H und N werden die beiden Eiweiße der Virushülle Hämagglutinin und

[18] http://www.infowars.com/images/NY%20Cemeteries%20survey.pdf

[19] Kathleen Sebelius gehört angeblich zu der Gruppe der ›Bilderberger‹.

Neuraminidase abgekürzt. Es gibt 16 Hämagglutinin- und 9 Neuraminidase-Subtypen in verschiedenen Kombinationen. Sämtliche Hämagglutinin- und Neuraminidase-Subtypen kommen bei Wasservögeln vor, die das Reservoir für Influenzaviren darstellen. In der menschlichen Bevölkerung tritt die Influenza saisonal auf und wurde in den letzten Jahrzehnten von Influenza A-Viren der Subtypen H_1N_1 und H_3N_2 sowie von Typ B-Viren hervorgerufen.

Die Symptome der Schweine-Influenza sind ähnlich den Symptomen der saisonalen humanen Influenza: Fieber, Müdigkeit, Appetitlosigkeit sowie Husten. Einige Menschen, die mit Schweineinfluenza-Viren infiziert waren, berichteten über Schnupfen, Halsschmerzen, Übelkeit, Erbrechen und Durchfall.

Robert-Koch-Institut.«

Verhindern konnte das Institut natürlich nicht, daß sowohl in den Medien als auch in der Politik die verheerende Spanische Grippe des Jahres 1918 zum Vergleich genommen wurde. Nach neuesten Schätzungen starben damals etwa 50 Millionen Menschen, einige Wissenschaftler sprechen von bis zu 100 Millionen Toten. Das ist eine gewaltige Zahl und Wasser auf die Mühlen von Politikern und Pharmaindustrie. Diese Mühlen begannen sich jetzt zu drehen, wenn sie das nicht im geheimen bereits viel früher getan haben.

In den Medien wütete mittlerweile die Pandemie. Es schien, als würde sie uns alle bedrohen und wir müßten uns alle mental auf Zwangsmaßnahmen der Regierung gegenüber unseren bürgerlichen Rechten einstellen. Mexiko ist uns fern, aber eine Pandemie hier in Deutschland! Da werden herzergreifende Berichte von festsitzenden Urlaubern von irgendeinem mexikanischen Sonnenstrand gebracht, und im WDR beklagte sich eine junge Frau aus Mexiko-City, daß sie nun nicht mehr ihre Freunde im Café treffen könne. Wahrlich dramatisch in unserer so vollkommenen Welt!

Unsere Freiheit wurde von nun an nicht nur in Afghanistan, sondern auch in Mexiko verteidigt.

Mediengerecht wurden die tatsächlichen oder eingebildeten täglichen Neuzugänge an Erkrankungen veröffentlicht. Der Name ›Schweinegrippe‹ blieb natürlich bestehen, auch wenn die WHO am 30. April 2009 den Namen offiziell zurückzog und fortan die wissenschaftliche Bezeichnung ›Influenza A-H_1N_1‹ verwendete. Doch seien wir ehrlich, Schweinegrippe hört sich einfach besser an!

So waren bereits am 13. Mai 2009 in Nordamerika 4880 Menschen erkrankt, in Mexiko 2059, hinzu kamen 56 Todesfälle in Mexiko, 3 in den USA und einer in Kanada. Lawinenartig wurden jetzt aus allen Ländern Infektionen gemeldet, besonders Spanien schien betroffen. Abgesehen von einzelnen Fällen, in denen rückkehrende Amerikaurlauber erkrankt waren, blieb Deutschland bis zu diesem Zeitpunkt weitgehend verschont.[20]

Anfang Juni stellte WHO-Sprecher Thomas Abraham erneut fest:

»Wir sind sehr, sehr besorgt.«

Durch die Medien geisterten Zahlen von möglichen 90000 Toten allein für die USA.

Rückkehrender Spanienurlauber und Fluggast in Madrid.

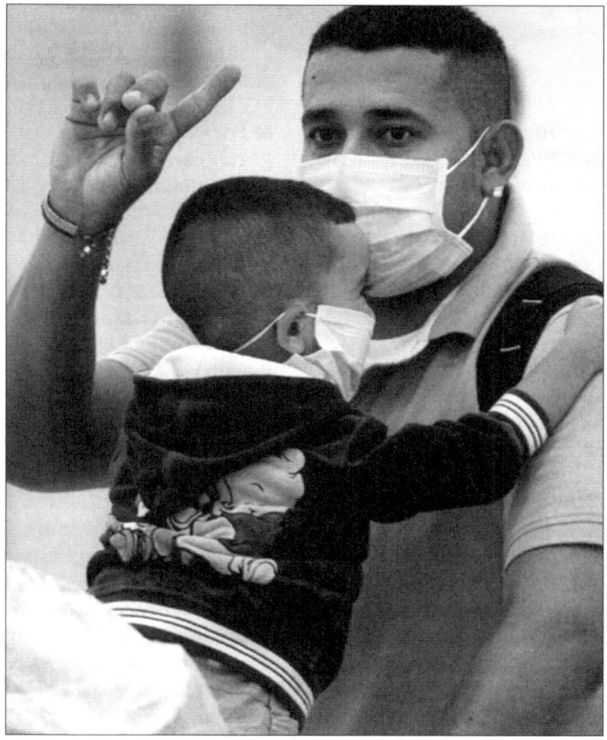

Im eher ruhigeren Deutschland griff jetzt mediale Panikmache um sich, als rückkehrende Spanienurlauber zunehmend erkrankten. Daß sich diese wohl an den gemeinsam genutzten Strohhalmen beim Komasaufen angesteckt haben, wurde ausgeblendet - und daß es sich überwiegend um leichte Heiserkeit handelte, erst recht.

Es hagelten nun täglich neue Fakten und Hochrechnungen. Zu diesem Zeitpunkt wurden die ersten Notfallpläne öffentlich erörtert. Die Schweinegrippe verließ die Welt der Medienhysterie und kam nun auch bei uns tatsächlich an.

Allerdings so richtig nahm man sie jetzt nicht mehr wahr. Stationär wurde nicht behandelt, die Leute wurden nach Hause geschickt und sollten sich wie bei einer ganz normalen Grippe verhalten. Das war schon alles!

Die Deutschen hielten Ruhe. Offensichtlich hielt ganz Europa Ruhe. Sieht man sich auf der Weltkarte die Verteilung der Krankheit an, so

[20] Ob sie tatsächlich die Schweinegrippe haben oder einfach nur eine Erkältung, die typischerweise durch die Klimaanlagen in den Flugzeugen verteilt wird, wird eigentlich so richtig nicht nachgefragt. Der einfache, und zwar durchweg von allen angewendete, Test weist nur Antikörper nach. Das hat keine qualifizierende Bedeutung. Allerdings treibt die Meldepflicht die Zahlen hoch.

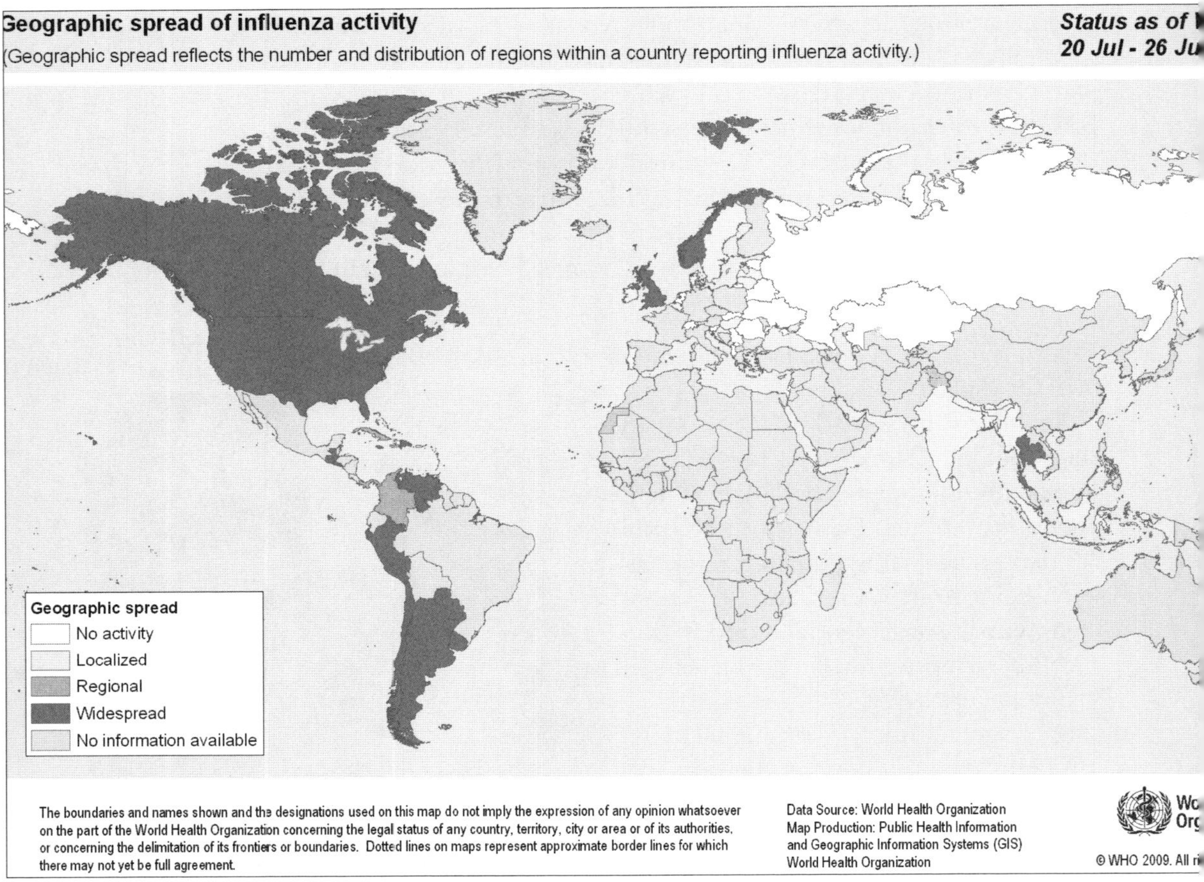

Geographische Verbreitung der Grippewelle, Status 20. Juli – 26 Juli 2009.

wird deutlich, daß es sich wohl überwiegend um ein nordamerikanisches Problem handelt. Auf die Gründe werden wir später kommen.

Obwohl die Zahl der Toten, durch die Presse bisher abenteuerlich hochgerechnet, jeden Tag nach unten revidiert werden mußte, rief die WHO am 11. Juni 2009 die höchste Pandemiewarnstufe 6 aus und stufte sie als »unaufhaltsam« ein. Eigens für diesen Vorgang wurden die bisherigen Kriterien der Stufe 6 geändert. An Stelle der »Tödlichkeit« in der bisherigen Definition trat das Wort »Verbreitung«.[21]

[21] http://www.impfkritik.de/pressespiegel/2009090301.htm. Der besondere Hintergrund ist folgender: Ohne Pandemiestufe 6 keine Impfstoffzulassung, ohne Impfstoffzulassung keine Impfstoffproduktion, ohne Impfstoffproduktion keine zusätzlichen Milliardenumsätze für bestimmte global operierende Pharmakonzerne, von denen Ex-Gesundheitsminister Horst Seehofer einmal sagte, die Politik sei ihrer Lobby-Arbeit gegenüber ohnmächtig. . .

Nach Mexiko und den USA traf es jetzt besonders hart Großbritannien.[22]

Dort waren um den 20. Juni bereits 55 000 Menschen angeblich an der Schweinegrippe erkrankt, fast 200 000 waren wegen Grippe krankgeschrieben. Forsch erklärten die ›Experten‹, daß schon in Kürze die Zahl der Infizierten um 100 000 täglich steigen könnte. Der oberste medizinische Berater der Regierung, Liam Donaldson, verkündete mit Pathos, daß in diesem Jahr noch 65 000 Menschen an der Grippe sterben würden. Im Stil der Boulevardpresse wurden Empfehlungen gegeben, nicht schwanger zu werden; die Fluglinien überprüften Fluggäste, ob sie verdächtige Symptome hätten.

Bislang sind weltweit weniger als 500 Menschen an der Grippe gestorben, die meisten nicht einmal direkt am Virus, sondern an allgemeiner Immunschwäche, Lungenentzündung oder anderen Krankheiten.

Trotzdem verkündete die Generaldirektorin der Weltgesundheitsorganisation Dr. Margaret Chan:

> »Die Welt befindet sich in den frühen Tagen der ersten Grippe-Pandemie des 21. Jahrhunderts.«

Die WHO gab damit den Regierungen ein gewaltiges Instrumentarium von Notmaßnahmen in die Hand, mit denen das öffentliche Leben bis hin zur Bewegungslosigkeit reglementiert werden kann. Zum Glück kam es nicht dazu.

Ob das an der Besonnenheit der Politiker oder an den zunehmend kritischen Stimmen aus der praktischen Medizin liegt, soll erst später erörtert werden. Möglicherweise ist die Grippe auch nur ein Testfall, und man hat erkannt, daß zum jetzigen Zeitpunkt angesichts einer in jeder Hinsicht unvorbereiteten Bevölkerung mit Notmaßnahmen mehr Schaden als Nutzen angerichtet wird. Oder kennt man die wahren Hintergründe dieser Warnung? Es gibt einen, und der ist rein finanziell. Auch dazu werden wir später noch kommen.

6. Juli 2009 – die letzte Zählung der WHO ergab 96 512 bestätigte Fälle von Schweinegrippe in 122 Ländern, davon 429 mit tödlichem Ausgang.[23] Eine Überprüfung der Todesfälle aus medizinischer Sicht

---

[22] Wöchentlicher Bericht über Maßnahmen im Königreich:
http://www.dh.gov.uk/en/Publichealth/Flu/Swineflu/index.htm

[23] Drei Wochen später sprach WHO-Sprecher Gregory Hartl von 160 Ländern mit 800 Toten, 26 Juli 2009:
http://news.brisbanetimes.com.au/breaking-news-world/swine-flu-spread-to-almost-every-country-20090726-dx2h.html

fand nicht statt. Der 6. Juli wird in die Geschichte eingehen. Überraschend verkündete die WHO an jenem Tag, daß die H_1N_1-Influenza A nicht mehr beobachtet werde. Die Pandemie ist vorbei!

Das schrieb interessanterweise kaum jemand, und so transportierten die Medien die Empfehlungen brav weiter, an denen korrupte Politikergehirne für die Pharmaindustrie festhalten.

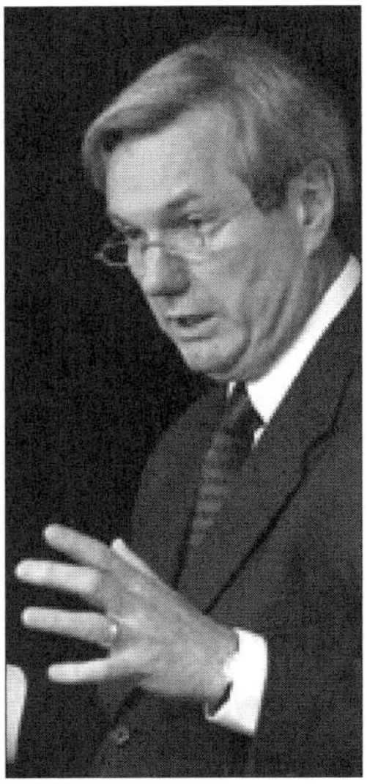

Michael Osterholm.

Es kam an jenem Tag aber noch dicker: Die CDC in Atlanta stimmte der Entscheidung der WHO zu. Alles nur eine Frage der falschen Einschätzung?

Dr. Michael Osterholm, Direktor des ›Center for Infectious Disease Research and Policy‹ (CIDRAP) an der University of Minnesota und einer der führenden Experten in den USA, bestätigte erstaunlicherweise, daß die derzeit existierenden Tests nicht eindeutig den Erreger der H_1N_1-Influenza A bestimmen könnten. Das sagt einer der weltweit renommiertesten Experten![24] Auch das wurde den Menschen in der gigantischen medialen und industriellen Verwertungsmaschine vorenthalten. Leider gibt es für einen derartigen Fall noch kein Strafrecht außer der Vorspiegelung falscher Tatsachen. Das kennen wir aber in dieser Berliner Republik zur Genüge. Wären Lügen im Parlament strafbar, so wäre es leer.

Die WHO machte übrigens auf der Grundlage der unsicheren Testmethoden einen kleinen Zirkelschluß. Sie wertete die Testergebnisse nicht mehr aus, da »wir ohnehin davon ausgehen können, daß es sich in den meisten Fällen um die Schweinegrippe H_1N_1 handelt«. Noch Fragen?

Am 13. Juli 2009 veröffentlichte die WHO eine »Briefing Note 2« mit der eindeutigen Empfehlung einer weltweiten Impfaktion, gemäß International Health Regulations von 2005 und dem WHO-Pandemieplan vom April 2005.[25] Das Protokoll der entscheidenden Sitzung wurde nicht veröffentlicht. Auf Nachfragen von Bürgerrechtlern wurde lapidar mitgeteilt, daß es kein Protokoll gebe.[26]

Es muß hier betont werden, daß wir es mit höchst merkwürdigen

---

[24] Dr. Michael Osterholm ist in verschiedenen ›*think tanks*‹ und Firmen vertreten, die an relevanten Fragen zu Pandemien arbeiten. Insofern ist gerade seine Einlassung bemerkenswert: http://obamafoodorama.blogspot.com/2009/03/michael-osterholm-as-under-secretary.html

[25] http://www.who.int/csr/disease/swineflu/notes/h1n1_vaccine_20090713/en/print.html

[26] u.a. Gerhard Wisnewski: http://info.kopp-verlag.de/news/SSschweinegrippe-who-plant-menschenversuche-im-gron-en-stil.html

Vorgängen zu tun haben, die sich demokratischer Kontrolle entziehen.

Ganz öffentlich dagegen fand die Schweinegrippe in Deutschland statt.

Das Robert Koch-Institut ging noch am 22. Juli 2009 von einer massenhaften Verbreitung der Schweinegrippe aus.[27] Der erklärte Vertreter von Impfprogrammen, RKI-Vize Prof. Reinhard Burger, verwies im ARD-Morgenmagazin auf die Dramatik der Entwicklung:

> »Mit der zunehmenden Zahl der Fälle ist letztlich auch zu befürchten, daß schwere Fälle auftreten, so wie es in anderen Ländern der Fall ist«.[28]

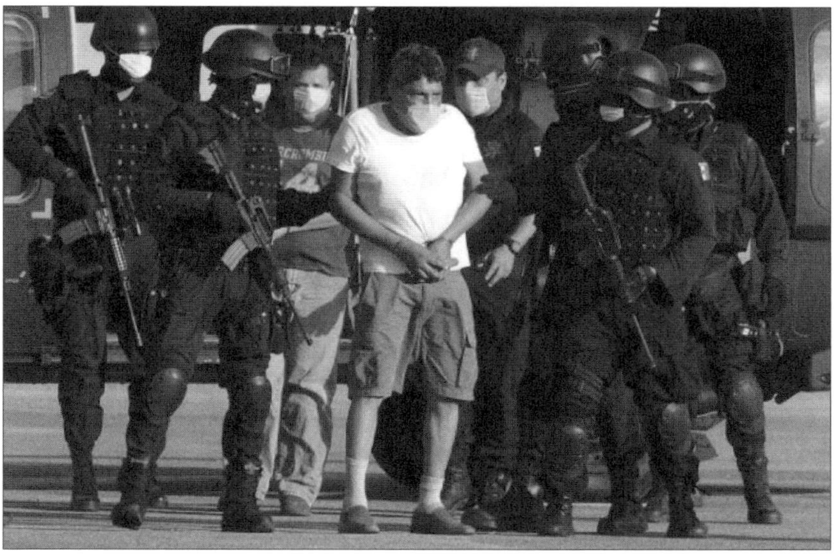

In Mexiko-City nehmen Polizisten verdächtige Grippekranke fest.

Mittlerweile ist die Vorsorge auch in der Industrie angekommen. Die Unternehmen kramen ihre Notfallpläne heraus oder erstellen neue. Der Medienkonzern WAZ schränkt die Dienstreisen ein, die Allianz und Mercedes Benz haben Vorräte an ›Tamiflu‹ angelegt, Thyssen-Krupp einen Krisenstab eingerichtet. Hoch-Tief fliegt nur noch direkt, um Zwischenaufenthalte zu vermeiden, verkennt aber, daß die ständig umgewälzte Luft im Flugzeug die häufigste Ursache für Reiseerkrankungen ist.

---

[27] http://www.aerzteblatt.de/nachrichten/37441/RKI_erwartet_massenhafte_Verbreitung_der_Schweinegrippe.htm

[28] http://www.aerzteblatt.de/nachrichten/37441/RKI_erwartet_massenhafte_Verbreitung_der_Schweinegrippe.htm

Die Deutsche Bank sieht sich natürlich auf die Krise bestens vorbereitet, auf jede Krise versteht sich.

Seit 2005 sind weltweit zahlreiche Pandemie-Pläne in Kraft getreten. Diese bestimmen Krisen-Komitees, die Regierungsvollmachten übernehmen und direkt Bericht an die WHO und UN erstatten.

In Mexiko durchsuchen mittlerweile Polizisten Häuser und Wohnungen, um Verdächtige festzustellen, Grippekranke wohlgemerkt.

In den USA führt das In-Kraft-Setzen des »Emergency Health Power Act« dazu, daß die Impfverweigerung eine kriminelle Handlung ist und die Polizei jegliche Vollmacht hat, die Vorgaben zu erzwingen.

Finaler Schußwaffeneinsatz, um Zwangsimpfung durchzusetzen?

Am 27. Juli meldete auch Israel seinen ersten Schweinegrippe-Toten. Er war erst 35 Jahre alt, allerdings starker Raucher und übergewichtig. Gestorben ist er an einer Lungenentzündung wie so viele vor ihm seit dem ersten Auftreten der Spanischen Grippe vor fast 100 Jahren.[29]

Mittlerweile zählt auch die EU-Seuchenbehörde (ECDC) weltweit die Toten, es sind jetzt angeblich 990.

Am 25. September 2009 hatte dann endlich Deutschland seine erste Schweinegrippe-Tote. Auch hier war es eine Risikopatientin, übergewichtig, mit mehreren Krankheitserregern infiziert, gegen Antibiotika resistent. Unter anderem fand man auch den H_1N1-Erreger. Der Tod trat durch akutes Lungen- und Multiorganversagen ein. Nach »umfangreichen Untersuchungen« habe man letzlich den Erreger der Schweinegrippe für den Tod verantwortlich machen können. »Tod durch Killerbakterien«, meldete die Presse parallel zu der nun offiziell empfohlenen Impfung.

Präsident Obama hat am 24. Oktober wegen Pandemiegefahr den nationalen Notstand ausgerufen. Während in der deutschen Presse von 1000 Tote berichtet werden, sind seit dem 1. September tatsächlich nur 9 Kranke gestorben, bei denen man unter anderem auch den Influenza-Erreger nachgewiesen hat. Die nationale Gesundheitsbehörde CDC stellte in ihrem Report für die 41. Kalenderwoche fest, daß die Zahl der Grippeerkrankungen unter dem jahreszeitlich bedingtem Durchschnitt geblieben ist. Siehe: http://www.cdc.gov/flu/weekly/

---

29 http://www.aerztezeitung.de/politik_gesellschaft/gesundheitspolitik_international/?sid=559928

4. Der Ursprung in einem Hightech-Labor

»Kommt die H_1N_1-(Schweine)Grippe aus den USA?« titelte der Journalist Florian Rötzer im Internetportal Telepolis bereits Anfang Mai 2009.[30]

Die Frage war berechtigt, verdichteten sich doch die Hinweise auf eine nicht-natürliche Ursache der Grippewelle. So gab es Ende der neunziger Jahre des letzten Jahrhunderts eine Epidemie in amerikanischen Schweinefarmen. Der aktuelle Erreger weist Ähnlichkeit mit dem Virus vor 10 Jahren auf. Angeblich wurde in Kanada erstmals ein Schwein von einem Menschen angesteckt, so eine der Horrornachrichten im Stil bekannter Frontberichterstattung. Das Schwein konnte unerkannt entkommen und war wohl eher nur eine passende (Medien)Ente. Auch wurde noch kein Schwein identifiziert, von dem der Erreger angeblich ausgegangen sein könnte. Auch dieses blieb im (Schweine-)Nebel verborgen.

Überhaupt sind Ablauf und Verbreitung der ›Schweinegrippe‹ seltsam. ›Patient 0‹, der kleine Edgar Hernandez aus dem Ort La Gloria, soll sich bereits am 13. März 2009 in einer verschmutzten Schweinefarm des US-Agrarkonzerns Smithfield infiziert haben. Doch dieser betrieb 80 km entfernt eine Farm und dementierte unmittelbar nach Erscheinen des Gerüchtes jeglichen Zusammenhang.[31] Dies wurde auch vom mexikanischen Leiter des Nationalen Zentrums für epidemiologische Kontrolle bestätigt. Er äußerte den Verdacht, daß das Virus aus einer Mischung europäischer und asiatischer Stämme bestehen könne. Ergänzend gab der Leiter des Biotechnischen Instituts der Universidad Nacional Autónoma de México (UNAM) bekannt, daß sechs Gene identisch seien mit denen der amerikanischen Schweineepidemie von 1998. Hinzugekommen seien je ein Gen von infizierten Schweinen aus Europa und Asien.

Dies bestätigten auch US-Wissenschaftler, die damit Thesen widerlegten, daß der Erreger eine Mischung aus genetischen Eigenschaften von Menschen, Schweinen und Vogelgrippeviren sei.[32] So beruhigend

---

[30] http://www.heise.de/tp/r4/artikel/30/30244/1.html – Artikel v. 4. 5. 2009.

[31] http://sev.prnewswire.com/food-beverages/20090426/PH0543426042009-1.html Die Frage, woher das Gerücht kam, wurde nicht gestellt, sprang doch der Junge mittlerweile wieder quietschvergnügt durch die Gegend.

[32]http://www.promedmail.org/pls/otn/f?p=2400:1001:4236182472951842::NO::F2400_P1001_BACK_PAGE,F2400_P1001_PUB_MAIL_ID:1010,77250

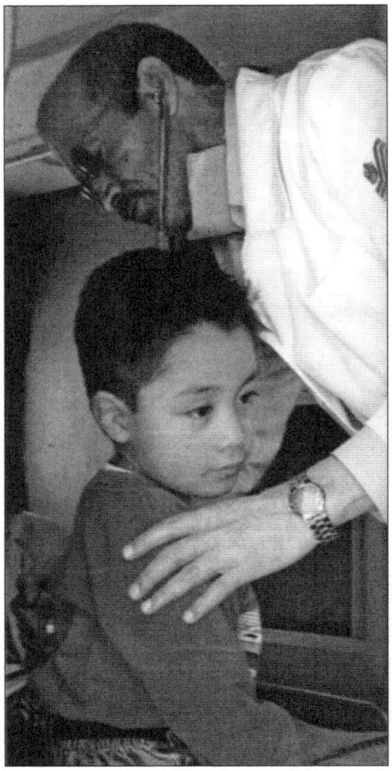

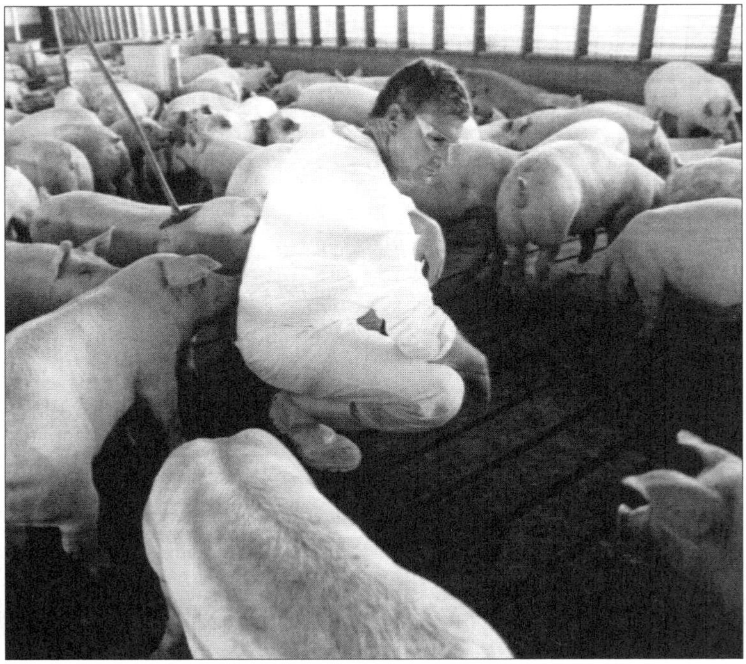

Links: Der kleine Edgar Hernandez aus La Gloria im Bundesstaat Veracruz gilt als ›Patient 0‹, also als der erste Mensch, der sich mit dem neuen Erreger infiziert hat. *Rechts:* Schweinezucht in Veracruz. Ein Zusammenhang mit der ›Schweinegrippe‹ wurde allerdings nicht gefunden.

das auch für die Öffentlichkeit ist und vor allem den Verdacht ausräumen soll, daß da ›gefummelt‹ worden sei – es stimmt nicht. Zumindest ein Gen aus dem Erreger-Cocktail enthält menschliche genetische Informationen.[33] Der Genforscher Dr. Henry Nieman der Fa. Recombinomics in Pittsburgh veröffentlichte den Befund.[34] Die WHO kommentierte die Veröffentlichung später als Laborfehler.

Da die weltweite intensive Massentierhaltung in den großen Schweinefarmen wie ein Brutkasten für neue Virenkombinationen wirkt, erwartete man seit Jahren das Entstehen einer neuen, möglicherweise sehr aggressiven Grippe. Die Annahme einer Grippepandemie gehört aus diesem Grund weltweit zu jedem Katastrophenszenario. Die Frage ist nur, wo es losgeht? Asien, traditionell Brutherd für alle möglichen Krankheiten, steht unter ständigem Generalverdacht. Das Entstehen der Vogelgrippe 2007 und ihre Ausbreitung scheinen das zu bestätigen.

Doch in diesem Fall kam der Erreger aus dem Westen.

---

[33] H_3N_2-Erreger stammt vom Schwein, enthält aber Gene von Vogel- und Menschengrippeviren.

[34] http://www.pyrabang.com/go/cinch/29088 Interessantes TV-Interview mit Dr. Nieman.

Der Epidemiologe Ian Lipkin von der Columbia Universität und zugleich Mitglied des Überwachungsnetzwerkes der WHO äußerte die Vermutung, daß die Infektion aus den USA gekommen ist. Ob man dies allerdings jemals nachweisen kann und überhaupt will, bezweifelte er.[35]

Nun wäre es bloße Spekulation, den Ursprung des Virus in den USA zu suchen, wenn es nicht dazu wichtige Hinweise geben würde. So erkrankten von 121 Kadetten der Air Force Academy in Colorado Springs plötzlich 67 an dem Erreger H_1N_1, berichtete der *San Francisco Chronicle.*[36] Bis heute ist nicht bekannt, ob diese Symptome auf eine Impfung zurückzuführen sind.

Auch der seltsame Fall des Marinesoldaten Paul Fassa, der ohne Zustimmung möglicherweise als Versuchsperson gegen die Schweinegrippe geimpft wurde und daran schwer erkrankte, ist noch nicht aufgeklärt. Seine Eltern führen jetzt einen Kampf um die Untersuchung der Vorgänge.[37]

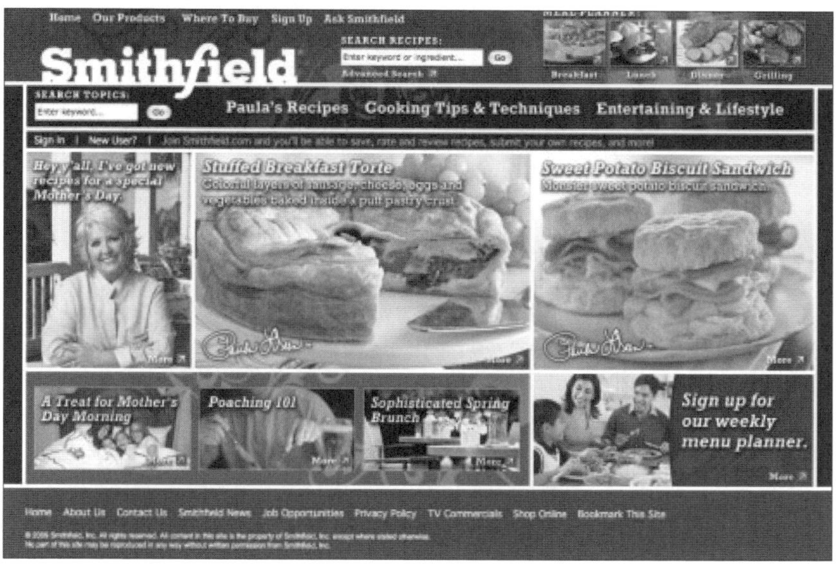

Die verdächtige Schweinemastanlage im Bundesstaat Veracruz gehört zu 50 Prozent dem US-Lebensmittelproduzenten Smithfield Foods, der auch der größte Schweinefleischproduzent der Welt ist.

---

[35] http://www.wired.com/wiredscience/2009/05/genericfludrug http://www.wired.com/wiredscience/2009/05/swineflufarm

[36] http://www.sfgate.com/cgi-bin/article.cgi?f=/n/a/2009/07/13/national/a181331D98.DTL&type=health

[37] http://www.naturalnews.com/026598_vaccination_swine_flu_health.html und http://spktruth2power.wordpress.com/2009/07/12/secret-vaccination-given-to-marine-nearly-kills-him/

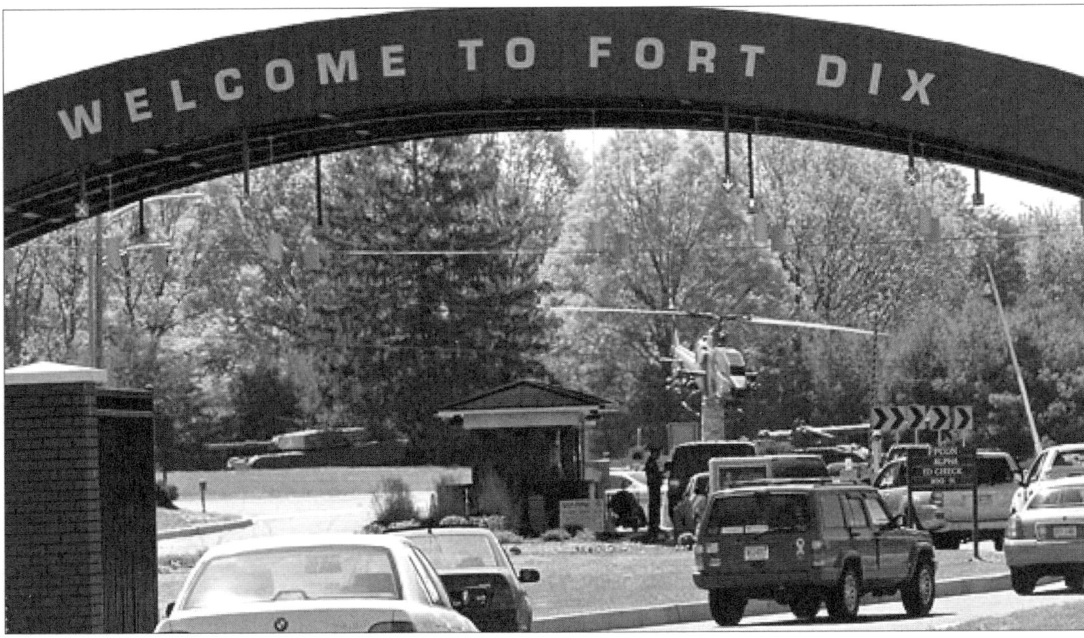

Die 1976 im Fort Dix ausgebrochene ›Schweineepidemie‹ endete als blinder Alarm.

Heute fast vergessen ist die Grippeepidemie von 1976.[38] Auch sie nahm in den USA ihren Ausgang, und hier sollte man spätestens hellhörig werden. Der erste Fall trat in Fort Dix im US-Bundesstaat New Jersey auf, die Bezeichnung ›Schweinegrippe‹ übrigens auch. Zahlreiche Soldaten waren erkrankt, ein Soldat starb. Präsident Ford, kurz vor der Präsidentenwahl, folgte nur zu bereitwillig dem Rat des CDC-Chefs, David Spencer. Dieser, wohl wissend, das es keinen wirksamen Impfstoff gab, nutzte die allgemeine Angst vor einer Epidemie wie der Spanischen Grippe und überzeugte schließlich den Präsidenten, eine Massenimpfung anzuordnen. Über 40 Millionen Amerikaner wurden geimpft. »Get a Shot«, »A Shot of Protection« wurde im US-Fernsehen geworben.

Nach der landesweiten Impfaktion starben mindestens 25 Amerikaner, über 500 litten nachweisbar an einer Nervenentzündung, dem Guillain-Barré-Syndrom.

Die genaue Ursache des Guillain-Barré-Syndroms ist unbekannt. Die Erkrankung wird höchstwahrscheinlich durch einen immunpathologischen Mechanismus hervorgerufen.[39]

---

38 http://www.cdc.gov/ncidod/EID/vol12no01/05-0965.htm Sehr genaue medizinhistorische Untersuchung der US-Army.

39 http://de.wikipedia.org/wiki/Guillain-Barr%C3%A9-Syndrom

Tausende Impfgeschädigte verlangten später Schadenersatz, denn ähnlich wie in der jetzigen Situation um nicht getestete Impfstoffe gegen die Schweinegrippe war auch dieser Impfstoff nicht erprobt worden, sondern wurde im Zuge der allgemeinen Hysterie ›verordnet‹. CDC-Chef Spencer wurde 1977 entlassen, die amerikanische Regierung mußte den Geschädigten erheblichen Schadenersatz zahlen.

Fort Dix ist übrigens das größte amerikanische Bundesgefängnis. Über Erkrankungen von Häftlingen wurde nie etwas bekannt.

Eine hervorragende medizinisch-historische Arbeit zu den Vorgängen in Fort Dix wurde von Wissenschaftlern der US-Army durchgeführt.[40] Dabei wurden frühe Impfaktionen der Armee, die Impfungen der Soldaten 1976 wie auch der genaue Krankheitsverlauf erfaßt. Eine Frage blieb allerdings auch für die Fachautoren unbeantwortet, und diese stellten sie ihrem Bericht voran: Woher stammte der Erreger?

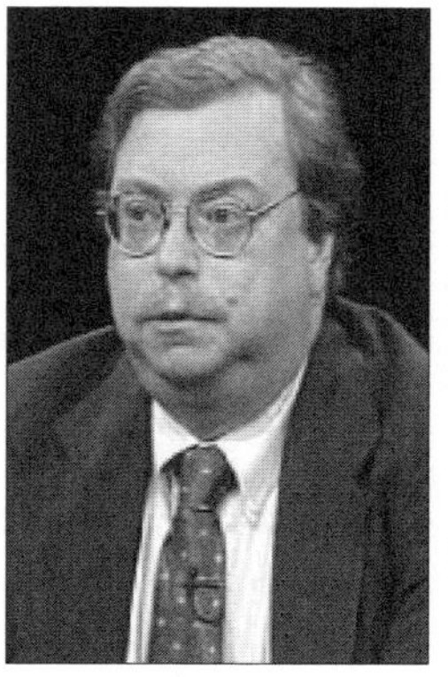

Der US-Enthüllungsjournalist Wayne Madsen.

Der frühere amerikanische Geheimdienstoffizier Wayne Madsen arbeitet heute als unabhängiger investigativer Journalist.[41] Am 27. April 2009, also nur wenige Tage, nachdem der Ausbruch der Schweinegrippe in Mexiko bekannt worden war, schrieb er einen interessanten Artikel. Seine zentrale These stützt sich auf unabhängige wissenschaftliche Quellen und behauptet, daß die genetische Zusammensetzung der Erreger wie Ebola, HIV/AIDS und aktuell der Schweinegrippe A-H_1N_1 aus militärischen Entwicklungslaboren stammten und biologische Kampfstoffe seien.[42] Seine Quellen sitzen unter anderem direkt in der Weltgesundheitsorganisation und den Vereinten Nationen.

Besonders verdächtig ist die Gen-Kombination des Erregers, der unter anderem ein Segment des Vogelgrippe-Erregers H_5N_1 (auch der Erreger der Spanischen Grippe) mit dem Schweinegrippe-Erreger H_1N_1 verbindet. Dies ist die Voraussetzung für den Sprung über die Artengrenze, der nach Meinung der Experten anscheinend gentechnisch durchgeführt wurde.

Die Frage ist natürlich, woher das Erregermaterial stammt und wo es gemacht wurde.

In den USA gibt es eine Vielzahl von ultrakonservativen Thinktanks, Vereinigungen und Projekten. Eine Initiative ist die PNAC-›Project

---

[40] http://www.cdc.gov/ncidod/EID/vol12no01/05-0965.htm

[41] Siehe Wayne Madsen Report http://www.waynemadsenreport.com

[42] http://onlinejournal.com/artman/publish/article_4631.shtml

the New American Century‹ (›Projekt für ein Neues Amerikanisches Jahrhundert‹ – und weltweite Herrschaft?)

Das Programm dieser Initiative meint zur biologischen Kriegführung bezeichnenderweise:

»... mit fortschrittlichen Formen der biologischen Kriegsführung, welche auf spezifische Genotypen zielen, könnte die biologische Kriegführung aus dem Dasein des Terrors in ein politisch nützliches Werkzeug umgewandelt werden.«[43]

Und jetzt die Frage noch einmal gestellt: Woher stammt das Erregermaterial?

Amerikanische Bürgerrechtler, nicht nur Wayne Madsen, haben dazu Informationen zusammengetragen. Dabei stießen sie auf eine Expedition der US-Army nach Alaska, die 1997 stattfand.

Die Brevig Mission[44]

Im hohen Norden Alaskas liegt die Inuit-Siedlung Brevig Mission. Nach Ausbruch der Spanischen Grippe starben auf der Missionssta-

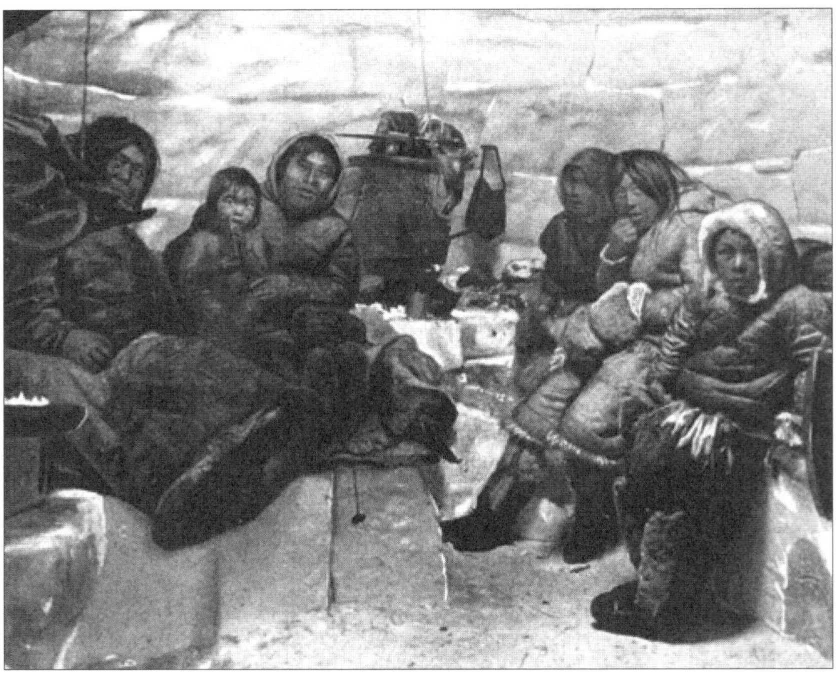

Inuit im Norden Alaskas, Aufnahme um 1900. Die Sterblichkeit unter den Ureinwohnern war besonders hoch.

[43] http://www.informationclearinghouse.info/article3249.htm

[44] http://onlinejournal.com/artman/publish/article_4724.shtml v. 21. 5. 2009.

tion 72 der 80 Bewohner innerhalb von 5 Tagen. Ihre Leichen wurden im Eis des Permafrostbodens vergraben.

Bereits 1951 machten sich Spezialisten des US Army Medical Institute of Infectious Diseases (USAMRIID) in Fort Detrick, Maryland, auf den Weg, um biologisches Material zu bergen. Die Expedition schlug aus verschiedenen Gründen fehl.

1997 erging erneut der Auftrag zur Beschaffung von biologischem Material aus der Zeit der Spanischen Grippe. In diesem Fall sollte die Leiche einer etwa 30jährigen Inuit-Frau geborgen werden, um das genetische Material, insbesondere den Erreger H_5N_1, zu isolieren.

Leiter war, wie schon 1951, Dr. Johan Hultin von der State University of Iowa. Mit von der Partie waren wohl auch einige Mitarbeiter des CIA, wie lokale Beobachter berichteten. Die Ältesten des Inuit-Dorfes wurden mit Geld überzeugt, da sie davon sprachen, daß mit der erneuten Öffnung des Grabes teuflische Geister frei werden.

War das Taktik, um den Preis zu treiben, oder Ahnung?

H_5N_1, der Erreger der Vogelgrippe.

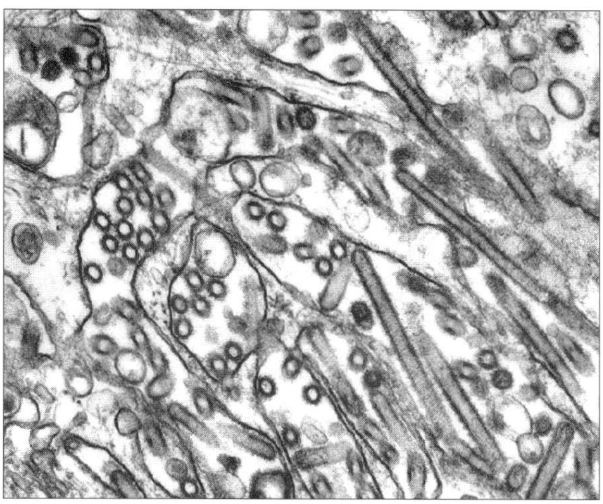

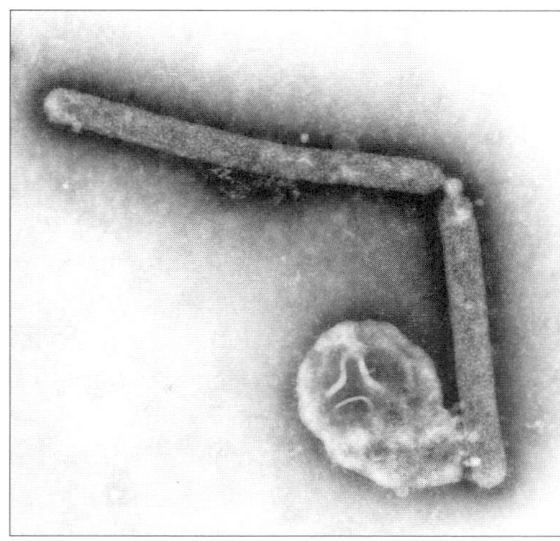

Erreger der Asiatischen Grippe unter dem Elektronenmikroskop.

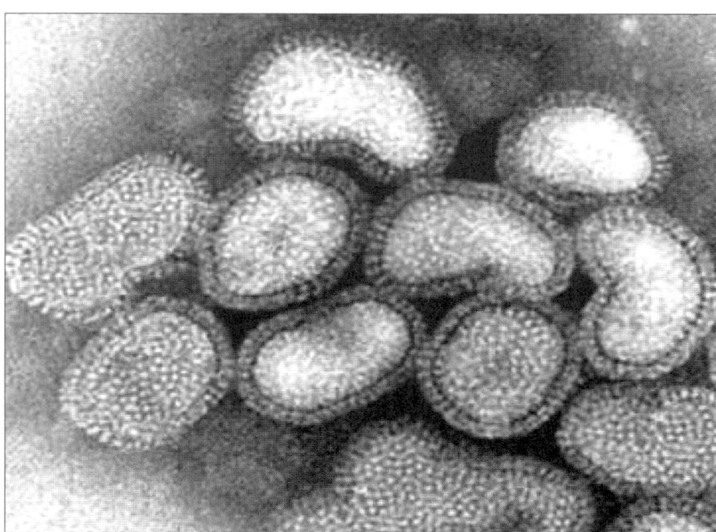

Erreger in starker Vergrößerung.

Die Expedition war erfolgreich, das gesuchte genetische Material konnte isoliert werden. Seitdem ist die US-Regierung und/oder das Militär im Besitz dieses gefährlichen Erregers, dessen Bruchstücke immer mal wieder auftauchen. In Labortests an Versuchstieren erwies sich der wiederbelebte Erreger als hochgradig virulent und tödlich.

Noch einmal zur Erinnerung das Datum - 1997.

Und wann tauchten die ersten Vogelgrippeviren in Asien auf? 2006. Die Viren enthielten Sequenzen des Erregers der Spanischen Grippe.

Am 22. April 2009 standen plötzlich Untersuchungsbeamte des CID (US Army Criminal Investigation Command) vor den Labortüren in Fort Detrick. Sie gingen Hinweisen nach, ob aus den Laboren möglicherweise Viren entwendet worden seien.[45] Dazu muß man wissen, daß in dem führenden Labor der US-Army unter anderem an Ebola, Anthrax und Pocken sowie an einer unbekannten Zahl anderer Erreger gearbeitet wird, darunter auch Grippeviren. Die Arbeiten wurden offensichtlich so unübersichtlich, daß im Februar 2009 vollkommen unbekannte Virenstämme entdeckt wurden. Der Institutsleiter, Col. John Skvorak, ließ daraufhin sämtliche Arbeiten einstellen und ordnete eine Inventur an.

Das Ergebnis dieser Inventur wie auch der CID-Untersuchung ist nicht veröffentlicht worden. Somit ist bis heute unbekannt, wer die unbekannten Virenstämme geschaffen hat?

Die Informationen stammen von der *Frederick News Post*, einer kleinen Lokalzeitung, und sind im Internet nachzulesen. Man stelle sich solch investigativen Journalismus in Deutschland vor, insbesondere in den von Berichten über Schützen- und Kegelvereine und musizierendeHausfrauen strotzenden Regionalblättern!

Sollten wir uns angesichts der zahlreichen bekannten und der anzunehmenden noch viel größeren Zahl unbekannter Skandale in Deutschland nicht fragen, warum diese kaum den Weg in die Öffentlichkeit finden? Die Korruptionssysteme bei VW und Siemens funktionierten über zehn Jahre lang, und niemand berichtete darüber. Die Untersuchungsakten über den Leuna-Fall wurden zweimal aus Frankreich geschickt und verschwanden jedes Mal bei Grenzübertritt. Wurde dafür jemand zur Rechenschaft gezogen? Mit Sicherheit nicht, die Mitwisser wurden eher befördert.

Die bisherige Bundesgesundheitsministerin Ulla Schmidt wurde durch Kabinettsbeschluß vor weiteren Untersuchungen über Dienst-

[45] http://www.fredericknewspost.com/sections/news/display.htm?StoryID=89293

wagennutzung geschützt. Wer weiß, was der Bundesrechnungshof sonst noch herausbekommen hätte?

Und da soll man in eine staatlich befürwortete Impfaktion Vertrauen haben?

Aus dem Labor in Maryland wurde übrigens auch die Anschlagserie mit dem Milzbranderreger Anthrax gegen den US-Kongreß geführt.

Wayne Madsens Quellen behaupten nun, daß der Erreger von 1918 gentechnisch bearbeitet worden und teilweise mit dem aktuellen A/H_1N_1 Erreger identisch sei. Dies stimmt insofern, als die einzige Veröffentlichung des zuständigen Labors die Identität des Erregers der Spanischen Grippe mit dem aktuellen Erreger der Schweinegrippe bestätigte. Die Arbeit des Labors der Sicherheitsklasse 3 ist bis heute überwiegend geheim. Allerdings wurde die erfolgreiche Kombination des H_3N_2 mit einem genetischen Bruchstück des asiatischen Vogelgrippe-Erregers H_5N_1 für wissenschaftliche Zwecke bekanntgegeben.

Dabei fällt insbesondere die enorme Mutationsrate auf, mit der sich der Erreger im menschlichen Körper verändert. Ein Überspringen auf Tiere wurde bisher nicht beobachtet.

Die US-Mission auf der Suche nach biologischem Material war übrigens nicht die einzige. Auch im kleinen norwegischen Dorf Longyearbyen auf Spitzbergen sollten Leichen von Minenarbeitern ausgegraben werden, die 1918 an der Spanischen Grippe starben. Das Projekt schlug fehl.[46]

[46] http://www.environmentalgraffiti.com/featured/the-town-where-no-one-is-allowed-to-die/4118

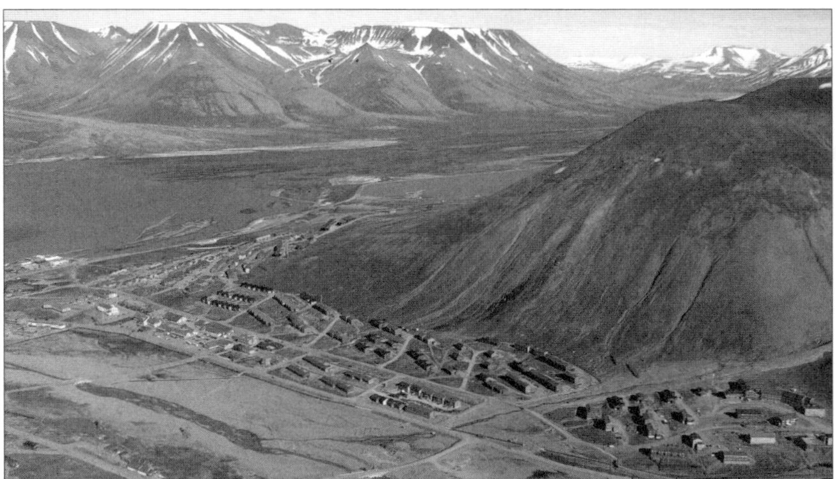

Longyearbyen auf Spitzbergen, wo 1918 sieben Grubenarbeiter an der Spanischen Grippe gestorben sein sollen.

Am 17. April 2005 veröffentlichte *The Washington Post* einen Artikel über die Arbeit der Firma Meridian Bioscience, die im Auftrag vom College of American Pathologists aus Versehen den Erreger der Asiatischen Grippe (H_2N_2) vom Jahr 1957 in einem medizinischem Testsatz an Labore in aller Welt versandte. Die WHO befürchtete die Verbreitung des Erregers und forderte die sofortige Zerstörung dieser Testsätze. Bei dieser großen Grippe-Epidemie 1957 starben weltweit über 1 Million Menschen.

Der Artikel von Wendy Orent enthielt allerdings die weitere brisante Information, daß Wissenschaftler an einem künstlichen Genbaustein des Erregers von 1918 arbeiteten:

> »(Wissenschaftler) können einige 1918-Gene mit anderen Laborstämmen kombinieren, die in Mäusen gezüchtet wurden, die normalerweise nicht an Grippe erkranken, oder mit gewöhnlichen menschlichen Grippestämmen, um neue künstliche Stämme zu erhalten. Dann infizierten die Forscher Mäuse mit den neuen Stämmen. Drei der Stämme von 1918 sind bekannt dafür, daß sie die Mäuse töten.«

Virenzüchtung in einem Labor der Sicherheitsstufe 4.

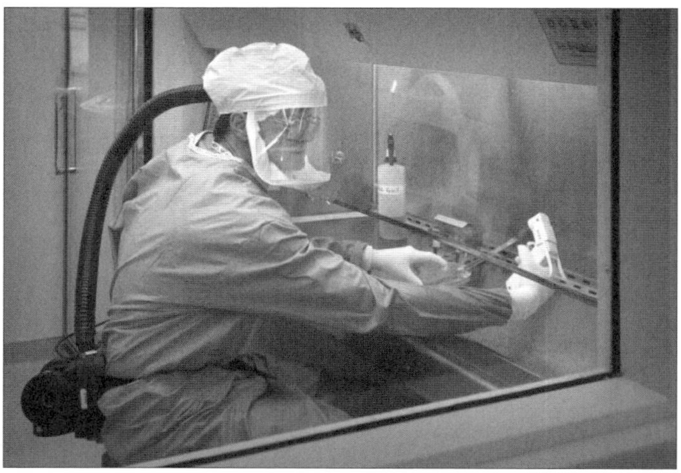

In dem Artikel wird Peter B. Jahrling, der Chefwissenschaftler des National Institute of Allergy and Infectious Diseases, mit den Worten zitiert:

»das ist Suchen mit einem Feuerzeug nach dem Loch in der Gasleitung«.

Diese Arbeiten fanden übrigens in einem Labor der höchsten Sicherheitsklasse (BSL-4) statt.

In einem Labor in Texas wurden im Jahre 2006 Hybridviren freigesetzt. Diese bestanden aus einer Verbindung von Vogelgrippeviren und menschlichen Grippeviren. Unabhängige Wissenschaftler stellten den Zweck und Nutzen dieser Forschungen in Frage.[47]

Aus dem englischen Labor dieser Sicherheitsklasse entwich 2007 der Erreger der Maul- und Klauenseuche in die Umgebung.

[47] http://www.welt.de/print-welt/article711151/Labor_Unfall_mit_Vogelgrippe_Virus.html

So sehr von Bürgerrechtlern und demokratischen Organisationen die Geheimhaltung der Militärs auch kritisiert wird, gab es in den USA plötzlich eine sensationelle Einzelveröffentlichung. Für jeden halbwegs intelligenten Gentechniker wurde die Genstruktur der Spanischen Grippe gewissermaßen als Nachbausatz in einer öffentlichen Datenbank zugänglich gemacht.[48]

In der von Politikern seit Jahren aufgeheizten Diskussion um Terrorismus, einhergehend mit der als unausweichlich dargestellten, schicksalhaften Begegnung mit einer vernichtenden Pandemie, wird hier sozusagen die Vorlage für Bioterrorismus geliefert. Welcher Bürger kann noch zwischen den einzelnen Interessenlagen unterscheiden?

Die *New York Times* vom 29. Januar 2006 stellte die berechtigte Frage, warum man die alten Grippeviren von 1918 wieder lebendig gemacht habe. Die Antwort wird auch gleich geliefert, und sie zeigt die ungeheure Gefahr auf, die hier leichtfertig, vielleicht auch vorsätzlich unterstützt wurde:

> »Der genetische Code ist jetzt in öffentlichen Datenbanken, von denen andere Forscher sie für Experimente herunterladen können. Wissenschaftler von der University of Wisconsin und der National Microbiology Laboratory in Kanada haben bereits zusammengearbeitet, um das Virus aus den öffentlich zugänglichen Sequenzen zu rekonstruieren. Wie leicht wäre es für einen Bioterroristen, die gleichen Informationen für bösartige Zwecke zu nutzen?«

Alles nur Zufall?

Der bekannte Autor Ray Kurzweil veröffentlichte mit Bill Joy am 17. Oktober 2005 in der *New York Times* einen Artikel über die Forschung und kommentierte einleitend

> »It is extrem foolish«, was so viel heißt wie: »das ist extremer Schwachsinn!«[49]

> »Das Genom ist praktisch der Bauplan für eine Massenvernichtungswaffe. Kein verantwortlicher Wissenschaftler würde dazu raten, die genauen Baupläne für eine Atombombe zu veröffentlichen, und die Sequenz des Grippevirus aufzudecken ist sogar aus zwei

---

[48] http://www.nature.com/nature/journal/v437/n7060/full/nature04230.html

[49] Bill Joy war Gründer und Chefentwickler der Firma Sun Microsystems.

Gründen noch gefährlicher... Erstens ist es einfacher, dieses sehr zerstörerische Virus aus den genetischen Daten zu erzeugen, als eine Atombombe zu bauen und zur Explosion zu bringen, wenn man nur den Bauplan hat... Das Virus von Grund auf zu synthetisieren wäre schwierig, aber keineswegs unmöglich. Eine einfachere Möglichkeit wäre, ein gewöhnliches Grippevirus mit den acht einzigartigen und jetzt veröffentlichten Genen des Killervirus von 1918 zu verändern.

Zweitens wäre die Freisetzung des Virus weit schlimmer als eine Atombombe. Untersuchungen haben gezeigt, daß die Explosion einer Atombombe über einer amerikanischen Stadt bis zu einer Million Menschen töten könnte. Die Freisetzung eines hoch ansteckenden und tödlichen biologischen Virus könnte Dutzende, nach Einschätzung von manchen auch Hunderte von Millionen Menschen töten.«[50]

Neben den Laboren der CDC und den offiziellen Militärlaboren gibt es aber noch ein weiteres Netzwerk in den USA. Dieses spielt im Hintergrund offensichtlich eine wesentlich wichtigere Rolle, als von der Öffentlichkeit angenommen.

Das Jason-Projekt

Ähnlich dem geheimen Atomprogramm von Los Alamos in den vierziger Jahren wurde in den sechziger Jahren in den USA das Netzwerk ›Jason‹ geschaffen, das unter anderem an Biowaffen wie eben der Grippe forscht. Zu Jason gehören Forscher in zivilen Forschungseinrichtungen, Militärforscher, selbst Nobelpreisträger. Die Gruppe existiert seit über 40 Jahren, gegründet von der DARPA (Defense Advanced Research Agency), begleitet vom IC (Intelligence Community) des CIA, heute direkt dem Defense Research and Engineering (DDR&E) des Pentagon unterstellt.[51] Zu den Gründungsmitgliedern gehörten mindestens drei Atomforscher aus Los Alamos. Unter der Aufsicht der MITRE Corporation, einer Art Bundesbehörde, treffen sich die Wissenschaftler regelmäßig in San Diego im Torrey Pines Institute.[52]

---

[50] http://www.nytimes.com/2005/10/17/opinion/17kurzweiljoy.html?_r=2&hp, Übersetzung Florian Rötzer http://www.heise.de/tp/r4/artikel/21/21199

[51] http://de.wikipedia.org/wiki/Defense_Advanced_Research_Projects_Agency, http://www.dod.mil/ddre/index.html

[52] http://www.tpims.org Das Institut beschäftigt sich überwiegend mit molekularbiologischen Studien.

Jason war auch mit verantwortlich für das Star Wars II-Programm unter dem damaligen Verteidigungsminister Donald Rumsfeld. Dessen Beteiligung wiederum am Tamiflu–Produzenten, der kalifornischen Biotech Firma Gilead Sciences, ist schon so bekannt, daß das Medikament in den USA ›Rumiflu‹ genannt wird. Rumsfeld ordnete übrigens im Jahre 2005 für rund eine Milliarde Dollar die Zwangsimpfung der US-Army gegen Vogelgrippe und die Bevorratung von Tamiflu an.

Und hier kommen wir wieder auf die Grippe-Viren zurück, denn ein wichtiges Forschungsgebiet von Jason sind biologische Waffen.[53] Im Januar 2000 veröffentlichte Jason einen Bericht über biologische Zivilverteidigung, der laut US-Bürgerrechtlern mehr Schwärzungen im Text hatte als frei lesbare Textstellen. Selbst die Namen der Autoren waren unkenntlich gemacht.[54]

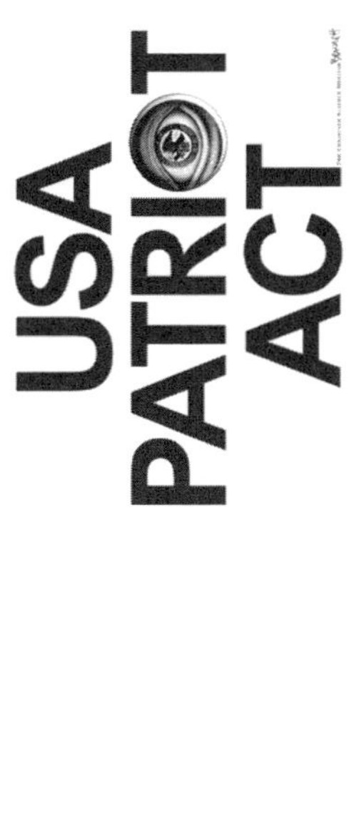

Bemerkenswert war ein Abschnitt über psychologische Biowaffen, wie zum Beispiel Anthrax. Das war anderthalb Jahre, bevor in den USA eine Anthrax-Anschlagsserie allgemeine Hysterie hervorrief und letztlich half, das Gesetzpaket des »Patriot Act« vorzubereiten. Unter diesen Notstandsgesetzen werden heute umfassende Überwachungsmaßnahmen in den USA durchgeführt und Bürgerrechte in hohem Maße abgebaut.

Der Jason-Bericht enthält übrigens auch Empfehlungen zur Erhebung medizinischer Daten. Die deutsche Gesundheitskarte scheint aus dem Bericht abgeschrieben zu sein.

Heute, neun Jahre danach, ist viel passiert, die Empfehlungen des Berichts sind weltweit mit den verschiedensten Begründungen eingeführt worden.

Zusammengefaßt stellt sich die Frage, ob diese leichte Grippewelle nicht ein Vorspiel zu etwas unvorstellbar Größerem ist.

Die Regierung der USA hat nach dem Gesetz über Bioterrorismus (»Bioterrorism Act«) inzwischen die Veröffentlichung der Gensequenzen verboten.

Im August 1988 meinte Prinz Philipp gegenüber der Deutschen Presseagentur:[55]

---

[53] http://fas.org/irp/agency/dod/jason Die Liste erfaßt nicht die geheimen Reports.

[54] Civilian Biodefense (January 2000; JSR-99-105) http://fas.org/irp/agency/dod/jason/titles.pdf

[55] Prinz Philipp von Großbritannien 1986 gegenüber der Deutschen Presseagentur, 2 Jahre später nochmals bekräftigt im Vorwort seines Buches *If I were an animal.*

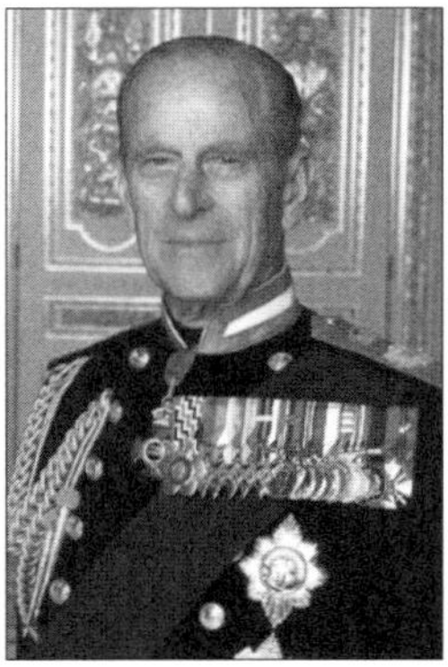

Prinz Philipp.

»In dem Fall daß ich wiedergeboren werde, würde ich gerne als ein tödlicher Virus zurückkehren um etwas beizutragen für die Lösung [des Problems der] Überbevölkerung.«

In dieses Kapitel gehört noch unbedingt die Diskussion über Bioterrorismus. Er wird zwar ständig von Politikern jeglicher Richtung benutzt und dient als Argument für viele blinde, aber auch genau geplante Ziele. Ob dieser Bioterrorismus aber tatsächlich möglich ist, wird nicht diskutiert. Er wird einfach als Gefahr behauptet.

Ein internationales Expertenteam der Oxford Research Group hat sich mit der Frage des Bioterrorismus ausführlich beschäftigt und ein eindeutig negatives Urteil gefällt.[56] Aber wie das in scheinbaren Demokratien so ist: Was nicht ins Konzept paßt, wird ignoriert. Angesichts der Medienkonzentration ein leichtes Unterfangen.

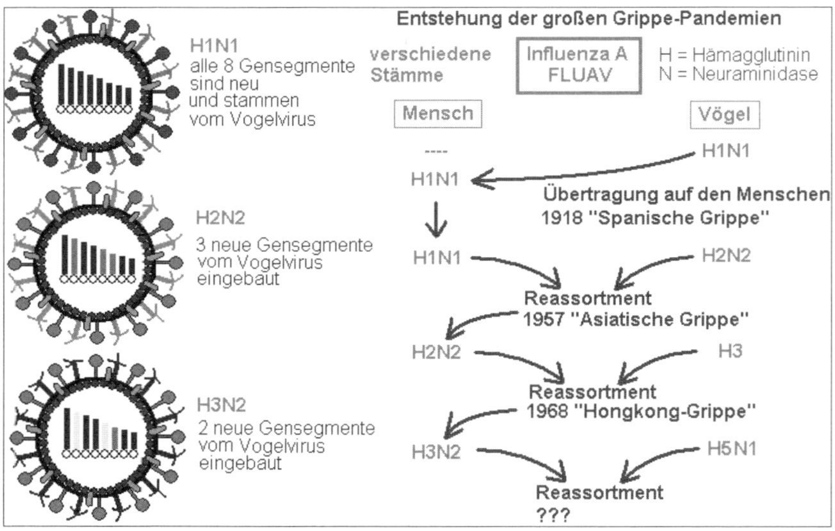

[56] http://www.oxfordresearchgroup.org.uk/publications/briefings/terroroutline.htm Waiting for Terror: How Realistic is the Biological, Chemical and Nuclear Threat?, Dr. Frank Barnaby, Oktober 2001

5. Eine Seuche zieht um die Welt

WHO-Szenario – Gesundheitspolitiker – Medien

Der Erreger der Schweinegrippe ist heute (Stand Juni 2009) angeblich in über 122 Ländern nachgewiesen. Begünstigt durch den weltweiten Verkehr und Tourismus, hat er sich rasend schnell verbreitet. Am 6. Juli 2009, dem Tag, an dem die WHO überraschend verkündete, die Schweinegrippe nicht mehr zu beobachten, wurden 96 512 Erkrankungen angeblich bestätigt, davon 429 mit tödlichem Ausgang. Dabei ist der Verlauf der Krankheit durchgängig als leichte Sommergrippe beschrieben worden, sind die Todesfälle auf andere Erkrankungen, insbesondere Lungenentzündung, zurückzuführen. Nach Protesten in der islamischen Welt und wahrscheinlich auch der großen Agrarproduzenten verschwindet langsam der Bezug zum Schwein, und der neue Name ›A-H_1N_1‹ setzt sich zumindest in den wissenschaftlichen Veröffentlichungen durch.

Hervorzuheben ist nochmals, daß in der allgemeinen Hysterie untergegangen ist, daß es keinen gesicherten Nachweis des Erregers bisher gegeben hat. So entsteht der böse Verdacht, daß hier jede Art von Erkältung, die irgendwie ins Raster paßte, als ›Schweinegrippe‹ gezählt wurde.

Dr. Michael Osterholm, Leiter des Center for Infectious Disease Research and Policy (CIDRAP) an der University of Minnesota, bestätigte dieses höchst fragwürdige Vorgehen:

> ». . .wir können davon ausgehen, daß es sich in den meisten Fällen um die Schweinegrippe H_1N_1 handelt.«

Hier wird die Vermutung zur Gewißheit gemacht und damit das Geschäft angekurbelt. Trotzdem ist dies ein außerordentliches Eingeständnis, gilt doch Osterholm als äußerst geschäftstüchtig auf dem Markt der Pandemiegefahren.

In den Medien hält das Kriegsgeschrei noch eine Weile an, bietet willkommene Ablenkung von der galoppieren Wirtschaftskrise, den Druckmaschinen der Zentralbanken, die Milliarden auf den Markt werfen, um Wirtschaft und Banken zu stützen.

Unter der Bevölkerung weicht die Hysterie einer gewissen Ernüchterung, kennen doch alle die jahreszeitlich bedingte Erkältungswelle und ihren unproblematischen Verlauf.

Trotzdem läuft die Propagandamaschine der Pharmaindustrie und ihrer politischen Vollstrecker. Die US-Regierung stellte sofort 7 Milliarden für eine Impfaktion der amerikanischen Bevölkerung zur Verfügung, eilig bestellten weitere Regierungen in der ganzen Welt einen Impfstoff, den es noch gar nicht gab.

Dabei wurde nicht vergessen, die Produzenten des Impfstoffes per Gesetz von eventuellen Schadensersatzansprüchen freizustellen und somit das Risiko dem ohnehin schon geplagten Steuerzahler aufzubürden. Die amerikanische Gesundheitsministerin Kathleen Sebelius unterzeichnete kurz nach ihrem Amtsantritt einen entsprechenden Erlaß.[57]

Prof. Peter Schönhöfer, Pharmakologe, meint: »Bei dem neuen Grippeimpfstoff gegen die Schweinegrippe wissen wir aber gar nicht, wie schädlich der Impfstoff sein kann. Es wird also ein Experiment an gesunden Menschen mit einem möglicherweise schädlichen Stoff gemacht.«

Beim kritischen Beobachter drängt sich der Verdacht auf, daß hier ein gigantischer Großversuch mit ungewissem Ausgang gestartet wird, denn normalerweise unterliegt die Zulassung von Impfstoffen aus gutem Grund einer strengen und zeitintensiven Reglementierung. Diese schreibt umfassende Versuche vor, um mögliche Nebenwirkungen festzustellen.

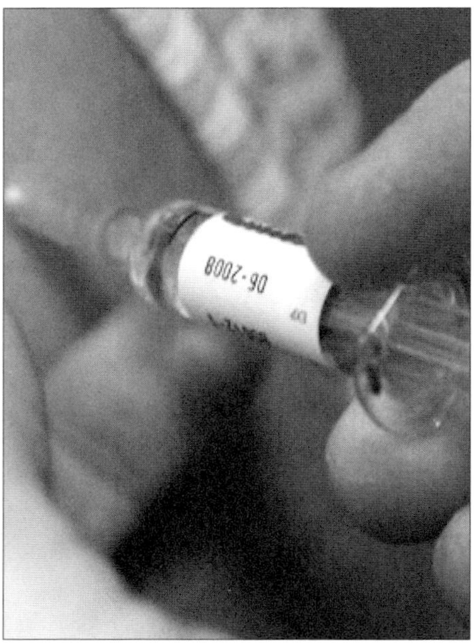

In diesem Fall wurde darauf völlig verzichtet. Die Pharmaindustrie erhielt einen Freifahrtschein in eines der gewinnträchtigsten Geschäfte ihrer Geschichte. So verkündete auch gleich im Mai 2009 Minister Sebelius, daß ab Herbst fünf Impfstoffe verfügbar sein würden. Sie nannte auch gleich die Namen der Firmen. Wir werden keine anderen Namen in diesem Buch finden.

Auch in Deutschland wurde Impfstoff für 25 Millionen Menschen bestellt, der ab Oktober verfügbar sein sollte. In einer ersten Aktion sollen Sicherheitskräfte, medizinisches Personal, Schwangere und Kinder geimpft werden.[58] Die Impfstoffe kosten zwischen 500 bis 600 Millionen Euro und werden gegen Vorkasse geliefert, nach dem Motto »Wer zuerst zahlt, bleibt gesund«. Sollten die Ärzte in die Impfung einbezogen werden, so könnte der Betrag leicht auf über eine Milliarde steigen.

---

[57] Der Erlaß nahm Bezug auf ein Gesetz aus dem Jahre 2006 über Gesundheitsnotstand, der derartige Ausnahmen im Falle eines nationalen Notstandes ausdrücklich vorsah.

[58] Die Hersteller der Impfstoffe sind vor Schadensersatzklagen in Deutschland geschützt, d. h., die Krankenkassen, also wir, zahlen für das Experiment. Zum besonderen Impfrisiko für Schwangere siehe S. ???

Anders als in Griechenland, wo die Impfung mit einem eigens dafür geschaffenen neuen Gesetz vorgeschrieben wurde, ist in Deutschland keine Pflichtimpfung geplant. Angesichts der weitverbreiteten Skepsis gegenüber Impfnotwendigkeit und einem stark gewachsenen Mißtrauen gegenüber der Politik, insbesondere der Gesundheitspolitik, wären Zwangsmaßnahmen auch nicht durchsetzbar. Noch nicht![59]

Mit gerade 6000 erfaßten Erkrankungen ist der Verlauf noch erheblich unter den Zahlen der saisonalen Sommergrippe geblieben. Außerdem wissen wir, daß es kaum gesicherte Nachweise gibt.

Ganz aktuell warnte die WHO (Stand 20. September 2009) vor der Ausbreitung der Schweinegrippe in den Entwicklungsländern. Rund ein Drittel der Weltbevölkerung könnte davon betroffen sein.[60] Der Wächter der Weltgesundheit empfiehlt ganz im Interesse der Pharmaindustrie die verstärkte Produktion von Impfstoffen zum Schutz der Dritten Welt und die Kostenübernahme durch die Industrieländer. Angestrebt seien 4,9 Milliarden Impfdosen, so die Vorgabe aus Genf, sonst könnten Millionen von Menschen sterben.[61]

So harmlos letztlich auch diese Grippewelle an uns vorüberging, so ganz anders lesen sich die Notfallszenarien in den internen Plänen der Sicherheits- und Gesundheitsbehörden im Falle einer Pandemie:

- maximaler Ausfall der Hälfte der Bevölkerung durch Krankheit;
- dadurch bedingt, starke personelle Ausfälle in gesellschaftlich und wirtschaftlich bedeutsamen Bereichen, die die Versorgung mit Wasser, Strom und Lebensmitteln unmittelbar beeinträchtigen;[62]
- Feuerwehr und Sicherheitsbehörden können die öffentliche Ordnung nicht mehr gewährleisten, in der Folge werden erweiterte Notstandsgesetze angewendet und regional oder national Verkehrs- und/oder Ausgangssperren verhängt;
- Einsatz des Militärs zum Schutz von Behörden und anderen öffentlichen Einrichtungen;
- bei längeren Ausfällen wird mit Hungerrevolten und Plünderungen gerechnet, Sicherheitsbehörden erhalten Erlaubnis zum tödlichen Einsatz von Waffen;

---

[59] Frankreich, Italien und andere Länder innerhalb der Europäischen Union planen eine Impfpflicht.

[60] http://www.who.int/csr/don/2009_09_18/en/index.html

[61] Zum Zeitpunkt der Drucklegung noch unveröffentlichter UN-Bericht http://www.guardian.co.uk/world/2009/sep/20/swine-flu-costs-un-report

[62] Zum Beispiel würde bei einer vollkommenen Quarantänesituation die deutsche Wirtschaft um 88 Prozent einbrechen.

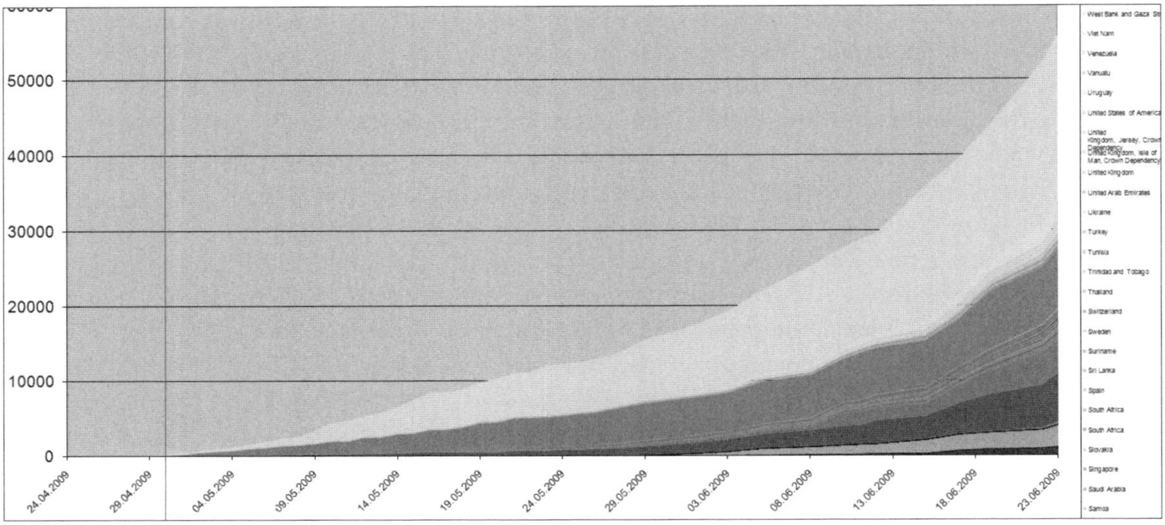

Hypothetischer Verlauf einer Grippepandemie vom 24. April bis 23. Juni 2009 in verschiedenen Ländern. Die obere Kurve zeigt Vietnam mit über 50 000 Grippetoten, im unteren Bereich die Schweiz mit 20 000 Grippetoten.

- Anstieg der Mortalität auf bis zu 50 Prozent der Bevölkerung durch Krankheit und Ausfall der öffentlichen Infrastruktur und Versorgung bei einer Dauer von 6 Monaten.[63]

Doch in der globalen Welt ist kein Land mehr allein. Eine Pandemie würde ganze Weltregionen, Kontinente, wenn nicht die ganze Welt treffen. Der internationale Verkehr, insbesondere der Warenaustausch, würde aus Quarantänegründen unterbunden oder chaotisch zusammenbrechen – mit allen nur denkbaren negativen Auswirkungen auf nationale und internationale Produktions- und Warensysteme.

Dies ist allerdings der Ernstfall!

Ob dieser mit dem jetzt aufgetretenen Erreger wirklich eintritt, wird von vielen Experten bezweifelt. Sie werfen der WHO im Gegenteil Panikmache vor, die möglicherweise interessengesteuert ist.

Die ›SAGE‹-Gruppe der WHO

Die ›Strategic Advisory Group of Experts (SAGE) on Immunization‹ ist das zentrale Beratungsgremium der Weltgesundheitsorganisation. Auf ihre Empfehlung hin entscheidet die Führung der WHO über Impfaktionen und Notfallpläne bzw. über die Ausrufung von Pandemiestufen von 1 bis zu 6, der höchsten Alarmstufe.

Für die Schweinegrippe wurde diese ohne Notwendigkeit und unter kritischen Kommentaren unabhängiger Experten am 11. Juni 2009 ausgerufen. Schon drohten im Hintergrund die Notverordnungen.

[63] Bericht eines Insiders aus der Schweiz.

Was bedeutet Phase 6?

Die Weltgesundheitsorganisation unterscheidet fünf Warnphasen, Phase 6 stellt die Pandemie dar. Am 11. Juni 2009 hat die WHO die Phase 6 ausgerufen. Zuvor hatte seit 29. April 2009 Phase 5 gegolten. Phase 5 wird durch eine fortgesetzte Mensch-zu-Mensch-Übertragung des Virus in mindestens zwei Staaten einer WHO-Region gekennzeichnet. Bei der Neuen Grippe (›Schweinegrippe‹) war das die WHO-Region Amerika. Phase 6 ist definiert durch das zusätzliche Auftreten fortgesetzter Mensch-zu-Mensch-Übertragungen (›community level outbreaks‹) in mindestens einem weiteren Land in einer weiteren WHO-Region. Insgesamt gibt es sechs WHO-Regionen (Afrika, Amerika, Südostasien, Europa, Östliches Mittelmeer, Westlicher Pazifik). Eine Beschreibung der Phasen gibt die Weltgesundheitsorganisation auf ihren Internetseiten.[64]

Glücklicherweise kam es nicht dazu, vielleicht war auch die Manipulation zu offensichtlich. Einen Monat später, am 6. Juli 2009, wurde die jetzt als ›Neue Grippe‹ bezeichnete Schweingrippe heruntergestuft. Sie sollte nicht einmal mehr beobachtet werden.

Das hielt aber ein internationales Expertengremium am nächsten Tag nicht davon ab, die enorme Gefahr der Grippe festzustellen. Es brauchte dann noch sechs Tage für die Feinabstimmung. Am 13. Juli sprach die WHO offiziell eine globale Impfempfehlung gegen die Neue Grippe aus:

> »Da die Verbreitung des pandemischen Virus als unaufhaltsam angesehen wird, werden Impfstoffe für alle Länder gebraucht.«[65]

Die Impfempfehlung betrifft in der Reihenfolge:

- medizinisches Personal,
- schwangere Frauen,
- über sechs Monate alte Kinder mit chronischen Erkrankungen,
- gesunde Erwachsende zwischen 15 und 49,
- gesunde Kinder,
- gesunde Erwachsene zwischen 50 und 64,
- gesunde Erwachsene über 65.

In Genf wurde damit der riskante Schritt zu einem experimentellen Großversuch an der Weltbevölkerung eingeleitet. Gab es dafür eine Notwendigkeit?

---

[64] http://www.denis.bund.de/themenspecial/06846/index.html

[65] Pandemic (H1N1) 2009 briefing note 2 http://www.who.int/csr/disease/swineflu/notes/h1n1_vaccine_20090713/en/index.html

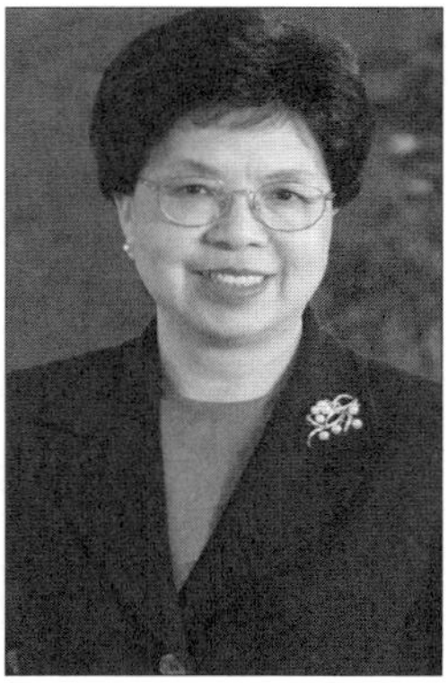

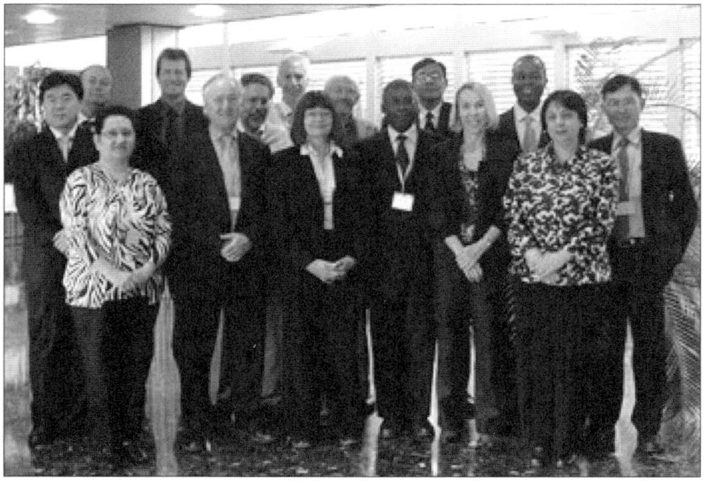

Links: Margaret Chan, die Generaldirektorin der Weltgesundheitsorganisation WHO. *Rechts:* die SAGE-Gruppe. Vorsitzender der Beratergruppe SAGE bei der WHO ist der umstrittene Brite David Salisbury (fünfter von links).

Nun setzt natürlich die Mitarbeit in einem solchen Expertengremium ein gewisses Ansehen, vor allem die Unabhängigkeit des Urteils, voraus. Ob dies am 7. Juli erfüllt wurde, ist mehr als fraglich.

Sieht man sich die personelle Zusammensetzung des Gremiums an, so wird die innige Verflechtung mit den Interessen der Pharmaindustrie, in diesem Fall besonders mit den impfstoffproduzierenden Firmen Novartis, Baxter, Sanofi Pasteur und GlaxoSmithKline, offensichtlich. Insgesamt nahmen neben Pharmaverbänden noch etwa ein Dutzend Firmen beobachtend an der Sitzung teil.

Die Schweinegrippe ist in einer konzertierten Aktion von Politik, Industrie, korrupten Medizinern und Medien zu einer noch nie dagewesenen Marketingaktion genutzt worden, die wir letztendlich alle bezahlen werden.

Ein Skandal! Und wieder wurde darüber in Deutschland kaum oder überhaupt nicht berichtet.[66]

Um die Einflußnahme der Pharmaindustrie auf die Entscheidungen der SAGE-Gruppe zu verhindern, haben diese offiziell nur Beobachterstatus. Allerdings unterliegen die SAGE-Mitglieder keiner unabhängigen Kontrolle, und so entstehen interessengeleitete Empfehlungen wie die vom 7. Juli 2009.

---

[66] Sieht man von den wenigen unabhängigen kritischen Journalisten wie Gerhard Wisnewski, William Engdahl oder den Journalisten von Telepolis ab, neuerdings hat sich auch der *Spiegel* kritisch mit dem Thema auseinandergesetzt. Geht man über die deutschen Grenzen hinaus, so gibt es sehr wohl eine kritische Berichterstattung in Europa. Diese ist allerdings vom kritischen Journalismus etwa des Amerikaners Seymour Hersh oder Wayne Madsen Lichtjahre entfernt.

Es sei noch angemerkt, daß alle beteiligten Pharmafirmen einen gewaltigen Sprung in ihren Aktienwerten verzeichnen konnten, nachdem sie seit 2008 kontinuierlich, teilweise massiv an Wert verloren hatten.

Betrachten wir zwei der exponiertesten Mitglieder der SAGE-Gruppe.

Seit dem Jahre 2005 ist Dr. David Salisbury Leiter der Abteilung Immunisierung im britischen Gesundheitsministerium und Vorsitzender der SAGE.

Salisbury drückte Mitte der achtziger Jahre in Großbritannien gegen alle Bedenken eine Massenimpfung mit einem Kombinationsimpfstoff gegen MMR (Mumps-Masern-Röteln) durch, der den Impfstoff ›Urabe‹ enthielt. Während in Japan und Schweden der Impfstoff wegen zahlreicher Impfschäden vom Markt genommen werden mußte, ist er in Kanada überhaupt nicht zugelassen worden. Auf der Insel begann man, unter der Leitung von Dr. Salisbury fleißig zu impfen. Die impfstoffproduzierende Firma war das britische Unternehmen SmithKlineBeecham, heute GlaxoSmithKline. Das Unternehmen ist mehrfach mit nicht ausreichend geprüften Impfstoffen negativ aufgefallen, einige Prozesse werden heute noch geführt.[67]

Produziert das Unternehmen jetzt nicht den neuen, noch nicht auf Nebenwirkungen getesteten Grippeimpfstoff?

Übrigens zögerte das Unternehmen damals, die Zulassung für den MMR-Impfstoff in Großbritannien wegen möglicher Regreßansprüche zu beantragen. Man einigte sich jedoch mit der Regierung unter kräftiger Mitwirkung von Dr. Salisbury auf eine Schutzklausel vor möglicher Strafverfolgung und Regreß. Schon damals wußte man den rechtlichen ›Persilschein‹ zum Nutzen der Aktionäre und Vorstände zu nutzen.[68]

Prof. Roy Anderson ist Berater der britischen Regierung in Epidemiefragen. Zugleich sitzt er im Vorstand des britischen Impfstoffherstellers GlaxoSmithKline, der mit dem Medikament ›Relenza‹ eines der beiden gängigen Anti-Grippemittel hat. Sir Roy ist bekannt für Interessenkonflikte und mußte aus diesem Grund bereits die renommierte Oxford Universität verlassen. Es verwundert nicht, daß der umtriebige Professor auch in der SAGE-Gruppe seinen Sitz hat. Daß diese Interessenüberschneidung selbst nach den Statuten der SAGE

---

[67] http://de.wikipedia.org/wiki/GlaxoSmithKline

[68] Alan Golding war damals als Ermittler mit dem Fall beschäftigt. In seinem Blog nimmt er zu den damaligen Vorgängen Stellung, http://alan-golding.blogspot.com/

verboten ist, kümmert offensichtlich niemanden. Sowohl die britische Regierung als auch das Pharmaunternehmen bestreiten einen Interessenkonflikt. Man kann nur auf die Hartnäckigkeit von britischen Bürgerrechtlern hoffen, die den Fall öffentlich gemacht haben. Anderson verkündete bereits am 1. Mai 2009 – als einer der ersten Experten auf der Insel – die Pandemiegefahr und empfahl die vorhandenen Grippemittel als Prophylaxe.

2001 beriet Anderson den britischen Premier Tony Blair, als die Maul-und-Klauenseuche ausbrach. Sein Rat führte zum Keulen von sechs Millionen Rindern.

Zur Zeit bezieht er unter anderem ein Jahresgehalt von 460 000 Euro als Rektor des Imperial College.[69]

Deutschland im Herbst 2009 – Impffieber oder Ablehnung?

Nun warten wir alle gespannt auf den Herbst, in dem die dann tödliche Epidemie anrollen soll. Und dagegen können wir uns auf gut Glück mit einem nicht erprobten Impfstoff immunisieren lassen.

Es kommt aber etwas hinzu, und damit wird der Informationsdschungel der vielen Interessen noch unübersichtlicher. Die US-Firma Baxter International Inc. hat 2008 einen Grippeimpfstoff zum Patent angemeldet, der alle bekannten Inhaltsstoffe und demzufolge Erscheinungsformen und Kombinationen von Grippeerregern abdeckt.[70] Auch der Erreger H_1N_1 kommt natürlich darin vor.

Ein Flächentorpedo zur möglichst breiten Abdeckung der Patentansprüche macht Sinn und ist an sich nicht verdächtig. Doch auch Baxter saß mit in Genf am Tisch, als die WHO ihre Empfehlung zur weltweiten Impfung aussprach; ebenso GlaxoSmithKline, das sich vorsorglich Lizenzen gesichert hatte. Ob die noch zu testenden und zu produzierenden Impfstoffe dann tatsächlich auch die ganze Breite der Grippeerreger und ihrer Mutationen erfassen werden, ist mehr als fraglich. Allein vom Erreger der Vogelgrippe gab es über 90 Muta-

[69] F. William Engdahl, Artikel v. 7. August 2009.

[70] Baxter Vaccine Patent Application (Patentantrag US 2009/0060950 A1 ». . . die Zusammensetzung oder der Wirkstoff enthält mehr als ein Antigen. . . wie Influenza A oder Influenza B, insbesondere ausgewählt aus einem oder mehreren der Human-Grippe der Untertypen H1N1, H2N2, H3N2, H5N1, H7N7, H1N2, H9N2, H7N2, H7N3, H10N7, der Schweinegrippe-Untertypen H1N1, H1N2, H3N1 und H3N2 sowie der Hunde- oder Pferdegrippe-Untertypen H7N7, H3H8 oder der Vogelgrippe-Untertypen H5N1, H7N2, H1N7, H7N3, H13N6, H5N9, H11N6, H3N8, H9N2, H5N2, H4N8, H10N7, H2N2, H8N4. H14N5, H6N5, H12N5.«

tionen. Die Allzweckwaffe ›Tamiflu‹ deckte gerade einmal drei davon ab. Zur Wirksamkeit des Medikaments erfahren wir später noch Erstaunliches.

Es kommt aber noch etwas hinzu! In Deutschland plant man, einen besonderen Grippeimpfstoff einzusetzen, der mittels Adjuvantien beschleunigt wird.[71]

Doch was sind Adjuvantien? Durch Einsatz von Immunbeschleunigern kann der Impfstoff dünner gemacht werden, da der ›Beschleuniger‹ seine Wirkung verstärkt. Strittig sind dabei besonders die Nebenwirkungen, denn obwohl Adjuvantien seit den zwanziger Jahren des letzten Jahrhunderts in zahlreichen Impfstoffen eingesetzt werden, ist die Zahl der Nebenwirkungen sehr hoch und bis heute noch nicht eindeutig erforscht. Von der forschenden Pharmaindustrie darf man da sicher keine Aufklärung erwarten.

Bisher hat man überwiegend Aluminiumhydroxid als ›Beschleuniger‹ verwendet. Allerdings ist die neurotoxische Wirkung von Aluminium seit über 100 Jahren medizinisch nachgewiesen.[72] Zahlreiche Studien stellen einen Zusammenhang her mit dem Auftreten von Alzheimer, Nierenerkrankungen, Knochen- und Muskelerkrankungen, Krebs, neurologischen Leiden und vielem mehr.[73]

Statt Aluminiumhydroxid will man jetzt Squalen, ein Öl, verwenden.[74]

Der Einsatz in einem noch nicht oder nur unzureichend getesteten Grippeimpfstoff stellt ein faktisches Problem dar, das man zur Zeit nicht lösen kann. Der Verstärker, der in Deutschland eingesetzt werden soll, ist zudem noch nicht in einem Großversuch eingesetzt worden und außerhalb Europas nicht zugelassen. Trotzdem empfiehlt die WHO in ihrer Presseveröffentlichung vom 13. Juli 2009 ausdrücklich

---

[71] In Deutschland soll der Impfstoff ›Pandemrix‹ von GlaxoSmithKline (GSK) eingesetzt werden. Der Impfstoff enthält Squalen als Wirkstoffverstärker.

[72] Auf Anordnung der US-Behörde FDA mußte in die Produktinformation des Impfstoffs ›Gardasil‹ der Hinweis aufgenommen werden, daß bei jeder 43. Teilnehmerin der Studien Krankheiten mit möglicherweise autoimmunem Hintergrund neu aufgetreten sind.

[73] Nach neuesten Untersuchungen der Universität Keele treten Aluminiumkonzentrationen verstärkt bei brustkrebserkrankten Frauen auf, durch intensives Auftragen von Sonnenschutzmitteln werden durch die menschliche Haut bis zu 1 Gramm (!) pro Tag aufgenommen und im Gewebe gespeichert. Lesenswert! http://www.dradio.de/dkultur/sendungen/mahlzeit/667925/

[74] Squalen kommt in Fischölen vor, ist aber auch im menschlichen Körper vorhanden. Mehr dazu im Kapitel über Adjuvantien.

die Verwendung des hochproblematischen neurotoxisch wirkenden Squalen.

Eigene Sicherheitstests am Menschen sind bei Adjuvantien generell nicht vorgesehen. Warum eigentlich nicht?

Wir haben hier ein Experiment an einem ganzen Volk, wie es wahrscheinlich kein Labor genehmigt bekommen würde.[75] Eine ausführliche Darstellung erfolgt in Kapitel ?? unter ›Adjuvantien‹.

Interessant ist die Aussage von Experten auf einem Workshop des National Instituts of Health (NIH) im Dezember 2008:

> »Wir verstehen nicht wirklich, auf welche Weise die Zusatzstoffe immunologische Antworten stimulieren.«

> »We really do not understand the mechanisms by which they stimulate immunological responses, ok?«

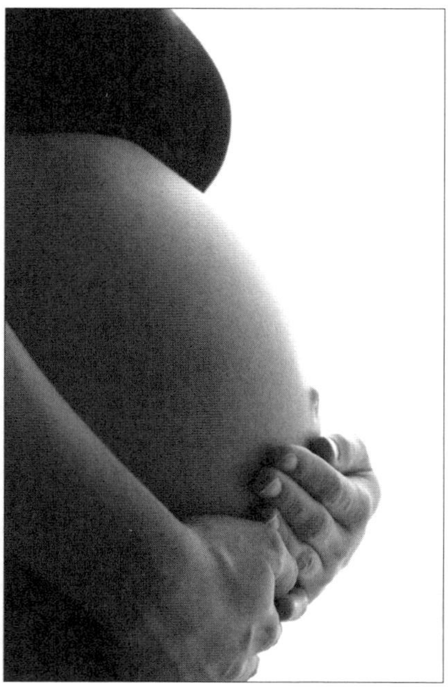

Warum wird in Deutschland die Impfung von Schwangeren und Kindern so dringend empfohlen?

Das hindert aber nicht daran, diese Zusatzstoffe einzusetzen. Ein kleines Beispiel: Der Gesundheitsausschuß des US-Kongresses führte ein Hearing über die Verwendung von ›Thimerosal‹ in Impfstoffen für Kinder durch. Der Stoff ist ein Impfstoffbeschleuniger auf der Grundlager von Quecksilber. Es wurde festgestellt, daß die Adjuvans ein wesentlicher Faktor bei der starken Zunahme von Autismus und anderen neurologischen Erkrankungen in den USA ist. Festgestellt wurde weiterhin, daß von den Herstellern kein Sicherheitstest verlangt wurde – trotz erheblicher Bedenken gegen die Verwendung von ›Thimerosal‹. Aktenkundig ist seitdem auch, daß sich FDA und CDC mit ihrer Impfempfehlung in einem Interessenkonflikt befunden haben, da sie auf der einen Seite für die Sicherheitstests und zum anderen für Impfungen verantwortlich sind.

Seit 2001 darf der Stoff in den USA nicht mehr verwendet werden.

Die Empfehlung der WHO, auch Schwangere mit dem Immunbeschleuniger Squalen zu impfen, ist besonders bemerkenswert. Auch hier ist eigentlich wegen begründeter Einwände die Verwendung verboten. In den USA sind im Frühjahr 2009 sechs schwangere Frauen an der Schweinegrippe oder an der nachfolgenden

[75] Von dem Impfstoff ›Pandemrix‹, Hersteller Baxter, sind 50 Millionen Dosen durch die Bundesregierung und die Länder verbindlich bestellt worden. Der Impfstoff enthält das neue angeblich immunverstärkende Adjuvans.

Lungenentzündung gestorben.[76] Da klinische Versuche mit Schwangeren aus ethischen Gründen in Deutschland grundsätzlich nicht durchgeführt werden, steht man hier vor einem Dilemma. Kein Experte weiß, ob die geplanten oder schon im Test befindlichen Impfstoffe gegen H_1N_1 auch sicher für Schwangere sind.

Der stellvertretende Vorsitzender der Ständigen Impfkommission (Stiko) am Robert Koch-Institut, Ulrich Heininger, stellt diesbezüglich fest:

> »Es liegen derzeit noch keine Ergebnisse über Wirksamkeit und Sicherheit der verschiedenen Impfstoffe vor. . . Dementsprechend haben wir auch keine Daten zu Schwangeren.«

Unberührt von dem Mangel an Studien zu den Nebenwirkungen, spricht Heiningers Institut eine Impfempfehlung aus. Grob fahrlässig ist dabei das Ausblenden der Zusammensetzung der Impfstoffe, denn zu einigen Zusatzstoffen, insbesondere dem Immunverstärker Squalen, gibt es sehr wohl Studien, und diese verbieten unbedingt den Einsatz des Impfstoffs, der von der Bundesregierung gekauft wurde.

In der 2. Oktoberwoche wurde das Thema plötzlich in der breiten Öffentlichkeit diskutiert, da die Bundeswehr den Grippeimpfstoff ›Celvapan‹ der Fa. Baxter ohne Zusatzstoffe bestellte. Die Begründung war sehr einfach, man wollte wegen möglicher Nebenwirkungen der Adjuvantien kein Risiko eingehen. Robert Koch-Institut, Paul Ehrlich-Institut und die Bundesgesundheitsministerin Ulla Schmidt heuchelten Unverständnis. Frau Schmidt ging sogar so weit, erneut die Ungefährlichkeit der Impfstoffe für Schwangere zu betonen. Dagegen stellten sich renommierte Mediziner wie Prof. Alexander Kekulé, Direktor des Instituts für Medizinische Mikrobiologie an der Universität Halle. Er warf der Bundesregierung »eine grobe Fehlentscheidung« vor. »Die Bundeswehr war offensichtlich schlauer als die Behörden, die für die sonstige Bevölkerung zuständig sind«, so Kekulé. Auch der Präsident der Ärztekammer Westfalen-Lippe, Theodor Windhorst, spricht sich gegen die Impfung wegen möglicher Nebenwirkungen aus und spricht in dem Zusammenhang von einem »großen Feldversuch« an der Bevölkerung Deutschlands.[77] Während man in der Presse noch Argumente für und wider den in Deutschland eingesetzten Impfstoff ›Pandemrix‹ austauscht, wird allerdings ein wichtiges Ar-

---

[76] http://www.spiegel.de/wissenschaft/mensch/0,1518,640074,00.html

[77] http://www.bild.de/BILD/regional/ruhrgebiet/aktuell/2009/10/12/schweinegrippe-aerztechef-will/keine-impfung.html

gument unterschlagen. Als Impfstoffbeschleuniger wird nur die Quecksilberverbindung ›Thiomersalin‹ erwähnt, nicht jedoch das Adjuvans Squalen. Interessanterweise nur vom *ZDF* am 13. Oktober 2009 gebracht, bekommen die Bundesregierung und die Beamten in Krisenstäben auch einen Impfstoff ohne Zusatzstoffe.[78] »Der Unterschied zwischen den Impfstoffen liegt in anderen Konzepten der Impfstoffhersteller, aber ansonsten nehmen die sich nicht viel«, stellt Brigitte Morgenroth vom zuständigen Paul Ehrlich-Institut fest. Wir sehen das anders!

Nach aktueller Meldung vom 12. Oktober wird die Bundeswehr einen eigenen Impfstoff bestellen, der die problematischen Immunbeschleuniger (Wirkverstärker) nicht enthält. Kurz zuvor hat die Antikorruptionsorganisation ›Transparency International‹ die geplante Impfkampagne kritisiert »Die jetzige öffentliche Debatte bestätigt unsere jahrelange Kritik: Intransparenz und potenzielle Interessenkonflikte unterminieren die Glaubwürdigkeit und nähren im aktuellen Fall den Verdacht, daß die H_1N_1-Grippewelle als Schweinegrippe-Pandemie von der Pharmaindustrie zur Vermarktung genutzt wird.« Gleichzeitig wird angemerkt, daß die Mehrzahl der Kommissionsmitglieder intensive Kontakte zu den wichtigsten Impfstoffherstellern haben und teilweise für diese bezahlte Tätigkeiten ausführen. In diesem Zusammenhang wird in der Pressemitteilung auch angemerkt, daß das ›Forum Impfen‹ durch die Pharmaindustrie finanziert wird.

Zu der Problematik der Schutzimpfung für Kinder kommen wir in einem späteren Abschnitt.

Das Colony-Experiment

SOAP (Simple Object Access Protocol) ist ein Netzwerkprotokoll, mit dessen Hilfe Daten zwischen Systemen ausgetauscht werden.

Daß US-Medien Trends setzen, ist unbestritten, daß sie einem Trend hinterherlaufen, ist eher ungewöhnlich. In diesem Fall war das Katastrophenszenario bereits in der Welt, als man sich bei Discovery Communication entschloß, eine Soap in echter Endzeitstimmung aufzulegen.

»The Colony« ist nach Aussage der Discovery Internetseite »ein kontrolliertes Experiment, um zu sehen, was man braucht, um zu überleben« – nach einer globalen Katastrophe, insbesondere nach einer weltweiten Virus-Pandemie.

[78] http://www.heute.de/ZDFheute/inhalt/12/0,3672,7912076,00.html

Für zehn Wochen wurde eine Gruppe von zehn Freiwilligen, ausgesucht nach einem modernen gesellschaftlichen Querschnitt, außerhalb von Los Angeles in einem zerstörten städtischen Umfeld isoliert. Sinn des Experiments war, zu erfahren oder dem Zuschauer zu vermitteln, wie sich solch eine Gesellschaft unter extremen Bedingungen wieder neu formiert.[79]

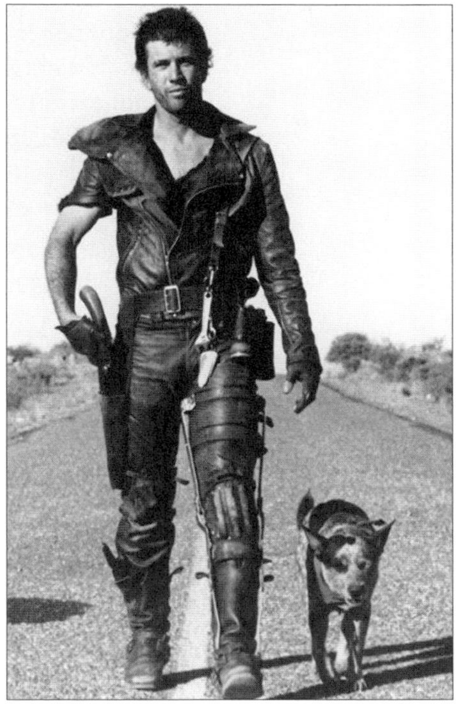

In Rekordzeit wurde die Serie produziert, mittlerweile kann man sich die Welt nach der Pandemie mit weitgehender Zerstörung unserer Zivilisation durch »Verteilungskämpfe« in der 3. Staffel ansehen. Mit zur Hand gingen Berater der Homeland Security, Ingenieure und Psychologen, um eine möglichst authentische Welt der Katastrophe und des Neubeginns zu entwerfen.

Und so sieht die Grundsituation aus: Eingeschlossen in ein Warenhaus irgendwo in Los Angeles, versuchen die Überlebenden mittels eines Generators Strom zu produzieren, sind die meiste Zeit damit beschäftigt, alle möglichen Formen von Waffen zu bauen und das Warenhaus in eine Festung auszubauen. Die Außenwelt bricht über sie herein in Form von Waffendealern, Freaks, Dieben und Motorradgangs. Die Assoziation zum Film »Mad Max« ist gewollt, wobei sich Discovery im Zusammenhang von

Ausschnitt aus dem Endzeitfilm »Mad Max« mit dem Schauspieler Mel Gibson.

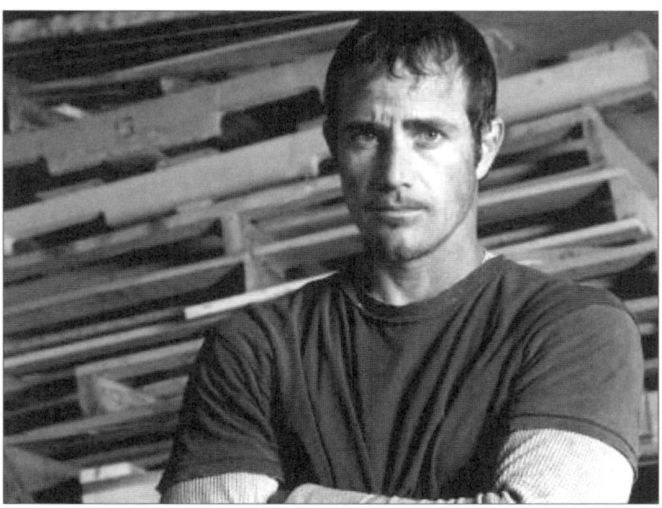

Laiendarsteller in der Serie »Colony«, genannt »Contractor«.

[79] http://dsc.discovery.com/tv/colony/colony.html

»The Colony« von einer post-apokalyptischen Vision distanziert und mehr den ›Realitätsbezug‹ des Thema herausstellt.

Da muß sich der normale Mitteleuropäer natürlich nach dem Realitätsbezug der Amerikaner fragen. Aber vielleicht dient das Ganze auch nur als geschickte Propaganda für die geplante Massenimpfung. Der ängstliche Mensch folgt viel williger Behörden und Obrigkeit als der aufgeklärte, selbstbewußte Bürger. Das Prinzip kennen unsere Programmacher und setzen in der letzten Zeit verstärkt solche Filme ein.

Die Zuschauerreaktionen schwanken zwischen Erschrecken und Neugier. Ein Zuschauer schrieb:

> »Diese Show ist erschreckend. Das ist komplett anders als alles, was ich bisher gesehen habe, es ist aber gleichzeitig auch lehrreich.«[80]

Auf der Webseite von Discovery kann man übrigens auch überprüfen, ob man zu den Überlebenden gehören würde. Na dann, viel Erfolg!

USA – Das Mad Max-Szenario

Offensichtlich sind wir im falschen Film! Oder doch nicht?

Da weist die US-Homeland Security-Behörde – jene mit den Vollmachten für den totalen Überwachungsstaat – einige Krankenkassen darauf hin, daß möglicherweise eine Quarantänesituation mit allen Konsequenzen eintreten könnte. Wir sprechen vom 30. April des Jahres 2009, es sind seit dem Bekanntwerden der Grippe gerade einmal 17 Tage vergangen.

Das in Form eines Memorandums versandte Schreiben wird gleich mit einer Drohung verbunden, sieht es doch bei Zuwiderhandlungen eine Geldstrafe bis 250 000 US-Dollar vor oder Haft bis zu einem Jahr. Dieses Vorgehen wird auch beim Grippefall angewendet werden müssen, denn Präsident Bush hat 2005 neue Formen der Grippe (*novel influenza*) in die Executive Order 13375 aufgenommen. Vielleicht war dies nicht einmal nötig, hatte doch die Homeland Security bereits 2004 die Unterscheidung zwischen ziviler und nationaler Sicherheit im Katastrophenfall aufgehoben und dem Militär weitgehende Vollmachten eingeräumt. Gemäß »Patriot Act« I und II ist für einen Einsatz des Militärs im Inland nicht einmal mehr der Notfall Voraussetzung.[81]

---

[80] http://www.realityblurred.com/realitytv/archives/discovery_channel/2009_Jul_21_colony_debut

Also doch das Mad Max-Szenario als Vorlage für Eiferer!

Die Interessen der Pharmaindustrie sind klar, die ihrer politischen Propagandisten in den Gremien und Medien auch, die mit dieser Gruppe verbundenen ›Experten‹ weisen den gleichen Weg – und dann gibt es die vielen Unabhängigen, erfahrene Mediziner, Virologen, Naturwissenschaftler, natürlich auch Journalisten und dann die gewaltige Gruppe der Verschwörungstheoretiker. Sie alle haben viel mehr an Fakten über die Grippe und gegen die Impfung zusammengetragen als ihre Befürworter, zumal deren bisheriges Szenario sehr durchsichtig scheint.

Die bekannte kanadische Ärztin Ghislaine Lanctôt vertritt die These, daß eine globale Elite mit Hilfe einer absichtlich erzeugten Pandemie und einer Massenimpfung eine ›weiche‹ Biowaffe zur Reduzierung der Weltbevölkerung verbreiten wolle.[82] Sie sieht in dem gesamten Zusammenhang seit Auftauchen des Virus, den zeitlichen Abstimmungen zwischen Regierungen und WHO und vielem mehr eine tatsächliche Verschwörung. Lanctôt kommt mit ihrer Meinung nicht aus irgendeinem kanadischen Wald, sondern gilt seit ihrem Buch *The medical mafia* als Kennerin der Verflechtung von Pharmaindustrie und Politik.

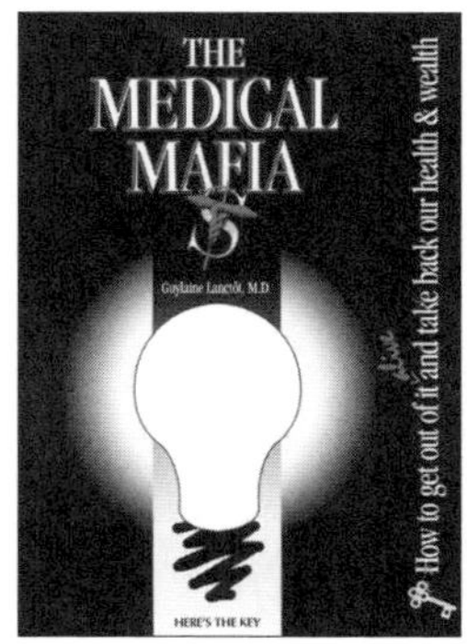

Ob es sich tatsächlich um eine Verschwörung oder um eine Summe von kleinen und großen Absprachen handelt, ist eine Frage, die wir hier letztendlich nicht beantworten können. Dieses Urteil muß sich der Leser aus der Summe der Informationen bilden. Leider gibt es zahlreiche Indizien, die darauf hinweisen.

---

[81] http://fhp.osd.mil/aiWatchboard/pdf/DoD_PI_Implementation_Plan_August_2006_Public_Release.pdf

[82] http://www.globalresearch.ca/index.php?context=va&aid=14312

6. Historischer Exkurs – Die Spanische Grippe

Verursachten Impfungen die verheerende Seuche?

Im Jahre 1918 zog eine verheerende und häufig tödlich verlaufende Grippeerkrankung, die sogenannte ›Spanische Grippe‹, in drei Wellen rund um die Erde. Die Zahl der Toten wird zwischen 20 Millionen bis hin zu 100 Millionen geschätzt. Es war die erste große Epidemie der neuen Zeit, eine traumatische Erfahrung nach dem Trauma des Massenmordes im Ersten Weltkrieg. Sie wirkt bis heute direkt und indirekt in allen Bereichen unseres Lebens, ob es um Bioterrorismus oder um Seuchenvorsorge, Notfall- und Katastrophenpläne geht.

Den Namen bekam die Grippe dank der Pressezensur in den USA, die jeden Bericht über die Epidemie verhinderte. In Spanien, nicht am großen Schlachten des Ersten Weltkrieges beteiligt, durfte über die Grippe berichtet werden. Damit kam die Nachricht in die Welt, und Spanien wurde für immer mit dieser ersten großen Seuche der Neuzeit verbunden.

Die Epidemie begann Anfang 1918 in Haskell County im US-Bundesstaat Kansas. Der Arzt Loring Miner behandelte mehrere Patien-

Opfer der Spanischen Grippe 1918 in einem Notkrankenhaus im US-Bundesstaat Kansas.

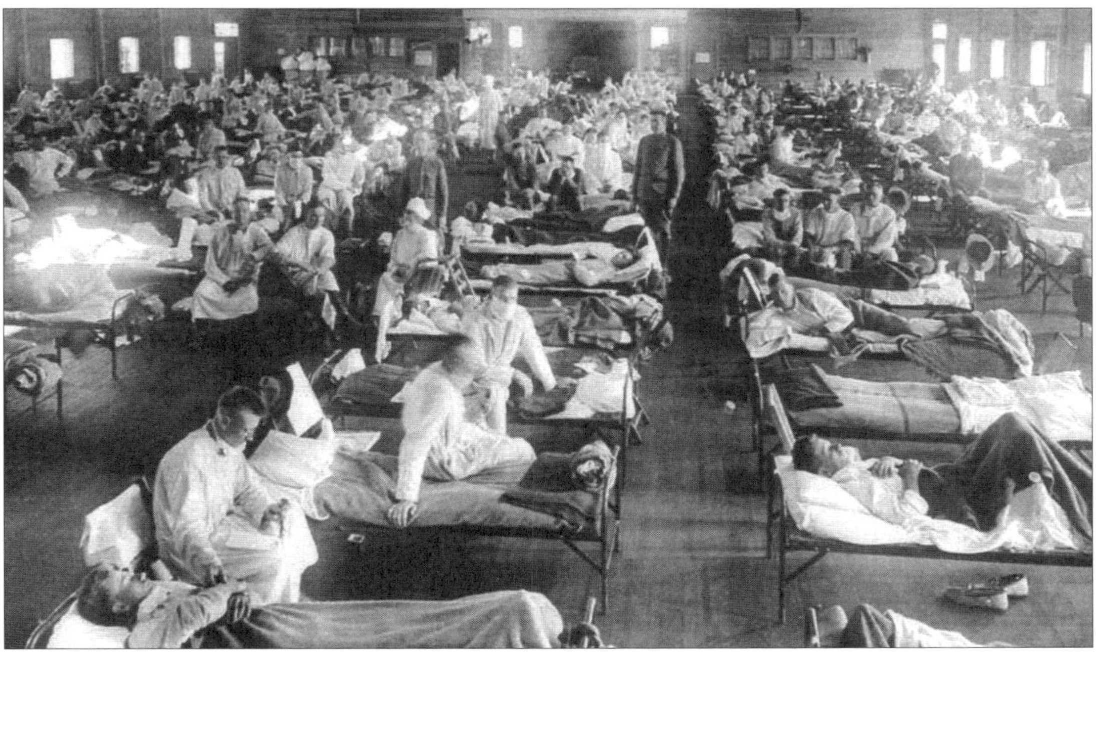

ten mit ungewöhnlichen Grippesymptomen. Kurz darauf wurden drei von ihnen zum Militär nach Camp Funston eingezogen. Dort brach nach wenigen Tagen die Grippe aus und forderte innerhalb kurzer Zeit 38 Todesopfer.

Nach kurzer Zeit war sie in Spanien, Asien, Großbritannien und Norwegen. Die zweite Welle begann fast gleichzeitig an der Ostküste der USA, auf dem indischen Subkontinent, in Südamerika und Alaska.

In all diesen Fällen scheidet nach Ansicht von Epidemie-Experten die Ansteckung von Mensch zu Mensch aus. Es drängt sich eher der massive Verdacht auf, daß diese erste verheerende Grippewelle nicht durch ein in der Natur mutiertes Gen, sondern durch einen defekten Impfstoff verursacht wurde.

1917 wurde in den USA die Impfpflicht für Armeeangehörige eingeführt. Die Soldaten, auch die jungen Rekruten, die man nach Europa schicken wollte, erhielten zwischen 14 und 25 Impfungen oder eben das, was man darunter verstand. Es wurde gegen Gelbfieber, Typhus, Pest, Lungenentzündung und vieles andere mehr geimpft, auch gegen die Grippe. Die Autorin und Augenzeugin der Epidemie, Anne Riley Hale, schrieb 1935:

> »Wie jedermann weiß, hat die Welt noch niemals solch eine Orgie von Impfungen aller Art gesehen, wie die unter den Soldaten des Weltkriegs.«

Bekannt ist der Bericht von Eleanora McBean, die ihre Beobachtungen in dem Buch *Vaccination Condemned* wiedergibt:[83]

> »Alle Ärzte und Menschen, die zu der Zeit der Spanischen Grippe 1918 lebten, sagten, daß es die schrecklichste Krankheit war, die die Welt je gesehen hat. Starke Männer, die an einem Tag noch gesund und rüstig erschienen, waren am nächsten Tag tot. . . Meine Familie hatte alle Schutzimpfungen abgelehnt, also blieben wir die ganze Zeit wohlauf. Wir wußten aus den Gesundheitslehren von Graham, Trail, Tilden und anderen, daß man den Körper nicht mit Giften kontaminieren kann, ohne Krankheit zu verursachen. Auf dem Höhepunkt der Epidemie wurden alle Geschäfte, Schulen, Firmen und sogar das Krankenhaus geschlossen – auch Ärzte und Pflegekräfte waren geimpft worden und lagen mit Grippe danieder. Es war wie eine Geisterstadt.

[83] In überarbeiteter Übersetzung von Hans Tolzin http://www.zentrum-der-gesundheit.de/ia-spanische-grippe.html

> Wir schienen die einzige Familie ohne Grippe zu sein - wir waren nicht geimpft! So gingen meine Eltern von Haus zu Haus, um sich um die Kranken zu kümmern. . . Aber sie bekamen keine Grippe, und sie brachten auch keine Mikroben nach Hause, die uns Kinder überfielen. Niemand aus unserer Familie hatte die Grippe. Es wurde behauptet, die Epidemie habe 1918 weltweit 20 Millionen Menschen getötet. Aber in Wirklichkeit wurden sie von den Ärzten durch ihre groben Behandlungen und Medikamente umgebracht. Diese Anklage ist hart, aber zutreffend - und sie wird durch den Erfolg der naturheilkundlichen Ärzte bezeugt. . . Während den Schulmedizinern ein Drittel ihrer Grippefälle verstarb, erzielten die naturheilkundlichen Krankenhäuser Heilungsraten von fast 100 Prozent.«

Die Sanitätsbücher der US-Army geben überraschende Einzelheiten preis, so zum Beispiel, daß ausgerechnet die geimpften Krankheiten in großer Zahl zunahmen. Von den geimpften Soldaten starben viermal mehr als von den ungeimpften Zivilisten.

Bedingt durch den späten Kriegseintritt der USA, ging der Spruch um, daß »mehr Soldaten durch Impfungen umgebracht wurden als durch feindliche Gewehre«.[84] So stieg allein die Todesrate nach der Typhusimpfung auf den höchsten Wert in der Geschichte der US-Army.[85]

In einer gewaltigen Werbekampagne wurde den Amerikanern eingeredet, sie müßten sich durch Impfen vor Krankheiten schützen, die die Soldaten aus fremden Ländern nach Hause bringen. Es wurde ein sehr gutes Geschäft für die Pharmaindustrie - schon damals.

Interessanterweise trat die Spanische Grippe zwar global auf, verschonte jedoch einige Länder, darunter Griechenland. Die Antwort ist einfach - in Griechenland wurde nicht geimpft.

Bei der Recherche zu diesem Thema fiel auf, daß es in Deutschland keine gründliche wissenschaftliche Arbeit hierüber zu geben scheint. Dabei wäre die Spanische Grippe aus wissenschaftsgeschichtlicher Sicht hochinteressant. Auch dürfte trotz zahlreicher Zerstörungen im Verlauf des Zweiten Weltkrieges noch genügend Material in den

---

[84] Nach einem Bericht starben über 43 000 Soldaten an der Spanischen Grippe. Möglicherweise wurden aber auch andere Erkrankungen mit Todesfolge in die Zählung aufgenommen.

[85] In der französischen Armee erkrankten trotz Typhusimpfung weit über 100 000 Soldaten an Typhus.

Archiven zu finden sein. In den USA haben insbesondere Militärhistoriker die Zeit gut aufgearbeitet, wobei offen bleibt, ob hier auch tatsächlich alle Fakten und die entscheidenden Schlüsse daraus schriftlich festgehalten wurden.[86, 87]

Interessant ist, daß viele Ärzte jener Zeit, trotz der sicherlich traumatischen Erfahrungen während des Massensterbens, kaum Literatur dazu verfaßt haben. Erkannten sie den Zusammenhang mit den Impfungen und scheuten sie sich, das eigene Verschulden mitzuteilen?

Es gab gegen die damaligen Impfkampagnen in den USA großen öffentlichen Widerstand. Die kritische zeitgenössische Auseinandersetzung mit den Massenimpfungen wird aber bis heute ausgeblendet, so, wie die Thesen einiger Mediziner und der Pharmaindustrie auch heute blind nachgebetet werden.

Interessant ist die Einschätzung von Wissenschaftlern der Emory Universität in Atlanta. Sie berichten, daß die meisten Todesfälle 1918 nicht auf das Virus, sondern eindeutig auf bakterielle Infektionen zurückzuführen seien. So betrug der Infektionsverlauf in der Regel zwischen Auftauchen der ersten Symptome und dem Tod 7 bis 11 Tage. Das in Verdacht geratene Virus verursachte allerdings nur sehr selten den Tod, strapazierte aber das Immunsystem so stark, daß Bak-

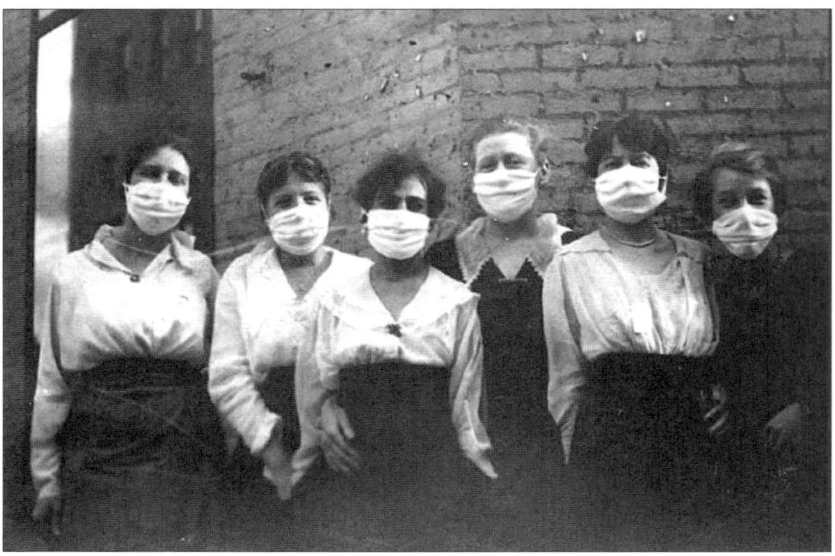

Arbeiterinnen schützen sich vor der Spanischen Grippe. Die Aufnahme entstand 1918.

[86] Dies weniger wegen Rücksichtnahme gegenüber der Pharmaindustrie, sondern wegen Unkenntnis der zahlreichen Publikationen.

[87] http://www.history.navy.mil/library/online/influenza_main.htm

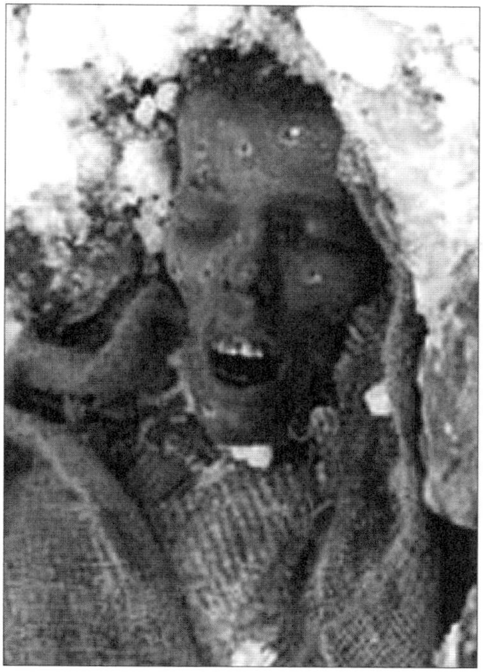

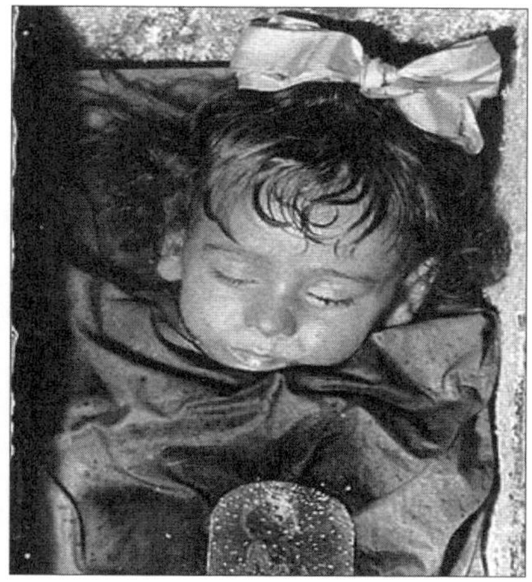

Sehr viele Kinder und junge Menschen wurden von der Spanischen Grippe betroffen, hier rechts: die kleine Rosalia Lombardo, die im Alter von zwei Jahren starb.

terien einwandern konnten und häufig eine innerhalb kürzester Zeit tödliche Lungenentzündung verursachten.[88]

Unter Generalverdacht steht dabei aus heutiger Sicht der Streptococcus pneumoniae (ein Erreger von Pneumonie, Meningitis und Otitis media). Dies deckt sich mit den Beobachtungen von Medizinern jener Zeit sowie Zeitzeugen.

Versuche in Boston und San Francisco ergaben, daß die Spanische Grippe nicht von Mensch zu Mensch, wie zum Beispiel durch Tröpfcheninfektion, übertragbar war.

Bis heute kann niemand schlüssig begründen, warum überwiegend junge und gesunde Menschen von der Grippe betroffen waren.

Diese historisch-wissenschaftlichen Arbeiten zur »Spanischen Grippe« wurden übrigens vom ›Armed Forces Health Surveillance Center‹ (Silver Spring, Maryland 20910, USA) durchgeführt und veröffentlicht.

[88] http://www.cdc.gov/eid/content/15/2/346.htm auch http://www.ncbi.nlm.nih.gov/sites/entrez?cmd=Retrieve&db=PubMed&list_uids=18680641&dopt=Abstract

7. Die Angst vor der Pandemie

Vogelgrippe/SARS/Anthrax und andere

Die Pandemie-Hysterie hat sich mittlerweile für einige zu einem guten Geschäft entwickelt.

Da profilieren sich Politiker als Sicherheits- und Gesundheitsexperten und wahre Beschützer der ihnen anvertrauten Bürger; Medien haben den benötigten Katastrophenkitzel und damit Schlagzeilen, und besorgte scheinende Talkmaster spiegeln Fachwissen vor; eloquente Hochschulabsolventen werden über Nacht zu Experten auf neuen Forschungsgebieten; die Pharmaindustrie produziert für alten und neuen Bedarf; Wahrsager schauen für besorgte Menschen in die Zukunft.

Die Wirtschaft spielt in diesem Zusammenhang keine Rolle, wobei die Schäden allein durch tatsächliche oder eingebildete Seuchengefahren in die Milliarden gehen. Vor allem die asiatische Wirtschaft verzeichnete in Folge der Vogelgrippe gewaltige Einbrüche, manche Schätzungen gehen von 80 Milliarden US-Dollar aus. Sieht man sich das Ergebnis der Vogelgrippe an, so haben wir Abermillionen von getöteten Tieren und einige Tote, die angeblich oder tatsächlich an der Vogelgrippe gestorben sind.

Nun haben wir besonders in Asien im dörflichen Bereich Lebensformen, in denen Mensch und Tier auf engstem Raum zusammenleben. Hier könnte tatsächlich die Gefahr gegeben sein, daß eine Infektion von Tier auf Mensch überspringt. Sind die behaupteten Nachweise glaubwürdig? Oder anders gefragt: In welcher Situation tritt wo die Gefahr einer Epidemie auf?

Da ist die Angst der Virologen und zugleich die Grundthese der Pandemie-Theorie, daß sich ein Vogelgrippevirus mit einem humanen Influenzavirus in der menschlichen Zelle verbindet und einen tödlichen Supervirus bildet. Das sind zumindest drei Annahmen, denen ernst zu nehmende Wissenschaftler widersprechen.

Erstens: In der Natur wurde solch eine Mutation noch nicht beobachtet, sehr wohl aber in Laboren von militärischen und zivilen Instituten.[89]

---

[89] http://www.welt.de/print-welt/article711151/Labor_Unfall_mit_Vogelgrippe_Virus.html

Zweitens: Es wird bei allen drei Erregern vorausgesetzt, daß sie tödlich sind. Das ist aber falsch! Das Vogelgrippevirus/Spanische Grippe-Virus war nicht tödlich, sondern die Infizierten starben überwiegend an einer Immunschwäche, in der Bakterien den Krankheitsverlauf bestimmten.[90]

Drittens: Bei einer starken Infektion sterben normalerweise immungeschwächte ältere Menschen, Kinder und Kranke. Bei den drei großen Pandemien des letzten Jahrhunderts war genau dies nicht der Fall. Es starben gesunde, kräftige Menschen im Alter zwischen 20 bis 45 Jahren.

Bird flu – Vogelgrippe

Alles, was wir heute wissen, beruht auf Zeitzeugenberichten und Annahmen, doch daraus hat eine kleine interessierte Wissenschaftsgemeinde in Zusammenarbeit mit der Pharmaindustrie eine gewaltige Drohkulisse aufgebaut. Wer wird nicht bei der Vorstellung von 90 000 oder gar 150 Millionen Toten kleinlaut, versagt doch da die Phantasie und bei vielen auch der Widerstand gegen neue Impfstoffe.

Folgt man einem der führenden Sicherheitsexperten, der 2005 einen Artikel über die Pandemiegefahr der gerade beginnenden Vogelgrippe veröffentlichte, so würde die Welt ohne Gegenmaßnahmen bald menschenleer sein.[91]

Nach den gängigen Horrorszenarien prophezeit er, falls die Welt nicht seinen Ratschlägen folgt und einen Masterplan unter einheitlicher Führung erstellt, würde selbst eine leicht verlaufende Pandemie einen enormen Verlust an Menschenleben fordern und weltweit unvorstellbare wirtschaftliche Folgen haben. Das sagte Dr. Osterholm, Leiter des CIDRAP und uns wohlbekannt als ›Kassandra‹ aus Minnesota. Doch lesen wir weiter:

> » Wir brauchen eine mutige und schnelle Führung auf den höchsten Regierungsebenen der entwickelten Welt; diese Regierungen müssen die ökonomischen, sicherheitsrelevanten und Gesundheitsprobleme erkennen und unmittelbar investieren.
>
> Es wird eine Aufgabe sein, das Virus daran zu hindern, in andere Länder zu gehen, indem man Handel und Verkehr verbietet. Die globale Ökonomie würde gestoppt, und wenn wir nicht in der Lage

---

[90] Siehe auch Kapitel 4. und 6.

[91] Osterholm MT. »Preparing for the next pandemic«, In: *New England Medical Journal,* 5. Mai 2005, 5;352(18):1839–42.

> sind, Impfstoffe für mehrere Monate vorzuhalten, und unsere Vorräte an Antivirusmitteln sind sehr begrenzt, werden wir eine Situation wie das 1918-Szenario erleben.«

Das alles klingt nach Endzeitstimmung: eine One-World-Regierung als Rettung der Menschheit. Wir haben mittlerweile gelernt und wissen, solche falschen Propheten besser einzuschätzen. Wissen das auch die Schäubles, Steffens und andere, die sich in Deutschland als Sicherheitsexperten ausgeben und das Land in die überwachte politisch-korrekte Orwellsche Zeit führen wollen? Zu der Rolle des Robert Koch-Instituts in diesem Zusammenhang werden wir noch kommen.

In den USA wurden Dr. Osterholms Empfehlungen offensichtlich ernst genommen.

Übrigens hat der spätere Präsident Barack Obama im Jahre 2005 Aktien im Wert von 50000 US-Dollar gekauft. Das ist nicht weiter verwerflich, doch die Aktien wurden von einem Unternehmen ausgegeben, das an einem Grippeimpfstoff forschte. Eine seiner Hauptaufgaben sah der Senator nach eigenen Worten in der Bekämpfung eben jener Grippe:

> »Es ist für die von den Vereinigten Staaten geführte internationale Gemeinschaft grundlegend, entscheidende Maßnahmen zu ergreifen, um eine Pandemie zu verhindern« - so Obama am 6. Juni 2005.

Kurz darauf brachte er den »Avian Act« mit großer Zustimmung durch den Senat. Das Gesetz sah ein staatliches Investment in Forschung und Prävention in Höhe von 3,8 Milliarden US-Dollar zur Bekämpfung der Grippe vor.

Das Aktieninvestment galt zum Zeitpunkt des Kaufs, im Jahre 2005, eher als spekulativ, allerdings war einer der Hauptinvestoren des Unternehmens zugleich auch Sponsor von Obama. Das alles deckte die *New York Times* schon 2007 auf, da begann man gerade, Obamas Präsidentschaft zu planen?[92] Er selbst gab keinen Kommentar zu dem Artikel, sein Sprecher Burton betonte, daß die Aktien bereits wieder verkauft worden seien.

Das Unternehmen hieß Avi Bio Pharma und stand nach eigenen Angaben kurz vor dem Durchbruch zu einem wirkungsvollen Anti-Grippemittel. Heute findet man auf der Intenetpräsentation dazu keinen Hinweis mehr.[93]

---

[92] http://www.nytimes.com/2007/03/07/us/politics/07obama.html?_r=2&pagewanted=print

[93] http://www.avibio.com/

Um die heutige globalisierte Pandemiepolitik besser zu verstehen, muß man tatsächlich etwas weiter zurückgehen. Noch bevor Obama das Aktienpaket des kleinen Pharmaunternehmens kaufte, geschah in den USA etwas, was heute kaum bekannt ist. Die amerikanische Regierung hatte eine große Charge Grippemittel eines britischen Unternehmens gekauft. Die Charge war mit Viren kontaminiert, und die Lieferung wurde zurückgewiesen. Das führte zu einer Knappheit an Impfstoffen und zu der Entscheidung eines nationalen Forschungsprogramms. Die Firma war übrigens ein Tochterunternehmen der US-Firma Chiron Corp.[94]

Als die lange angekündigte Vogelgrippe (sic!) im Jahre 2005 schließlich auftrat, brach, wie erwartet, allgemeine Hysterie aus, kräftig geschürt von den allgegenwärtigen Medien. Sie wurde von da an zum ständigen Begleiter unseres modernen Medienzeitalters. Verdächtigerweise sprechen seitdem unsere Politiker auch immer von ›Bioterrorismus‹. Wo sitzen die echten Terroristen?

Rasend schnell verbreitete sich die Vogelgrippe vom vermuteten chinesischen Entstehungsort quer durch Asien nach Europa. Waren Menschen betroffen und starben daran, so wurden sie blitzschnell verbrannt – wegen der Verbreitungsgefahr der Seuche!

Oder wollte man eine unabhängige Überprüfung verhindern?

Und dann, nach endlosen und ermüdenden Debatten über Zugvogelverhalten im Winter, war es endlich soweit. Von Rußland, woher

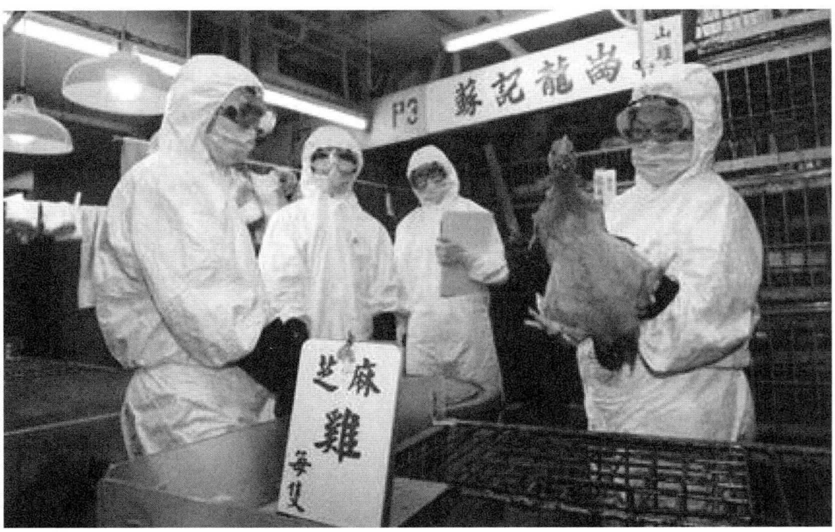

Während der Hongkong-Grippe wurden in der Stadt einige Millionen Tiere getötet.

[94] Third Presidential Debate, Tempe, Arizona, Oct. 13, 2004, http://www.youtube.com/watch?v=mQPjTjYiIPM

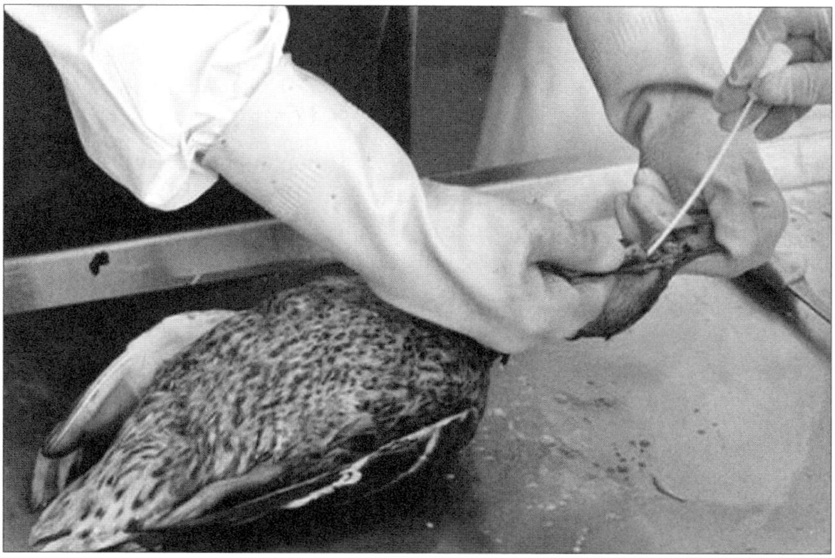

Eine Probeentnahme auf der Insel Rügen Angang 2006.

auch sonst, kam die Seuche nach Deutschland. Kalte Krieger hätten es nicht besser erfinden können.

Fast mit Erleichterung wurden die toten Höckerschwäne vor Rügen begrüßt, die Schar der Medienvertreter war unendlich. Bei der ganzen sensationsgierigen Berichterstattung wurde übersehen, daß es im Winter überhaupt keinen Vogelzug gab, das Virus also nicht aus Rußland kommen konnte. Oder hatte sich ein vogelgrippaler Chinese an Deutschlands Höckerschwänen vergriffen?

Jedenfalls fanden am 14. Februar 2006 Urlauber auf der Insel Rügen tote Schwäne. Sofort stand fest, daß sie mit dem Vogelgrippevirus H_5N_1 infiziert waren. Waren sie auch daran gestorben, oder vermutete man es nur?

Von nun an stieg die Zahl der toten Schwäne stetig an, es soll sogar noch zwei Katzen erwischt haben, leider keinen Journalisten. Das Robert Koch-Institut erwartete 600 000 Kranke und 160 000 Tote in Deutschland und stellte selbstverständlich fest, daß die Behörden zu wenig Impfstoff geordert hatten.

Die Bundeswehr wurde wegen des nationalen Notstandes aktiviert und sperrte die Brücke nach Rügen. Die Frage, ob dieser Notstand bestand und ob dafür die Bundeswehr ins Feld rücken mußte und überhaupt durfte, stellt man lieber nicht.

Der Rügendamm wurde zur Virenschleuse umgebaut.

Allerdings gibt es überhaupt keinen wissenschaftlichen Nachweis darüber, daß das Virus durch Zugvögel verbreitet wird, so UN-Experte Robert Hepworth.[95] Das sagte er aber viel später, nachdem seine Behörde ›Convention on Migratory Species‹ (CMS) 2005 ein Frühwarnsystem für die Vögel gefordert und bekommen hatte.[96] Selbst die Verbreitung durch Vögel, die nachgewiesenermaßen das Virus haben, ist nicht gesichert. Haben wir es hier vielleicht mit einem Virus zu tun, der ähnlich wie der Rinderwahnsinn BSE und andere Krankheiten in der Natur vorkommt und nur auffällig wird, sobald der Mensch in die Abläufe, etwa durch Massentierhaltung und Züchtung, eingreift? »Torkelnde Kuh« nannten die Bauern früher die Erkrankung der Kühe und warteten, bis sich dies wieder gelegt hatte. Unter dem Seuchennamen ›BSE‹ wurden Kampagnen gefahren und Millionen Rinder gekeult. Alles wieder nur Panikmache!

Jedenfalls haben die Deutschen in jenen Tagen des Jahres 2006 mehr über Vogelflugrouten erfahren als jemals zuvor. Die Frage, woher das Virus kam, führte zu gewagten Spekulationen bis zum chinesischen Quinghai-See, so jedenfalls die Experten vom Friedrich Löffler-Institut (FLI). Diese mußten auch ablenken, forscht doch das Bundesinstitut für Tierschutz seit Jahren auf der Insel Riem mit Vogelgrippeviren und verkündete bereits im Sommer 2005 die erfolgreiche Entwicklung eines Impfstoffes, der sich aber noch im Test befand.[97]

Riem liegt nur ein paar Kilometer von Rügen entfernt. Der Verdacht eines unkontrollierten Entweichens des Virus von der Forschungsinsel wird allerdings heftig bestritten.

1959 ging man mit der ganzen Problematik unbefangener um. In jenem Jahr wurde das Virus auf zwei schottischen Hühnerfarmen identifiziert, in den neunziger Jahren erneut, eine Variante 2004 in Frankreich, im Jahre darauf in Italien in Wildenten. 1997 kam es in Hongkong zu einem größeren Ausbruch, bei dem 18 Menschen starben.[98]

Es sollen hier nicht alle Theorien und kritischen Analysen aufgeführt werden. Sie sind in verschiedenen unabhängigen Veröffentlichungen nachzulesen.[99]

Sarkastisch stellt der Mitarbeiter des Berliner Informationszentrums für transatlantische Sicherheit, Gerhard Piper, fest, daß gemäß »Rah-

---

[95] http://www.sueddeutsche.de/wissen/993/324859/text

[96] http://www.unep.org/Documents.Multilingual/Default.asp?DocumentID=457&ArticleID=5043&l=en

[97] http://www.netzeitung.de/deutschland/353728.html

[98] http://www.cdc.gov/ncidod/eid/vol5no2/snacken.htm

[99] www.impfaufklaerung.de, www.impfkritik.de/forum/showthread.php?t=665, ISBN: 3-9809959-1-7, Hans U. P. Tolzin www.impfkritik.de/vogelgrippe

menplan Influenza-Pandemie des Landes Berlin« noch kein Berliner gekeult werden mußte.[100]

Das Infektionsschutzgesetz vom 20. Juli 2000 erlaubt gegen infizierte oder im Verdacht einer Infektion stehende Personen verschiedene Notstandsmaßnahmen, die erhebliche Einschnitte in ihre Grundrechtsgarantien bedeuten.[101]

In § 32 »Erlaß von Rechtsverordnungen« heißt es:

»Die Grundrechte der Freiheit der Person (Artikel 2 Abs 2 Satz 2 Grundgesetz), der Freizügigkeit (Artikel 11 Abs. 1 Grundgesetz), der Versammlungsfreiheit (Artikel 8 Grundgesetz), der Unverletzlichkeit der Wohnung (Artikel 13 Abs. 1 Grundgesetz) und des Brief- und Postgeheimnisses (Artikel 10 Grundgesetz) können insoweit eingeschränkt werden.

(2) Die in § 25 Abs. 1 genannten Personen (Kranke, Krankheitsverdächtige, Ansteckungsverdächtige oder Ausscheider, G. P.) können durch das Gesundheitsamt vorgeladen werden. Sie können durch das Gesundheitsamt verpflichtet werden, Untersuchungen und Entnahmen von Untersuchungsmaterial an sich vornehmen zu lassen, insbesondere die erforderlichen äußerlichen Untersuchungen, Röntgenuntersuchungen, Tuberkulintestungen, Blutentnahmen und Abstriche von Haut und Schleimhäuten durch die

[100] http://www.heise.de/tp/r4/artikel/22/22408/1.html

[101] http://bundesrecht.juris.de/ifsg/index.html

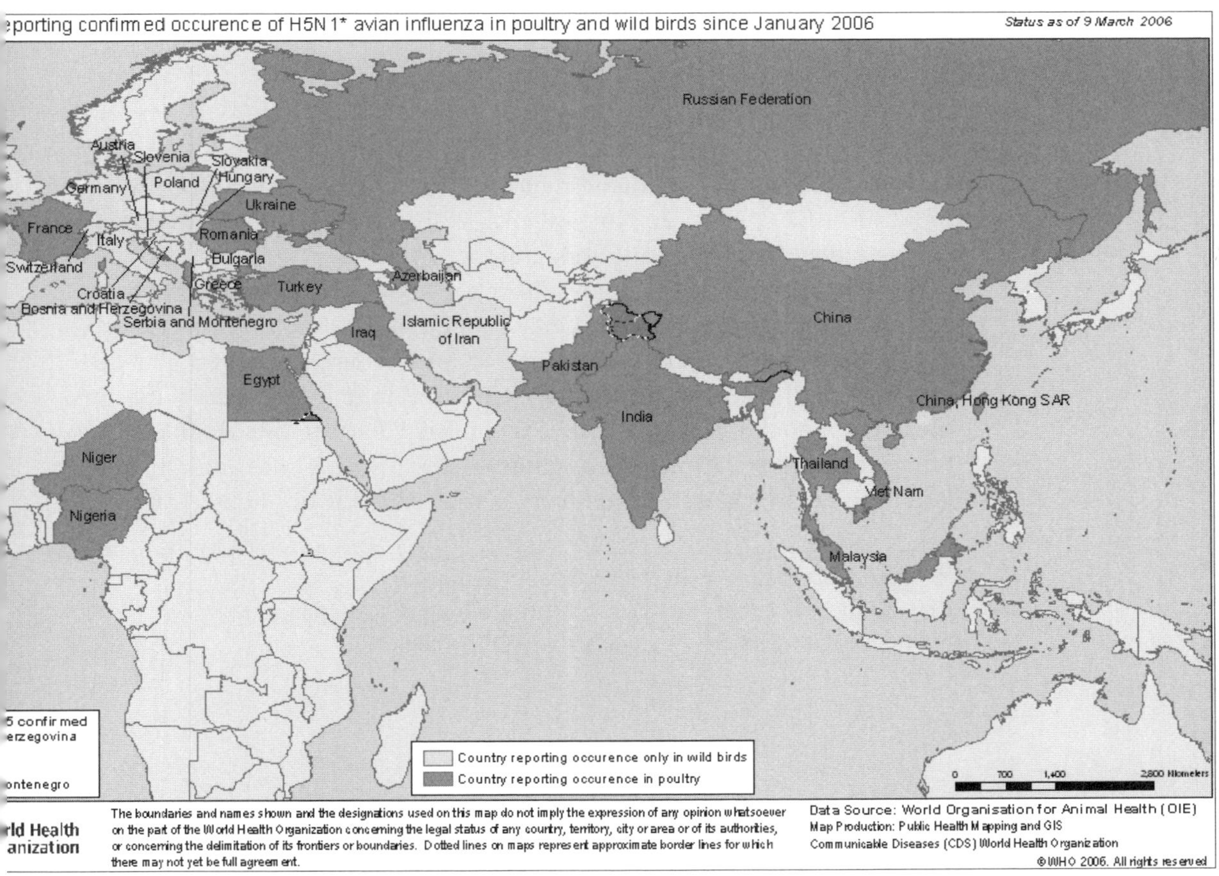

Beauftragten des Gesundheitsamtes zu dulden sowie das erforderliche Untersuchungsmaterial auf Verlangen bereitzustellen.«

Nach § 30 kann auch eine Zwangsinhaftierung in einer Absonderungseinrichtung angeordnet werden, selbst von Bundestagsabgeordneten. Wie weit sind wir noch von der Einrichtung großer Internierungscamps für Impfverweigerer wie in den USA entfernt?

Alles nur Propaganda aus dem Internet? Sehen Sie selbst das Interview mit einem Polizeioffizier aus Kalifornien über die aktuellen Übungen für die Jagd auf Impfgegner und Ungeimpfte. Ungeimpfte sollen im Internierungscamp untergebracht werden.[102]

Ein hochqualifizierter Schweizer Augenzeuge hat mehrere dieser Camps in wüstenähnlichen Gebieten gesehen. Auf seine Frage an die ihn begleitenden Sicherheitsoffiziere, warum dort keine Versorgungseinrichtungen zu sehen seien, zuckten diese nur mit den Achseln.[103]

In Boston wird seit dem 16. September 2009 jedem Geimpften ein Metallarmband mit Mikrochip gegeben. Angeblich will man in dieser Pilotstudie nur die Verteilung bei einem möglichen Ausbruch einer Epidemie studieren.[104]

Berlin wurde im Frühjahr 2006 zum Beobachtungsgebiet erklärt, Hunderte toter Vögel mußten von der Feuerwehr und Polizei eingesammelt werden. Autor Piper stellt ironisch fest, daß bis zur endgültigen Klärung der Gefahr »kein Vogel ohne schriftliche behördliche Genehmigung das Sperrgebiet verlassen« darf.

SARS

Das Schwere Akute Atemwegssyndrom (Severe Acute Respiratory Syndrome, **SARS**) trat im November des Jahres 2002 erstmalig in der chinesischen Provinz Guangdong auf.

Die Infektionswelle lief dann sehr schnell bis in die USA und nach Kanada, konnte jedoch durch Quarantänemaßnahmen und medizinische Behandlung relativ schnell gestoppt werden. Insgesamt starben etwa 1000 Menschen an der ›asiatischen Lungenentzündung‹, da die bekannten Antibiotika nicht wirkten. Die Übertragung der Infektion erfolgte über Tröpfcheninfektion, das heißt, sie wurde eindeutig von Mensch zu Mensch übertragen. Auffallend war der hohe Anteil

[102] http://www.youtube.com/watch?v=AcrV696tmJ4

[103] Persönlicher Bericht eines Schweizer Anwalts an den Autoren.

[104] http://republicbroadcasting.org/?p=4411 (Bloomberg)

Erkrankter unter dem medizinischen Personal.[105] Da der Erreger bei verschiedenen Tierarten nachgewiesen wurde, handelt es sich offensichtlich um den Fall einer Übertragung von Tier auf Mensch. Es gibt Hinweise darauf, daß diese von Schleichkatzen ausging, die in Südchina als Delikatesse gelten. Die chinesische Tageszeitung *Lianhe Wanbao* berichtete, daß der Koch eines Spezialitätenrestaurants als erster Mensch an der SARS erkrankte.

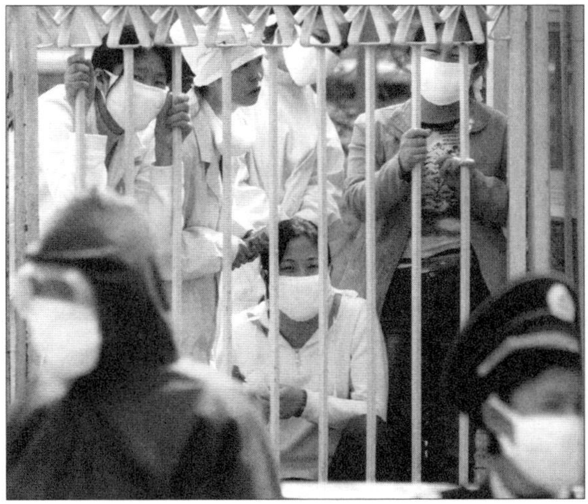

Oben: Quarentäneabteilung im Krankenhaus der Pekinger Universität. *Unten:* Bau eines Isolationslagers für SARS-Kranken am 27. April 2003 nördlich von Peking. Beide Fotos: AP.

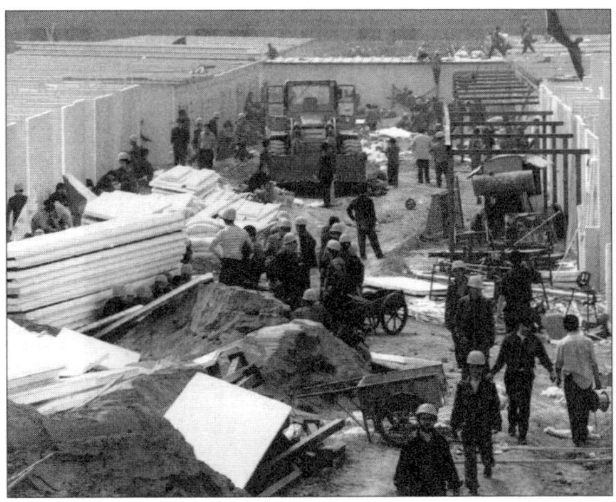

Wie die Wissenschaftler der WHO feststellten, konnten Erreger, Symptome, Krankheitsverlauf und Behandlung durch die Zusammenarbeit der internationalen Gesundheitseinrichtungen sehr schnell erkannt und die Ausbreitung der Krankheit somit innerhalb kürzester Zeit gestoppt werden.[106]

Vorangegangen war allerdings auch hier ein Spektakel von Wissenschaftlern, Politikern und Verwaltungen, das abenteuerlich anmutete. Schon allein der Name kam in Form einer neuen Bedrohung daher, dabei gibt es zahlreiche Formen von Lungenentzündung, die bei Immungeschwächten häufig auch zum Tod führen. Allein in den USA sterben jährlich schätzungsweise zwischen 40000 bis zu 70000 Menschen an Lungenentzündung. Die Zahl der toten Raucher traut man sich nicht zu sagen – es sind in Deutschland nach Statistischem Bundesamt 42348, inoffiziell handelt man mit der Zahl 140000, in den USA 400000, und weltweit schätzt man 5 Millionen – jährlich.

[105] http://www.rki.de/cln_153/nn_504492/DE/Content/InfAZ/S/SARS/Klinik.html – so infizierte sich der WHO-Wissenschaftler Dr Carlo Urbani bei der Untersuchung des Erregers und starb kurz darauf.

[106] http://www.who.int/csr/sarsarchive/2003_04_16/en

Untersucht wird in den meisten Fällen von Lungenentzündung nicht, da es einen ganzen Erregercocktail geben kann und die Laboruntersuchung die Behandlung nicht oder nur wenig ändern würde.

In diesem Zusammenhang sei darauf hingewiesen, daß die meisten Grippeviren mittels der Antikörper bestimmt werden können, und das dauert in der Regel vier bis sechs Wochen. Bei der Schweinegrippe wußte man immer schon am nächsten Tag Bescheid! Geht das überhaupt? Fachleute sagen nein!

Im Jahre 2005wurde mittels Gentechnik aus Tomaten- und Tabakpflanzen ein Protein entwickelt, das erfolgreich als Impfstoff gegen SARS getestet wurde. Allerdings gilt die Krankheit seit Dezember 2003 als verschwunden und die Entwicklung eines Impfstoffes als nicht mehr notwendig.[107]

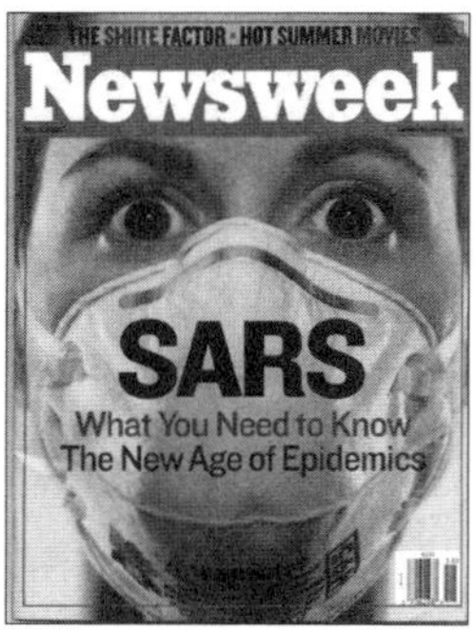

Auf einem Kongreß in Taipeh warnte der Mikrobiologe Yuen Kwok Yung allerdings davor, daß der SARS-Virus als Biowaffe entwickelt werden könne. Insbesondere seine schnelle Mutationsrate und die Schädigung von Rückgrat, Milz und Nervensystem würden es als Waffe interessant machen.[108]

Yung sprach von der Zukunft, vielleicht war diese bereits Vergangenheit?

Im nachhinein sind doch einige Beobachtungen bemerkenswert. Die anfängliche Panik in China, insbesondere in der Hauptstadt Beijing, führte in der Umgebung zu Selbsthilfemaßnahmen der Bevölkerung.

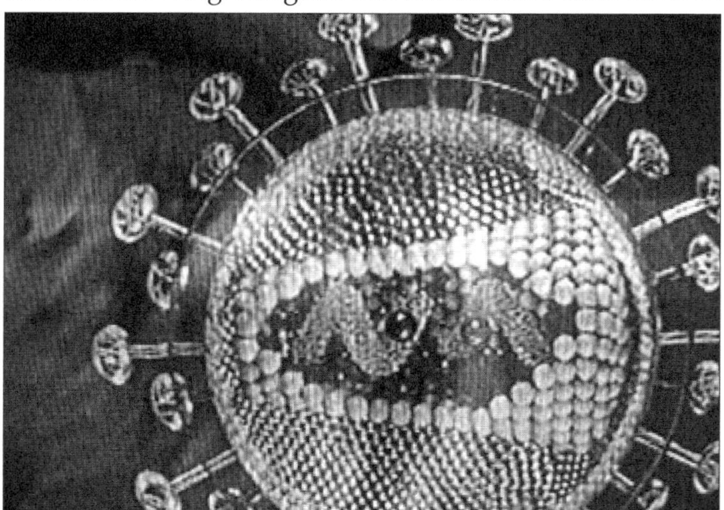

Molekulare Struktur des SARS-Erregers.

[107] http://de.wikipedia.org/wiki/Schweres_Akutes_Atemwegssyndrom

[108] http://www.hku.hk/mibpage/staff/staff_hp/Prof_KY_Yuen.html

Vereinzelt versuchte, man den Verkehr zu unterbinden, und errichtete Straßensperren. In der Stadt fanden Hamsterkäufe statt. Ursächlich dafür war das Abwiegeln der Behörden, dem eine »investigative Berichterstattung« der Medien gegenüberstand. Letztlich wurde die medial vermittelte Gefahr durch die Bevölkerung verstärkt wahrgenommen und ein Katastrophenszenario angenommen, das in der Wirklichkeit keine Entsprechung hatte.

Der neue Bürgermeister der Stadt kommentierte:

> »Die Panik und der Angstfaktor in der allgemeinen Öffentlichkeit sind zu einem großen Problem geworden.«[109]

Der Virologe und Nobelpreisträger David Baltimore meinte zu den Medienberichten über SARS:

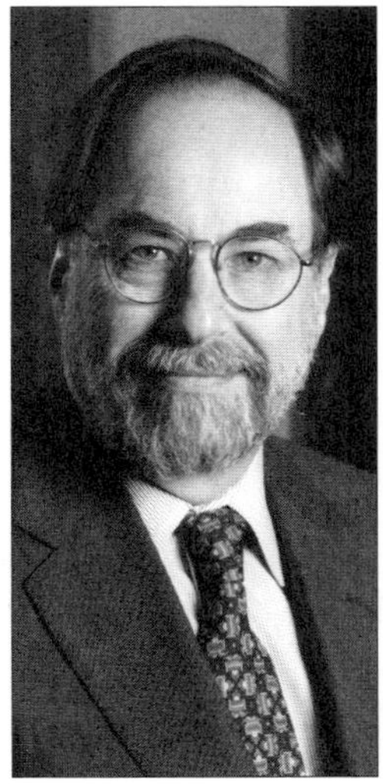

David Baltimore.

> »Genau so, wie uns die Medien kürzlich eine neue und besonders intime Wahrnehmung des Krieges (Irak, d. Verf.) vermittelt haben, erhalten wir jetzt eine neue und besonders angsterfüllte Wahrnehmung einer medizinischen Krise mit SARS, in der eine medienvermittelte Vorsorgeepidemie nach persönlicher Sicherheit das Risiko des wirklichen Virus für die allgemeine Gesundheit weit übertrifft.«

Baltimore traf das Kernproblem. Im Osten wie im Westen wird die Berichterstattung genutzt, um offen politische Ziele zu propagieren oder verdeckt Ziele zu erreichen.

Leider sind die meisten Journalisten nicht mehr in der Lage, zwischen propagandistischer Absicht und kritischer Unabhängigkeit zu unterscheiden, zu sehr ist ihnen bereits der Inhalt ihrer Botschaft in Schlagworten verinnerlicht. Eine Korrektur durch ›abnehmende‹, also genehmigende höhere Redaktionsinstanzen ist kaum noch notwendig.[110] Sagte nicht einmal jemand: »Pressefreiheit ist die, die ich meine«?

Asien, insbesondere China, ist natürlich für alle westlichen politischen Spektren ein Reizthema. Die Linken denken sofort an Tibet oder an die angeblichen Hungerlöhne, die Konservativen an die kommu-

---

[109] http://www.heise.de/tp/r4/artikel/14/14711/1.html

[110] Ein besonders drastisches Beispiel führte der Anchorman der ZDF-Nachrichten mit seiner Trilogie »Die Bombe« vor. Herr Kleber gebrauchte Worthülsen, deren einseitig propagandistische Absicht ein halbwegs gebildeter Erstsemestler im Fach Germanistik ohne Mühe aufdecken könnte. Wer weiß schon, daß Deutschland die israelische Bombe mit 300 Millionen verdeckten Mittelzuflüssen finanziert hat, teilweise im Koffer transportiert. Aber dazu müßte man recherchieren und den Mut zur Wahrheit haben. Der fehlte!

nistische Regierung und den Kommunismus allgemein. Für den unpolitischen Menschen auf der Straße ist das Ganze die ›gelbe Gefahr‹, gleich, ob durch ihn gewollte Billigprodukte oder SARS.

Natürlich gibt es auch in China politische Kreise, die von der Verunsicherung im Lande profitieren wollen. Deutlichster Hinweis war dort, wie auch in den USA, die reflexartige Behauptung, daß es sich bei SARS um einem terroristischen Angriff handelt, im anderen Fall, nach der ersten Erkrankung in den USA, natürlich um einen terroristischen Anschlag auf die nationale Sicherheit der Vereinigten Staaten.

Für ein Abwägen des Informationsgehaltes bleibt den Medien in unserer schnellen Zeit kaum Zeit, sie sind dafür auch nicht mehr ausgebildet. Was nicht im *google* steht, existiert nicht.

So bleibt der Auftritt der Medien immer zwiespältig und eine Gratwanderung zwischen Verharmlosung und Übertreibung. Leider sind die Medien heute mehr auf Krawall und Sensation aus als auf seriöse Berichterstattung – auf der einen Seite ein nützliches Werkzeug zur Information über den Krisenfall und die richtigen Vorsorgemaßnahmen; auf der anderen Seite ein williges Werkzeug in den Händen weniger.

Der Journalist Peter Scholl-Latour, eine der letzten ehrlichen Bastionen im deutschen Medienbetrieb, schrieb dazu:

»Die Freiheit der Presse im Westen, wobei die viel besser ist als anderswo, ist letztlich die Freiheit von 200 reichen Leuten, ihre Meinung zu veröffentlichen.«

»Anthrax oder Milzbrand ist eine Infektionskrankheit, die durch den Bacillus anthracis verursacht wird und normalerweise nur bei Paarhufern existiert. Menschen können auch befallen werden, wenn sie hohen Dosen von Milzbrandsporen ausgesetzt sind. Das Risiko einer Übertragung von Mensch zu Mensch ist bei entsprechenden Vorsichtsmaßnahmen gering.« (aus Wikipedia)

Anthrax – tatsächliche und eingebildete Gefahren

Während der Hühnergrippe 1997, die nur relativ wenig Panik verursachte und gerade einmal einigen Millionen Hühnern das vorzeitige Ende bereitete, waren die Unkenrufe der Katastrophiker noch nicht sehr ausgeprägt. Man gab sich im Westen gelassen, wurde die Grippe beschönigend als ›Asiatische Grippe‹ bezeichnet.

War das, weil wir uns im Aktienrausch bewegten und gegen Krisen immun schienen?

Oder hatte einfach niemand Interesse an einer medial wuchernden Katastrophenberichterstattung. Vielleicht aber war es auch nicht so spektakulär, wir wissen es tatsächlich nicht. Das sollte sich erst mit dem offensichtlichen Versagen unserer politischen und wirtschaftlichen Eliten ändern.

Wir haben bereits durch die JASON-Studie einige Ideen über die Verwendung von Anthrax als psychologische Biowaffe erfahren. Sie wurde im Jahr 2000 veröffentlicht, ein Jahr später war es dann so weit.

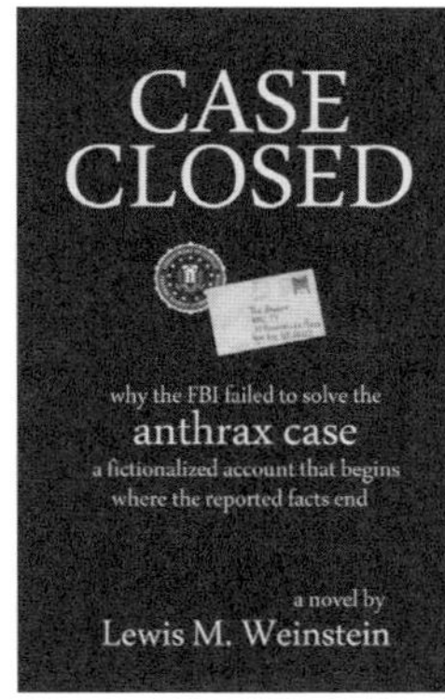

Amerika, noch unter Schock über den 11. September, bekam noch eine Hiobsbotschaft. Eine Woche nach den Anschlägen auf die Tower des World Trade Center und das Pentagon und dem Absturz eines Flugzeugs, angeblich alles von Terroristen inszeniert, tauchten Briefe mit Milzbranderregern auf.[111] (Siehe unteres Bild: Brief an Senator Daschle.)

Sie waren an Nachrichtensender und zwei Zeitungen adressiert und enthielten ein feines braunes Granulat. Schnell war Anthrax diagnostiziert. Allerdings war das Material nicht ansteckend. Berichtet wurde über den Anschlag kaum.

Drei Wochen später bekamen die beiden demokratischen Senatoren Thomas Daschle und Patrick Leahy Post. Eine Mitarbeiterin Daschles öffnete den Brief und atmete den Staub ein. Diesesmal war der Inhalt wesentlich stärker und ansteckender.

Jetzt bekamen die Nachrichten ein Thema. Ganz Amerika erging sich in einander überschlagenden Vermutungen, der Terrorismus traf ein schon traumatisiertes scheinbar hilfloses Land.

In der Folge erkrankten 22 Menschen an Milzbrand, 5 starben.

Sehr schnell stand fest, daß der Erreger nur aus einem militärischen Labor kommen konnte. Wahrscheinlich hat die Geheimhaltung noch

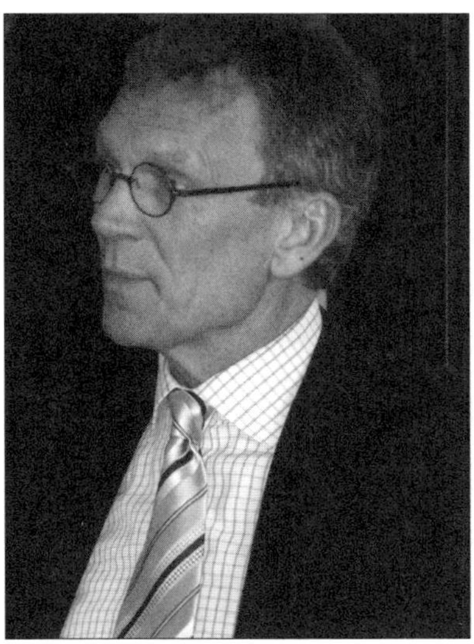

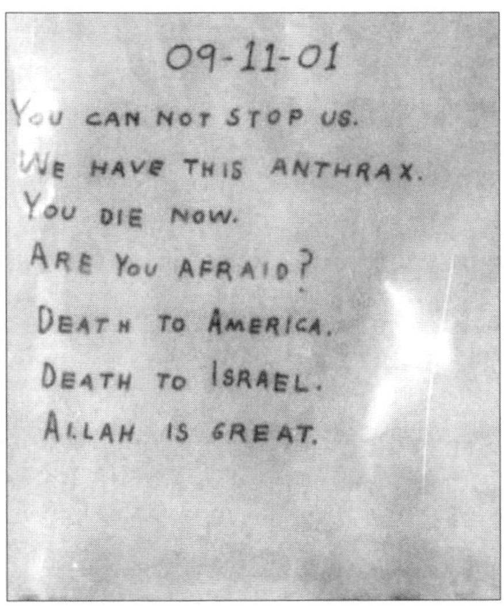
09-11-01
YOU CAN NOT STOP US.
WE HAVE THIS ANTHRAX.
YOU DIE NOW.
ARE YOU AFRAID?
DEATH TO AMERICA.
DEATH TO ISRAEL.
ALLAH IS GREAT.

Links: Senator Thomas Daschle.
Übersetzung des Briefes:
»Sie können uns nicht stoppen.
Wir haben dieses Anthrax.
Sie werden jetzt sterben.
Haben Sie Angst?
Tod Amerika.
Tod Israel.
Allah ist groß.«

[111] http://de.wikipedia.org/wiki/Anthrax-Anschl%C3%A4ge_2001

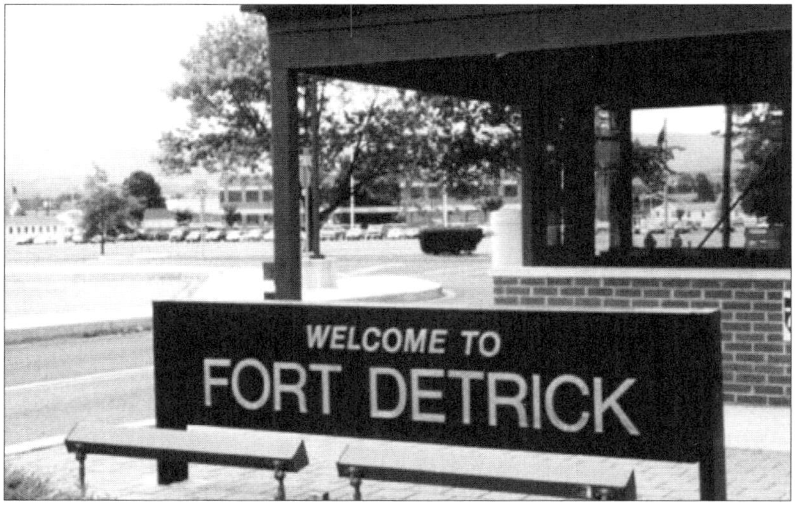

Eingangsbereich des Biowaffenlabors Fort Detrick.

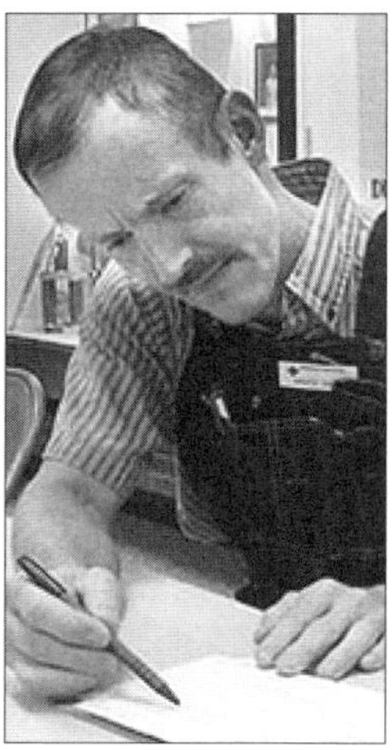

Bruce Ivans, Wissenschaftler in Fort Detrick. Hauptverdächtiger im Anthrax-Fall

einige Zeitverluste zu verantworten, doch schnell stellte man fest, daß das Material im Biowaffenlabor des US-Army Medical Research Institute of Infectious Diseases (USAMRIID) in Fort Detrick, Maryland hergestellt wurde. Dort wurde es auch gelagert, und von dort wurde es an mindestens fünfzehn biologische Forschungslaboratorien innerhalb der USA und an sechs in Übersee verteilt.

Es folgte angeblich die größte Fahndung des FBI nach dem Krieg. Erst 2008, also 6 Jahre später, sollte gegen Bruce E. Ivens, einen früheren Wissenschaftler des Hochsicherheitslabors für Biowaffen in Fort Detrick, Anklage erhoben werden. Praktischerweise beging er eine Woche vor seiner Verhaftung laut Medienberichten Selbstmord. Sein Wissen um Biowaffenprogramme, möglicherweise geheime Programme und seine Motive, sofern er der Attentäter gewesen sein sollte, hat er mit ins Grab genommen.[112] Elisa Harris, die frühere Direktorin für Nichtverbreitungsfragen im Nationalen Sicherheitsrat der Clinton-Regierung, räumte in einem Interview mit der *New York Times* drei geheime Biowaffen-Projekte ein. »Ich kannte nur eins von den dreien«, sagte sie. Harris wußte auch nicht, daß die Armee seit Beginn der neunziger Jahre waffenfähiges Anthrax produziert und lagert.

Die Milzbrandanschläge waren die einzigen bekannt gewordenen Anschläge mit Biowaffen, die auch faktisch belegbar waren. Über die Grauzone möglicher Anschläge, ob direkt auf Menschen oder Men-

[112] Die USA haben das Gesetz zum Verbot und zur Kontrolle von Biowaffen nicht unterschrieben.

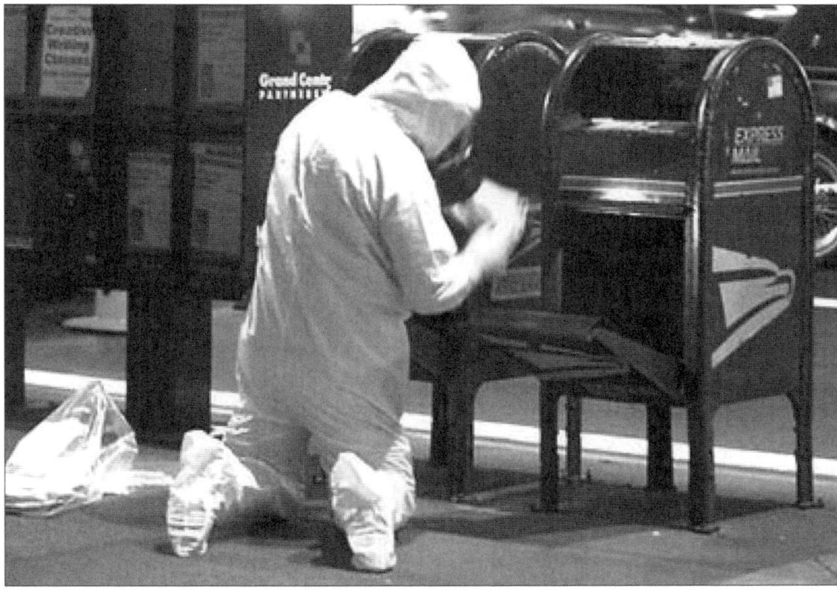

In Washington wurden in dem Zeitraum der Anschläge auch die Postkästen auf Anthraxspuren untersucht.

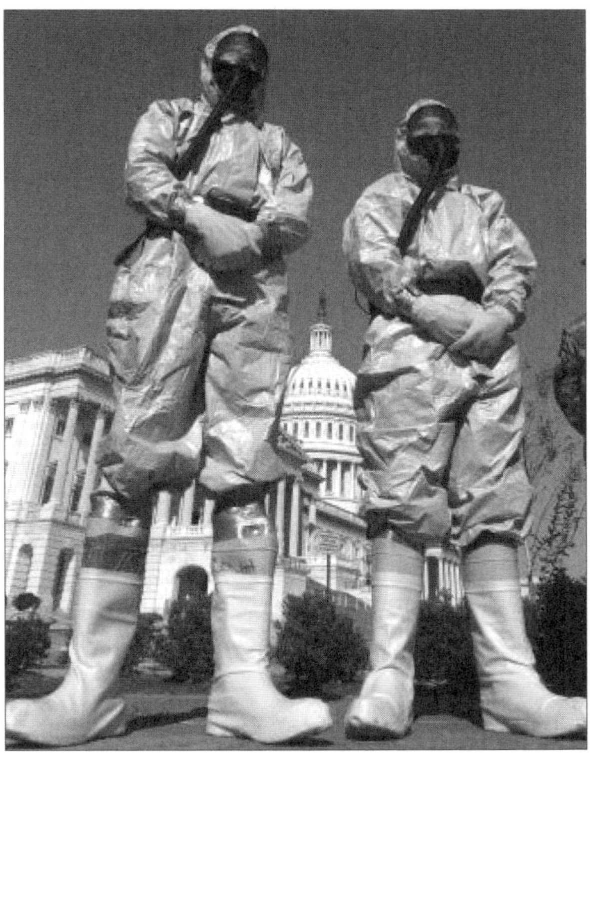

Seuchenschutzmitarbeiter in Schutzkleidung vor dem Capitol in Washington.

2, 5 Millionen US-Dollar wurden für die Ergreifung des Täters ausgelobt. Gesucht wurde er aber trotz Hinweisen nicht.

schen in Wirtschaftzonen, soll hier nicht spekuliert werden, Hinweise dazu gibt es.

In der Anfangshysterie wurde natürlich von Al Quaida gesprochen, Synonym für die Feinde unserer Demokratien.[113] Hinzu kam die nicht mehr überprüfte Information über das Interesse von Arabern an landwirtschaftlichen Sprühflugzeugen. Daß die Herstellung und Bevorratung von Biokampfstoffen und auch die terroristische Verbreitung durch beispielsweise ein Flugzeug äußerst schwierig ist und ganz besonderer Kenntnisse bedarf, spielt in der Gerüchteküche der Geheimdienste keine Rolle.

Dann verdichtete sich die Informationslage durch die Ermittlung des Produktionsortes und der Verdacht auf einen Einzeltäter. Allerdings zeigte das FBI keinen sonderlichen Fahndungseifer, so daß selbst der *Spiegel* titelte: »Die müde Jagd des FBI auf den ›Anthrax-Man‹.«[114] Barbara Rosenberg, Präsidentin der ›Federation of American Scientists‹ (FAS), geht noch weiter. Die Mikrobiologin, die an der State University of New York in Purchase arbeitet, hat in einer Veröffentlichung frühzeitig auf den Urheber der Anschläge als eine oder mehrere Personen in einem der amerikanischen Biowaffenlabore hingewiesen.[115] Wollte das FBI womöglich mit der schleppenden Fahndung jemanden schützen? Rosenberg meinte in einem Interview:

> »Dieser Junge wußte zu viel und wußte Dinge, an deren Veröffentlichung in den USA niemand besonderes Interesse hatte. . . Darum wollten sie ihm auch nicht zu nah kommen.«

Rosenberg – sie weiß, wovon sie spricht – nennt das Motiv für die schleppende Fahndung des FBI. Leider bleiben die wahren Hintergründe der Anschläge durch den Tod von Ivens im dunkeln. Akte X?

Am 8. Juni 2002 reichte die Bürgerrechtsorganisation ›Judicial Watch‹ Klage gegen die Bush-Regierung, das FBI, USAMRIID, US-Postal Service und einige Regierungsbehörden ein. Hintergrund war, daß Ermittlungsakten, die gemäß dem Informationsfreiheitsgesetz (FOIA) freigegeben werden mußten, nicht übergeben wurden.[116]

Um so interessanter war die Information, daß Mitarbeiter des Weißen Hauses, Präsident Bush und Vize-Präsident Cheney seit dem 11.

[113] Der Autor ist der Meinung, daß die Anschläge in den USA inszeniert worden sind. Die Beweislage dazu ist erdrückend.

[114] http://www.spiegel.de/politik/ausland/0,1518,200524-2,00.html

[115] http://dir.salon.com/story/news/feature/2002/02/08/anthrax/index.html

[116] http://www.judicialwatch.org/1967.shtml

September das Antibiotikum Cipro einnahmen.[117] Cipro ist das einzige derzeit bekannte Mittel, das gegen eine Milzbrandinfektion wirkt. Der Vorsitzende von ›Judicial Watch‹, Larry Klayman, sagte:

> »Man beginnt nicht ohne guten Grund, ein solch starkes Antibiotikum zu nehmen.«

Präsident Bush antwortete auf einer Pressekonferenz am 23. Oktober 2001, also kurz nach den Anschlägen, auf die Frage, ob er Antibiotika nehme, nur: »Ich habe kein Anthrax.«

Es mag Zufall sein, daß er das Wort kannte. Aber wer glaubt das schon einer US-Regierung, wenn dies nicht einmal mehr die Amerikaner tun.

Die Forderung von ›Judicial Watch‹ nach Freigabe der Akten besteht bis heute. Auch die FBI-Akten zum Fall des Wissenschaftlers Ivens sind noch geschlossen.

›Judicial Watch‹ jedenfalls hat die ganzen Jahre nicht aufgegeben und wirft heute der Regierung vor, das amerikanische Volk in dem Anthrax-Fall zu belügen.[118]

Ob die Regierung Obama da offener ist, darf bezweifelt werden.

---

[117] http://www.washingtonpost.com/wp-srv/aponline/20011023/aponline201158_000.htm

[118] http://911-research.info/html/sources/judicialwatchanthrax.html

8. Pandemiegefahr und Wirtschaftkrise

Es hat in der Geschichte schon mehrere Versuche gegeben, zumindest Teile der Welt mittels Krankheiten zu unterwerfen. Denken wir an die Pesttoten, die mongolische Heere über die Mauern belagerter Städte warfen; denken wir an die mildtätig verteilten Typhus-Dekken, mit denen die Indianer in Amerika fast ausgerottet wurden.

Allerdings brachten die Siedler auch Infektionskrankheiten mit, die auf dem amerikanischen Kontinent unbekannt waren und gegen die die Ureinwohner keine Immunabwehr hatten. Eine leichte Erkältung auf der einen Seite konnte auf der anderen Seite eine unbeabsichtigte tödliche Lungenentzündung nach sich ziehen.

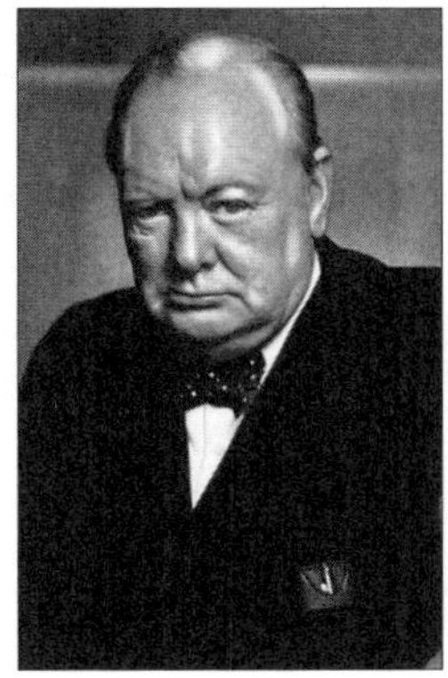

1955 bekam Winston Churchill den Aachener Karlspreis für seine Bemühungen um Völkerverständigung.

Der britische Premier Churchill drohte im Zweiten Weltkrieg damit, Deutschland mit Milzbranderregern zu bombardieren, um das Land für Jahrzehnte unbewohnbar zu machen.* 1955 bekam er für seine Bemühungen um Völkerverständigung den Aachener Karlspreis.

Im Fall der Spanischen Grippe konnte der Erreger nur mit Hilfe von Hightech-Laboren wieder zum Leben erweckt werden. So spannend auch die Fragen der Wissenschaftler an die Natur sind, so stellt sich doch immer die Frage des *›dual use‹*.

Für die eine Seite ein Segen, für die andere Seite ein Fluch: Die Frage wiegt doppelt schwer, zieht man die Vorgänge in Fort Detrick hinzu. Da untersucht das CID der US-Army das Verschwinden von Proben, da werden unbekannte Erregerkulturen entdeckt. Wie weit ist die Büchse der Pandora schon aufgemacht worden?

Wie die waffenfähigen Anthrax-Proben aus dem Hochsicherheitsbereich in Fort Detrick 2002 verschwinden konnten, ist bis heute nicht geklärt. Es ist anzunehmen, daß wir nur die sprichwörtliche Spitze des Eisberges kennen.

Wollte man ein Fazit der bisher zusammengetragenen Fakten ziehen, so drängt sich der Eindruck auf, daß hier im Hintergrund ein gewaltiges Kartell aus politischen und wirtschaftlichen Kräften steht. Dieses Kartell will mittels einer globalen Seuchengefahr oder auch einer tatsächlichen tödlichen Pandemie seine wie auch immer formulierten Ziele durchsetzen.

Die Gefahr scheint in Anbetracht einer gerade zum Höhepunkt strebenden Systemkrise noch nie gewesenen Ausmaßes sehr groß. Unterstellt man tatsächlich das Faktum einer Verschwörung, so wird die Gefahr mit jedem Tag größer. Genau aus diesem Grund ist das Drän-

*** Der Leiter des Reichssicherheitshauptamtes Reinhard Heydrich starb bekanntermaßen an den Folgen eines Anschlages. Nur wenigen ist bekannt, daß der englische Geheimdienst die Handgranaten mit dem Botulinus-Erreger infiziert hat, dem stärksten bakteriellen Gift. An den Folgen dieser Infektion verstarb der nur leicht verletzte Heydrich schließlich am 4. Juni 1942**

gen von WHO, UN, Politikern und ›eingebundenen‹ Wissenschaftlern zu einer sofortigen globalen Impfvorsorge verdächtig.

Dabei wird angesichts einer herbeigeredeten Gefahr großzügig für die schnelle Zulassung von Impfstoffen plädiert und auch gleich die Ausnahmeregelung für die Zulassung geliefert. Diese besagt für die Berichte über die Unbedenklichkeit eines Arzneimittels in Zeiten der Pandemie (Periodic Safety Update Reports, PSURs):

> »Bei der Beschreibung der Daten sind folgende Empfehlungen zu berücksichtigen:
>
> Schwerwiegende erwartete Nebenwirkungen sind vom Inhaber der Genehmigung für das Inverkehrbringen als Teil der systematischen Identifizierung der Arzneimittelrisiken (*signal detection*) zu prüfen und nur dann im Bericht aufzunehmen, wenn ein Hinweis auf ein Sicherheitsrisiko vorliegt.«

Welche Firma fordert denn für das eigene Produkt ein Sicherheitsrisiko, wenn sie das Produkt verkaufen will?

Das Geschäft

Wir kennen heute drei Medikamente, die gegen die neuen Grippeviren eingesetzt werden. Bei allen bestehen wegen starker Nebenwirkungen erhebliche Bedenken gegen den Einsatz, außerdem ist ihre Wirksamkeit nicht oder nur eingeschränkt nachgewiesen.

Nach Angaben des Berliner Pandemieplans kann beim Einsatz dieser Medikamente »die Influenza-A Erkrankungsdauer um ca. 1,5 Tage reduziert und die Komplikationsrate um ca. 30–60 % gesenkt werden«.

Rechtfertigt das ein weltweites Impfprogramm für Multimilliarden? Eine Abwrackprämie der anderen Art?

➢ Das Inhalationsmittel Zanamivir – Markenname ›Relenza‹[119]
Nebenwirkungen (lt. Wikipedia):

- Bei Personen mit Asthma bronchiale oder chronischen Lungenerkrankungen eine mehr als 20%-ige Reduktion der Lungenfunktion (FEV1 oder Peak Flow).
- Mitunter kam es hier auch zu schweren Bronchospasmen mit vereinzelten Todesfällen.

Daten zur Wirksamkeit und Sicherheit dieser Substanz bei älteren Patienten und Risikogruppen liegen ebenso wenig vor wie eindeuti-

[119] http://de.wikipedia.org/wiki/Relenza

ge Daten bezüglich der Wirkung auf die Erkrankungshäufigkeit an Komplikationen und Todesfällen.

In Deutschland erklärte der Bundesausschuß der Ärzte und Krankenkassen im Jahre 2000 das Medikament für entbehrlich.

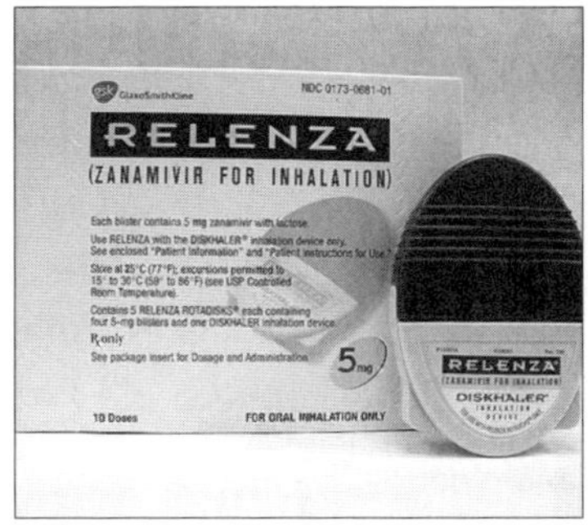

Relenza.

➢ Der Proteinhemmer Amantadin - Markennamen Amant (A), Amixx (D), Hofcomant (A), PK-Merz (D, A, CH), Symmetrel (CH), tregor (D), zahlreiche Generika (D, A)[120]

Nebenwirkungen (lt. Wikipedia):

- Wahrnehmungs- und Stimmungsbeeinträchtigungen, z.B. Depressionen, Euphorie, Verwirrungszustände, Halluzinationen und Albträume (gelegentlich),
- Konzentrationsstörungen (gelegentlich),
- Störungen beim Wasserlassen (Miktionsstörungen) (gelegentlich),
- Schlafstörungen (gelegentlich),
- Störung der Blutdruckregulation (gelegentlich),
- Übelkeit, Erbrechen, Durchfall (gelegentlich).

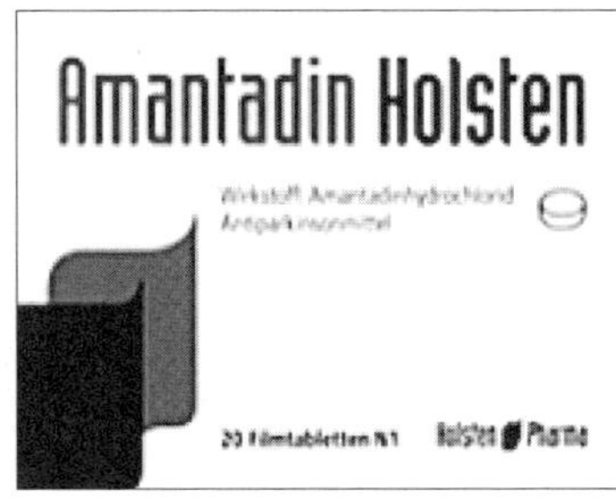

Amantadin.

Wegen dieser Nebenwirkungen wird das Medikament nur noch gelegentlich eingesetzt.

➢ Der Neuramidasehemmer Oseltamivir - Markenname ›Tamiflu‹[121]

Tamiflu wurde bereits 1996 als AIDS-Medikament patentiert und zugelassen. Die Zulassung zum Einsatz gegen Influenza A und B-Viren erfolgte erst später. Eine Wirksamkeit gegenüber den Erregern der Vogelgrippe konnte bisher nicht zweifelsfrei belegt werden, da Tamiflu die Viren nicht vernichtet, sondern nur deren Vermehrung bremst.

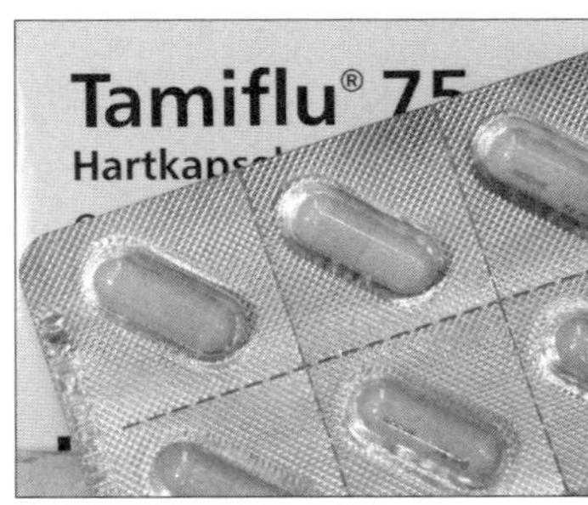

Tamiflu 75.

Oseltamivir wurde im September 1999 erstmals in der Schweiz zugelassen. In der Europäischen Union wurde 2000 der Antrag auf Arzneimittelzulassung von Hoffmann-La Roche wieder zurückgezogen, weil Mitglieder des Europäischen Arzneimittelauschusses Zweifel am Nutzen hatten.

Im Dezember 2000 erhielt Oseltamivir als Wirkstoff gegen Grippe die amtliche Arzneimittelzulassung in den USA und

[120] http://de.wikipedia.org/wiki/Amantadin

[121] http://de.wikipedia.org/wiki/Tamiflu

in Japan, anschließend im Juni 2002 auch in der Europäischen Union für bestimmte Anwendungsgebiete in Therapie und Prophylaxe.

Nebenwirkungen (lt. Wikipedia):

- Übelkeit, Erbrechen, Magenbeschwerden,
- allergische Reaktionen,
- Verschlechterung bei bestehenden Atemwegsinfektionen,
- Verdacht auf Zusammenhang mit neuropsychiatrischen Vorfällen bei Jugendlichen.

›Tamiflu‹-Produktion bei LaRoche in Basel. Die Jahresproduktion beträgt 400 Millionen Packungen. Beim Auftreten der ›Schweinegrippe‹ im Frühjahr 2009 wurde selbstredend »eine Erhöhung der Produktion eingeleitet«, ließ die Direktion von LaRoche verlautbaren.

In den vergangenen Jahren wurden bei Kindern und Jugendlichen schwere Bewußtseinsstörungen, Halluzinationen, Krämpfe und Depressionen nach Behandlung mit ›Tamiflu‹ beobachtet. In Japan wurde 2007 die Zulassung für Kinder und Jugendliche bis 19 Jahre aufgehoben, nachdem bei 54 Prozent der Patienten abweichendes Verhalten festgestellt worden war.[122]

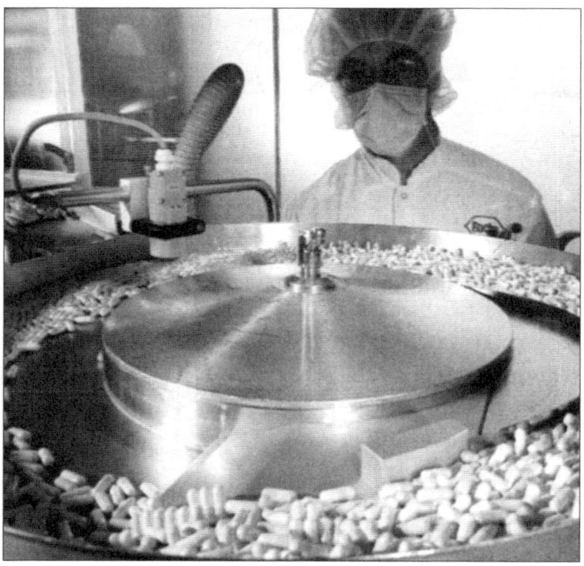

Das Medikament ›Tamiflu‹ ist besonders umstritten, da es als einziges wirksames Mittel gegen die Influenza dargestellt wird. Die Vertreter von ›Tamiflu‹ unterschlagen dabei, daß von den rund 90 Subtypen des Vogelgrippeerregers überhaupt nur 3 damit wirksam behandelt werden konnten, und dies auch nur bei einer Behandlung bis 36 Stunden nach Auftreten der ersten Symptome.

US-Behörden haben vor kurzem darauf hingewiesen, daß verstärkt Resistenzen gegen ›Tamiflu‹ beobachtet worden seien.[123] Diese seien in den ermittelten Fällen auf prophylaktische Einnahme zurückzuführen. Allerdings wurden auch Fälle von Tamiflu-Resistenz in Kanada, Dänemark, Japan und Hongkong bestätigt. Nach Angaben des Herstellers Roche muß mit einer Resistenzrate von 0,5 Prozent gerechnet werden.

Dem widersprechen eindeutig amerikanische Studien.[124] Demnach wurde während der Influenza-Saison 2007–2008 eine durchschnittli-

[122] http://www.physorg.com/news159440823.html

[123] http://www.spiegel.de/wissenschaft/mensch/0,1518,640238,00.html

[124] http://jama.ama-assn.org/cgi/content/full/2009.294

che Resistenzrate von 12,3 Prozent festgestellt (A-H_1N_1, ohne signifikante Altersabhängigkeit).

Diese stieg in dem Zeitraum 2008–2009 auf 99 Prozent, so berichtete die *New York Times* am 8. Januar 2009. Ob diese außerordentliche Resistenzrate durch verbesserte Analysemethoden festgestellt wurde, konnte den Studien nicht entnommen werden.[125] Resistenznachweis heißt auch nur, daß der Körper des Patienten Antikörper gebildet hat. Die Ursache kann vielfältige Gründe haben.

Zwei aktuelle britische Studien beschäftigten sich mit der Wirkung von ›Tamiflu‹ bei Kindern und Jugendlichen:

Bei der ersten Untersuchung haben Aileen Kitching von der ›Health Protection Agency‹ (HPA) in London und ihr Team Kinder von Grund- und weiterführenden Schulen untersucht. Dort hatte es bestätigte Fälle von Schweinegrippe gegeben, die untersuchten Kinder wurden jedoch rein prophylaktisch behandelt, hatten also keine Krankheitssymptome.

Von 83 Kindern, die das Virustatikum (ein Stoff, der die Vermehrung von Viren hemmt) schluckten, berichteten 45 über Nebenwirkungen. 40 Prozent von ihnen klagten über Magen-Darm-Beschwerden und Übelkeit, 18 Prozent litten unter Schlafstörungen, Albträumen oder Konzentrationsproblemen.

Die zweite Studie lieferte ähnliche Ergebnisse: Von 248 vorsorglich mit Tamiflu behandelten Kindern klagten 126 über Nebenwirkungen wie Magen-Darm-Probleme, Konzentrationsstörungen oder Müdigkeit. Die Autoren um Anders Wallenstein vom HPA im britischen Stonehouse schreiben:

> »Nebenwirkungen müssen in die Abwägung, ob der massenhafte Einsatz einer vorbeugenden Therapie gegen neue Influenza-Viren sinnvoll und sicher ist, ebenso mit einbezogen werden wie das Risiko von Resistenzentwicklungen – insbesondere, wenn die Erkrankungen meist mild verlaufen.«[126]

Bereits bevor die WHO die Pandemiestufe 6 ausrief, arbeitete die Pharmaindustrie mit Hochdruck an einem Impfstoff gegen die Grippe. Die Schutzwirkung saisonaler Impfstoffe ist umstritten, war zumindest immer sehr begrenzt.

Auf jeden Fall war jeder Impffall ein Glücksfall für die Industrie.

Recht schnell wurde in der Diskussion klar, wo die Interessen lie-

---

125 http://www.nytimes.com/2009/01/09/health/09flu.html?_r=2

126 http://www.guardian.co.uk/society/2009/jul/31/tamiflu-side-effects-children

gen. Als erste schoß die US-Regierung unter der gerade vereidigten neuen Gesundheitsministerin Sebelius vor und legte ein Impfprogramm im Wert von 7 Mrd. US-Dollar auf. Willig folgten dann die anderen Regierungen, mußten schließlich folgen, nachdem auch die WHO die bindende globale Impfempfehlung ausgesprochen hatte. Dabei war die Gefahrenstufe nicht nachvollziehbar. Die Annahme, daß das Virus in einer zweiten Welle im Spätherbst in einer weitaus gefährlicheren Form zurückkommen wird, ist reine Vermutung.

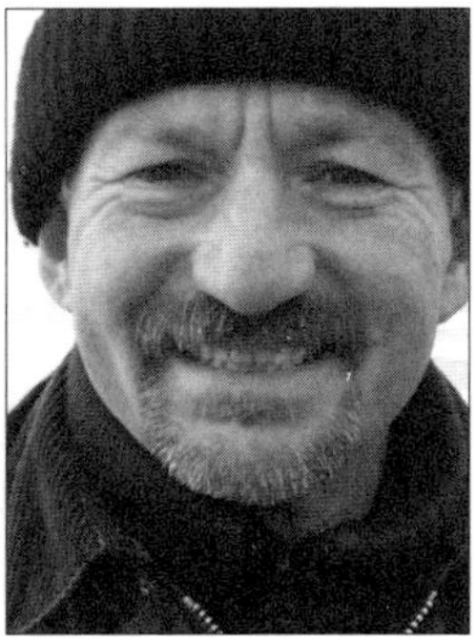

Dr. Tom Jefferson, Spezialist für Infektionskrankheiten im unabhängigen Netzwerk ›Cochrane Collaboration‹.

THE COCHRANE COLLABORATION®

Collaboration

Bereits zum Zeitpunkt der WHO-Empfehlung gab es seriöse wissenschaftliche Einwände gegen die inszenierte Panik.

Der britische Arzt und Epidemiologe Tom Jefferson arbeitet seit 15 Jahren für das unabhängige Netzwerk ›Cochrane Collaboration‹.[127] Seine systematischen Übersichtsarbeiten (*systemic reviews*) über weltweite Studien zu Impfung und ›Tamiflu‹ gefallen sicher nicht jedem Impf-Verfechter.

So lautet zum Beispiel seine Zusammenfassung zu Impfungen von Kindern unter zwei Jahren:

> «Wenn die Immunisierung von Kindern als offizielle Gesundheitspolitik empfohlen wird, sind umfangreiche Studien zur Bewertung der Ergebnisse und des direkten Vergleichs der Impfstoffe unbedingt erforderlich.«[128]

Die Wirkung von Grippe-Impfungen bei Erwachsenen endet in einem nüchternen Fazit:

> »Es gibt nicht genügend Beweise, daß die vorsorgliche Grippeimpfung bei gesunden Erwachsenen effektiv ist.«[129]

> »There is not enough evidence to decide whether routine vaccination to prevent influenza in healthy adults is effective.«

Zu der Wirkung von Neuraminidase (Tamifluwirkstoff) fällt sein Bericht besonders deutlich aus:

> »Wegen ihrer geringen Wirksamkeit sollten NI's (Neuraminidase, d.Verf.) nicht in der laufenden Grippevorsorge verwendet werden. Bei einer ernsten Epidemie oder Pandemie sollten NI's mit anderen Vorsorgemaßnahmen verbunden werden. Wir sind uns nicht

[127] http://de.wikipedia.org/wiki/Cochrane_Collaboration Die Cochrane Collaboration arbeitet schwerpunktmäßig im Medizinbereich.

[128] http://www.mrw.interscience.wiley.com/cochrane/clsysrev/articles/CD004879/frame.html

[129] http://www.mrw.interscience.wiley.com/cochrane/clsysrev/articles/CD001269/frame.html

sicher über die Verallgemeinerung unserer Aussage hinsichtlich saisonaler bis hin zu pandemischer oder Vogelgrippe.«[130]

Letztendlich heißt das, daß die Wirkung eines seit 8 Jahren gepriesenen Wundermittels gegen neue Formen der Grippe keine Grundlage durch entsprechende wissenschaftliche Studien hat.

Auf die Frage einer *Spiegel*-Journalistin, wie er sich und seine Familie gegen die Grippe schützen wolle, antwortete er:

»Wir waschen uns die Hände.«[131]

In Deutschland läuft zur Zeit (Stand Anfang September 2009) unter der Leitung der Uniklinik München ein Testprogramm mit einem neuen Impfstoff der Firma Novartis. In den Praxen impffreudiger Ärzte wird intensiv für die freiwillige Teilnahme an Testimpfungen geworben. Da aktuell wieder einmal eine Diskussion über die Empfänglichkeit der Ärzte für Geldgeschenke läuft, muß die Frage erlaubt sein, wie viel sie pro Kopf bekommen.

In Deutschland kaum bekannt. . .*

Klaus Stöhr, der Leiter des Global Influenza-Impfstoff-Programms der WHO, SARS-Forschungskoordinator und zugleich Leiter der Vogelgrippe-Kampagne 2005/2006, wechselte 2007 in die Impfstofforschung des Pharmakonzerns Novartis.[132] Die Nachricht würde niemanden erschüttern, wenn man diesen Wechsel nicht in einem größeren Zusammenhang sehen müßte.

Nach *Spiegel*-Hochrechnung könnten bei der geplanten Massenimpfung von 25 Millionen Menschen noch in diesem Jahr bis zu 250 000 Menschen dauerhaft geschädigt werden.[133]

Denken wir an die zahlreichen schweren Nebenwirkungen, die nach der Impfaktion in den USA auftraten! Bei über 500 Menschen wurde das Guillain-Barré-Syndrom festgestellt. Tausende klagten gegen die US-Regierung und wurden entschädigt.

Der Herausgeber des pharmakritischen *Arznei-Telegramms*, Wolfgang Becker-Brüser, spricht über die aktuelle Kampagne:

»Was wir hier erleben, ist ein Großversuch an der deutschen Bevölkerung. . .«

*** In Deutschland kaum bekannt ist, daß Novartis 2008 in Polen bereits ein Grippeschutzmittel gegen den Vogelgrippevirus H_5N_1 getestet hat. Der Impfstoff wurde 350 Obdachlosen gegeben, von denen in der Folge 21 starben. Die verantwortlichen Ärzte und Krankenschwestern aus Grudziadz sind von der zuständigen Staatsanwaltschaft angeklagt worden. Novartis besteht auf der Ungefährlichkeit des Versuchs und führte weitere 3500 Fälle ohne Todesfolge an. Über Nebenwirkungen wurde nichts berichtet. Sieht man sich allerdings den Beipackzettel für den Grippeimpfstoff ›Monovalent‹ des Herstellers Novartis an, so scheint die Grippe das kleinere Übel.**

[130] http://www.mrw.interscience.wiley.com/cochrane/clsysrev/articles/CD001265/frame.html

[131] http://www.spiegel.de/wissenschaft/mensch/0,1518,637567,00.html

[132] http://de.wikipedia.org/wiki/Klaus_St%C3%B6hr

[133] http://www.spiegel.de/wissenschaft/mensch/0,1518,639729,00.html

Die Impfstoffe von Novartis und anderen werden auf der Grundlage von tierischen Krebszellen hergestellt. Der Lungenfachmann und SPD-Abgeordnete Dr. Wolfgang Wodard: »Einige befürchten, daß bei geringen Verunreinigungen aus diesen hochpotenten Krebszellen ein Krebsrisiko für die Geimpften besteht.«

Auf die Aussage von Becker-Brüser kontert Dr. Susanne Stöcker, Sprecherin des Paul Ehrlich-Instituts:[134]

> »Es liegt eine breite Datenbasis vor von den einzelnen Bestandteilen dieser Impfstoffe. Deswegen hat die Anwendung dieser Vakzine in keiner Form auch nur annährend etwas mit einem ›Großversuch‹ zu tun.«

Wir werden auf die wissenschaftliche Kompetenz des Paul Ehrlich-Instituts im Zusammenhang mit den umstrittenen ›Beschleunigern‹ und dem Einsatz von Nanopartikeln in Impfstoffen ausführlich zurückkommen.

Gerade ist ein – nun nicht mehr – geheimes Schreiben des britischen ›Health Protection Service‹ vom 29. Juli 2009 an 600 ausgewählte Neurologen bekanntgeworden. Die Behörde bittet darin zu beobachten, ob sich bei Patienten, die an dem nationalen Impfprogramm teilnehmen, das Guillain-Barré-Syndrom (GBS) entwickelt.[135] Es führte nach der Impfaktion von 1976 zu 25 dokumentierten Todesfällen und zahlreichen erfolgreichen Schadensersatzprozessen gegen die Regierung des damaligen Präsident Ford.

Interessanterweise wurde der Artikel zwar in den großen britischen Medien diskutiert, doch nicht in den Mainstream-Medien der USA.

Prof. Bernard Debré, Mediziner, Abgeordneter des französischen Parlaments und Mitglied der Ethikkommission der französischen Regierung, kritisiert deutlich die Pandemiehysterie der WHO:

> »Diese Grippe ist nicht gefährlich. Wir haben erkannt, daß sie vielleicht sogar ein bißchen weniger gefährlich ist als die saisonale Grippe. Die Übung muß also jetzt abgebrochen werden!«

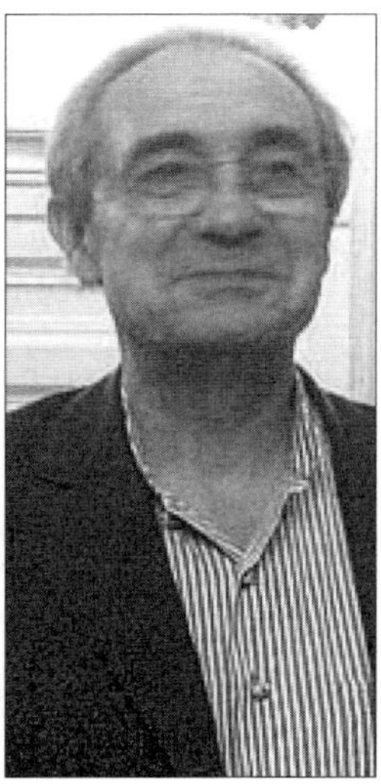

Bernard Debré.

Debré sieht auch klar die Ursache und Wirkung zwischen WHO, Politik und Medien, ob bewußt inszeniert oder unabsichtlich dem eigenen Szenario erlegen:

> »Ab dem Zeitpunkt, wo die WHO etwas schnell angefangen hat, mit täglichen Pressemitteilungen und wiederholten Pressekonferenzen aktiv zu werden, hatten die Regierungen nicht wirklich eine andere Wahl, als dem zu folgen. Ich werfe ihnen vor, daß sie in der

---

[134] http://www.aerztezeitung.de/medizin/krankheiten/atemwegskrankheiten/?sid=560642

[135] Read more: http://www.dailymail.co.uk/news/article-1206807/Swine-flu-jab-link-killer-nerve-disease-Leaked-letter-reveals-concern-neurologists-25-deaths-America.html#ixzz0QF4HzvSH

Folge einer politisch medialen Vermarktung dieses Ereignisses erlegen sind.«[136]

Eine überraschende Geschichte

Die außerordentliche Verlogenheit der staatlich sanktionierten, wenn nicht forcierten Pandemie- und Impfstoffdebatte wird einem klar, wenn man weiter in der Geschichte gräbt.

So weist die Oldenburger Biologin und Homöopathin Bärbel Engelbertz in einer Streitschrift gegen die Schweinegrippe-Impfung darauf hin, daß die neu ›entdeckten‹ Erregertypen allesamt bekannt sind, und zwar spätestens seit 1981.[137]

Sie haben richtig gelesen, 1981!

Heute vor 28 Jahren erschien in der Monatszeitschrift *Kinderheilkunde* ein Artikel über Erregertypen und Schutzimpfungen:[138]

> »Der jeweiligen epidemiologischen Situation entsprechend wird von diesen Instanzen [gemeint sind WHO und Paul Ehrlich-Institut, d. Verf.] die Zusammensetzung des Impfstoffes empfohlen. Er enthält derzeit Influenzaviren oder Teilprodukte aus den Virustypen A: H_1N_1 und H_3N_2 und Typ B adsorbiert an Aluminiumhydroxid. Die epidemiologische Verbreitung der verschiedenen Influenzavirustypen ist saisonal unterschiedlich. . .
>
> Die für 1980/81 empfohlene Zusammensetzung der Vakzine soll den H_3N_2 Typ A/Bangkok 179, den H_1N_1 Typ A/Brazil 11/78 und den Typ B Singapore 222 79 enthalten. . .
>
> Die H_1N_1-Influenza betrifft derzeit vorwiegend junge Menschen bis zu 30 Jahren, die in den fünfziger Jahren nicht mit dem damals sich epidemisch ausbreitenden H_1N_1-Virion infiziert wurden. Die H_1N_1-Virusgrippe ist in der Regel leichter als die durch das H_3N_2-Virion verursachte, vereinzelt ist aber auch hier von schweren Krankheitsverläufen berichtet worden.
>
> Die Schutzwirkung der Influenzaimpfung ist abhängig von der Qualität der Vakzine, und diese wieder ist nicht nur von Land zu Land, sondern je nach Hersteller als inaktivierte Vollvirus-, Split -

[136] Interview in: *Le journal du dimanche*, 25.7. 2009, zitiert aus http://www.zeit-fragen.ch/ausgaben/2009/nr33-vom-1982009/wenn-es-die-schweinegrippe-ist-ist-sie-nicht-gefaehrlich

[137] http://www.klein-klein-forum.de/thread.php?postid=4756#post4756

[138] Springer-Verlag 1981, S. 72–77, Zitat S. 75.

oder Subunitvakzine verschieden, Schutzraten wurden zwischen 15 und 90% (s. Impfkompendium S. 145) in einer in der Bundesrepublik früher durchgeführten Impfstudie mit 37 % errechnet. Die Schutzdauer ist auf ein Jahr bis höchstens 3 Jahre begrenzt. Eine Einzelimpfung führt nur selten zu meßbaren Antikörpern (Lerman et al.), so daß zwei Impfungen zu Beginn und jährliche Auffrischimpfungen empfohlen werden. . .

Nebenwirkungen sind lokal wie nach der Impfung mit anderen Adsorbatimpfstoffen möglich. Allgemeinreaktionen wie Temperatur und Krankheitsgefühl sind selten, Krämpfe sind möglich, selten neurologische Komplikationen (Wright et al.). . .«

Frau Engelbertz schreibt in ihrer Streitschrift:

»H_1N_1 bezeichnet Hämaglutinin und Neuraminidase, zwei lebenswichtige Eiweiße, die in jedem lebenden Organismus vorhanden sind. Es ist schon lange ohne weiteres möglich, derartige Eiweiße im Labor herzustellen. Man kann sie als Marker zum Nachweis im Tier oder Menschen benutzen und positive Titertestungen und völlig gesunde Menschen damit als krank erklären.«

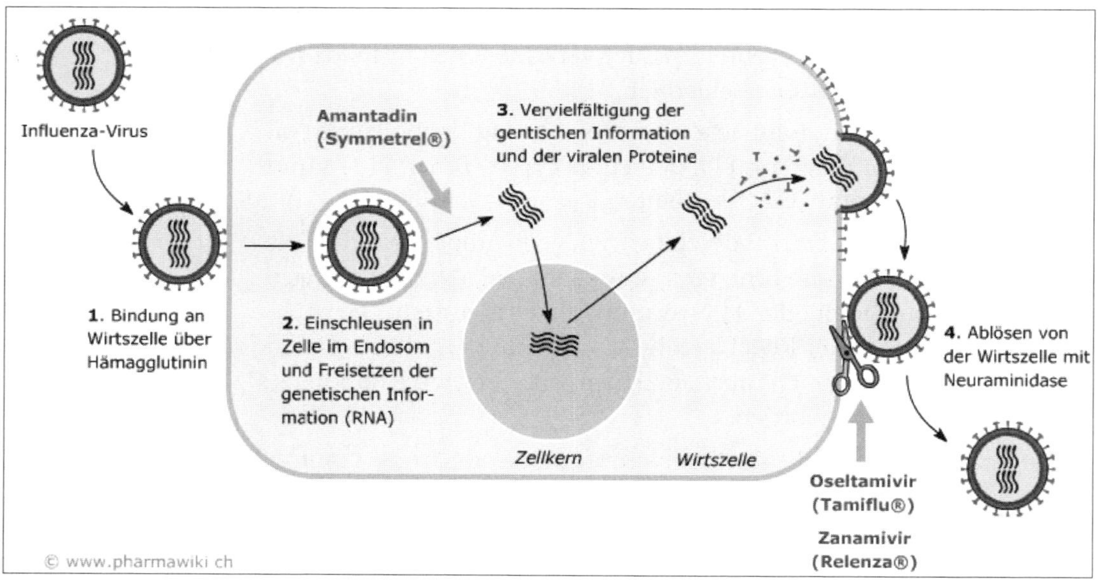

Medikamentöse Angriffspunkte im Replikationszyklus des Influenza-Virus.

Wir sind jetzt fast drei Jahrzehnte weiter, und wieder wird mit Hochdruck an einem neuen (?) Impfstoff gegen H_1N_1-Viren gearbeitet, obwohl angeblich wirksame Impfstoffe gegen die H_1N_1-Influenza schon seit 1980/81 verabreicht wurden. Wie paßt das zusammen?

Im Februar 2009, also zwei Monate vor dem Ausbruch der Schweinegrippe, hat Novartis einen Grippeimpfstoff gegen den Erreger H_1N_1 aus dem Markt genommen.[139]

Also doch alles nur eine große ??[deutsch!]Show im Showdown?

Der Fall Rot – Adjuvantien

»In der Immunologie werden Adjuvantien eingesetzt, um die Immunantwort auf eine gegebene Substanz unspezifisch zu steigern. Das heißt, daß für die spezifische Immunantwort das Antigen, für die Stärke der Antwort im wesentlichen das Adjuvans verantwortlich ist.«[140]

Natürlich ist das Ziel einer medizinischen Behandlung die größtmögliche Wirkung, das heißt eine schnelle Gesundung des Patienten. Die Impfung versucht, der Erkrankung vorzubeugen, indem sie den Körper gegen bestimmte Erreger immunisiert: Der Körper lernt den Erreger kennen und aktiviert seine Gegenwehr. So oder so ähnlich kann man den Vorgang des Impfens beschreiben.

›Beschleunigte‹ Immunisierung heißt aber in jedem Fall auch ein höheres Risiko. Das Argument funktioniert natürlich nur, wenn man auch an die Wirksamkeit des Impfens glaubt oder sie tatsächlich nachweisen kann.

Dieses Buch handelt von der Schweinegrippe und den mutmaßlichen kriminellen Hintergründen. Zu den geplanten Impfungen und Impfstoffen kommt mit den Adjuvantien noch eine weitere schwerwiegende Frage hinzu. Ein amerikanischer Wissenschaftler räumt ein:

> »Die Toxikologie der Impfstoffe, ganz zu schweigen die der Adjuvantien, ist wirklich ein vernachlässigtes Gebiet in der Forschung. Die Werkzeuge der konventionellen Toxikologie, die nur die Wirkung von Medikamenten auf Organe untersuchen (nicht auf immuno-zellulärer oder genetischer Ebene), sind dafür nicht ausreichend.«[141]

Nach fast hundert Jahren Einsatz von aluminiumhaltigen Adjuvantien, von denen man seit langer Zeit weiß, daß sie neurotoxisch wirken, sucht man nach neuen Stoffen. Paradoxerweise werden aber diese Stoffe nur unter Laborbedingungen getestet, andere Sicherheitstests sind nicht vorgesehen. Warum nicht?

---

139 http://www.youtube.com/watch?v=ITR6_eRJcuY&feature=related

140 http://de.wikipedia.org/wiki/Adjuvans_(Pharmakologie)

141 Dr. Jesse Goodman, CBER, 2008.

Dabei ist die Idee der Adjuvantien grundsätzlich richtig, wenn sie denn tatsächlich wirken würden:

- schnellere Immunität,
- Aktivierung der zellulären Abwehr,
- bessere Wirkung bei schwächeren Immunsystemen,
- dauerhafte Immunität,
- preiswerte Herstellung.

Squalen – eine organische Substanz macht in Deutschland Karriere

In Deutschland soll für die Impfstoffe gegen die Schweinegrippe ein sogenannter ›Immunbeschleuniger‹ verwendet werden. Squalen ist eine organische Substanz, die in Fischölen, Olivenöl, verschiedenen Fetten und Lebensmitteln und auch im menschlichen Stoffwechsel vorkommt. Nun klingt eine natürliche Substanz in unserem naturnahen mitteleuropäischen Verständnis erst einmal positiv, und so können die Mediziner im Paul Ehrlich-Institut auch nichts Negatives daran entdecken.

Bisher gibt es keine Hinweise aus präklinischen oder klinischen Studien oder aus der Anwendung im Menschen, daß die ziemlich neu entwickelten Öl-in-Wasser-Adjuvantien embryo- oder fetotoxische Wirkungen aufweisen. Insbesondere für die squalenhaltigen Adjuvantien MF59 (Novartis) und AS03 (GSK), die auch in pandemischen H_1N_1-Impfstoffen enthalten sind, sind keine toxischen Wirkungen bekannt.

Indirekte embryo- oder fetotoxische Wirkungen, die nach der Impfung mit einem adjuvantierten Impfstoff über die sich entwickelnde Immunantwort zutage treten, sind dagegen wesentlich schwerer zu erfassen. Hypothetische embryo- oder fetotoxische Wirkungen verschiedener Zytokine oder Zytokinkombinationen, die nach der Impfung mit MF59 oder AS03 enthaltenden Impfstoffen in erhöhter Konzentration nachzuweisen sind, werden diskutiert. Diese Überlegungen konnten bisher aber weder in Tiermodellen noch im Menschen untermauert werden.[142]

In der Stellungnahme stimmen gleich einige Dinge nicht. Squalen ist seit Anfang des letzten Jahrhunderts bekannt, und dessen toxische Eigenschaften sind dokumentiert. Wissenschaftler beobachteten sehr

[142] http://www.pei.de/cln_116/nn_1509734/DE/infos/fachkreise/impf-fach/schweineinfluenza/pand-impf/schweineinfluenza-impfstoffe-schwangerschaft.html

früh die heftigen Reaktionen des Immunsystems, die das Einbringen von Squalen im Organismus hervorruft.

Der Immunologe Dr. Jules Freund, der Entdecker von Squalen als Adjuvans in Impfstoffen, warnte im Jahre 1956 nach Tierexperimenten mit der Substanz vor den unabsehbaren Folgen. Er beobachtete schwere Allergien, Unfruchtbarkeit, Nervenentzündungen bis hin zur Paralyse und verschiedene Autoimmunreaktionen. Siehe auch das empfohlene Video auf Youtube über die Auswirkungen der Anthrax-Impfung auf SoldatenInnen des Irak-Krieges.[143]

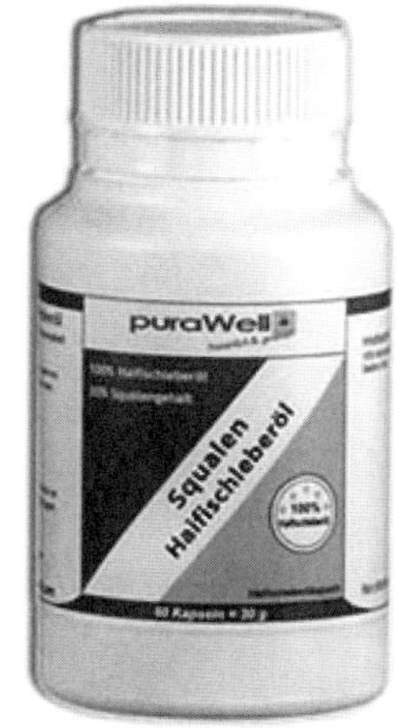

Squalen ist eine sogenannte Öl-in-Wasser-Emulsion und in Fischölen enthalten, aber auch ein Stoffwechselprodukt des Menschen. Bei Injektion hat es sich in Tierversuchen als so hochtoxisch erwiesen, daß die Verwendung in den USA untersagt wurde.

Die amerikanische Arzneimittelzulassung FDA hat Squalen bis heute nicht in Impfstoffen zugelassen.

Als körpereigener, doch synthetisierter Stoff injiziert, reagiert das Immunsystem des Körpers heftig auf den ›verwandten‹, doch nicht identischen Stoff. Dabei identifiziert es offensichtlich auch die körpereigenen Öle als feindlich und stürzt den Körper in einen selbstzerstörerischen Autoimmunprozeß. Multisklerose ist ein Beispiel für einen derartigen Prozeß. Der amerikanische Journalist Gary Matsumoto hat zur Verwendung von Squalen in Impfstoffen der US-Army (Anthrax) eine ausführliche Arbeit vorgelegt. Er führt zahlreiche Erkrankungen der Soldaten und Reservisten an. Internen Schätzungen zufolge sind über 200 000 Soldaten am sogenannten ›Golf-Krieg-Syndrom‹ erkrankt, einige zehntausend davon schwer.[144]

Soldatinnen der US-Army, die im ersten Irak-Krieg gegen Anthrax geimpft wurden, wurde empfohlen, in den nächsten achtzehn Monaten nicht schwanger zu werden.

> »Ich hätte lieber die Kugel einer AK47 gekriegt als mit diesem Stoff geimpft worden zu sein« – so der Kommentar eines Soldaten.[145]

Unbedingt sehenswert ist der Film »Betraying our heroes« auf Youtube.[146] Bezeichnenderweise sind keine Kommentare erlaubt.

Warum empfiehlt das Paul Ehrlich-Institut, besonders Schwangere und Kinder mit dem problematischen Impfstoff zu behandeln?

In Deutschland sollen Schwangere vorsorglich geimpft werden, so die Empfehlung des Robert Koch-Institutes und des Paul Ehrlich-Instituts!

---

[143] Dramatischer Dokumentarfilm über Golf-Kriegs-Syndrom http://republicbroadcasting.org/?p=4431

[144] Gary Matsumoto, »Vaccine A - The covert government experiment that's killing our soldiers and why GI's are only the first victims«, http://www.amazon.com/Vaccine-Government-Experiment-Killing-Soldiers/dp/046504400X , http://www.all-natural.com/riley.html

[145] http://www.examiner.com/x-10438-Peace-Studies-Examiner

[146] http://www.youtube.com/watch?v=UE0peSVQWFo&feature=related

Gary Matsumoto führt in seinem mit zahlreichen Quellen versehenen Buch über zwanzig Forschungsberichte aus verschiedenen Laboren an. Sie hatten in Tierversuchen schwere Krankheiten als Folge von Autoimmunreaktionen nach Impfung mit Squalen dokumentiert.

Das Baxter-Adjuvans MF59, dessen Einsatz im deutschen Grippemittel geplant ist, wird von unabhängigen Wissenschaftlern als »Zeitbombe« oder »biologische Kriegführung« bezeichnet.

Dr. Pam Asa ist Amerikas führende Wissenschaftlerin auf dem Gebiet des Einsatzes von Squalen in dem Anthrax-Impfstoff.[147] Sie stellt zu Squalen fest:

> »Öl-Adjuvantien sind die heimtückischsten chemischen Waffen, die jemals entworfen wurden.«

Unsere Nachbarländer bekommen andere Impfstoffe, der problematische Impfcocktail bleibt unter dem Beifall unserer Experten den Deutschen vorbehalten.

Edda West, die Leiterin des ›Vaccine Risk Awarness Network‹ im kanadischen Winlaw veröffentliche in der medizinischen Zeitschrift *Immunology and Cell Biology* einen Artikel. Darin führt sie aus, daß bei Untersuchungen von erkrankten amerikanischen und britischen Soldaten hohe Konzentrationen von Squalen-Antikörpern gefunden wurden.[148] In einer weiteren Studie wird der Verdacht ausgesprochen, daß insbesondere die Anthrax-Impfung im Zusammenhang mit dem Golf-Krieg-Syndrom steht.[149]

Für jeden einfach nachzulesen ist der Eintrag im Internetlexikon Wikipedia. Dort wird eine amerikanische Studie angeführt, die seit Jahren bekannt und bis heute nicht widerlegt ist. Sie wurde im *American Journal of Pathology* im Jahre 2000 veröffentlicht. Demnach bewirkte eine einzige Injektion eines Impfstoffes mit der Verstärkersubstanz Squalen in Versuchstieren eine chronische, immunvermittelte Entzündung oder eine rheumatoide Arthritis.[150] Nun wird der Einwand kommen, daß Tierversuche nur bedingt aussagefähig für die Wirkung im Menschen sind. Das ist sicherlich richtig. Nimmt man aber die Summe aller Argumente, so muß dem Einsatz von Impfstoffen und deren Zusatzstoffen heftig widersprochen werden, deren Langzeitwirkungen nicht bekannt sind.

---

[147] Source: The Military Vaccine Resource Directory , www.mvrd.org

[148] Edda West, »A Look into the Scary World of Vaccine Adjuvants.«

[149] http://www.ncbi.nlm.nih.gov/pubmed/1...t=AbstractPlus

[150] Barbro C. Carlson, Åsa M. Jansson, Anders Larsson, Anders Bucht u. Johnny C. Lorentzen, »The Endogenous Adjuvant Squalene Can Induce a Chronic T-Cell-Mediated Arthritis in Rats«, in: *American Journal of Pathology,* 2000;156:2057–2065. Aus: *Wikipedia,*. http://de.wikipedia.org/wiki/Squalen

In einem aktuellen Beitrag der französischen Akademie der Wissenschaften schreibt der Wissenschaftler Jean-François Bach über einen starken Anstieg von Autoimmunerkrankungen und Allergien in den westlichen Industriestaaten.[151] Die Ursachen dieses Anstiegs führt er unter anderem auch auf Impfungen zurück und fordert umfangreiche Untersuchungen.

Squalen soll in den Impfstoffen von Novartis und GSK Verwendung finden, die nur in Deutschland erprobt werden!

Es geht aber noch weiter mit den schlechten Nachrichten, und es ist laut die Frage zu stellen, warum gerade wir in Deutschland als Großversuch herhalten müssen.

Nicht bekannt ist: Squalen wird seit dem Jahr 2000 in Deutschland in dem Impfstoff Fluad eingesetzt, der besonders für Rentner empfohlen wird.

Das *Deutsche Ärzteblatt* weist in einer Veröffentlichung vom 25. September 2009 darauf hin, daß Squalen als Immunbeschleuniger bereits in dem 2000 zugelassenen Impfstoff Fluad® eingesetzt wird.[152] Der Impfstoff wurde überwiegend bei älteren Menschen eingesetzt. Zynisch gesagt, dürften Langzeitbeobachtungen in dieser Altersgruppe schwierig sein.

Der Masseanteil von Squalen im Impfstoff bewegt sich im Milligrammbereich. Es sind also nicht nur kleinste Teile (Nanopartikel), sondern auch eine relativ große Menge dieses Öls im Impfstoff, in diesem Fall der größte Anteil.

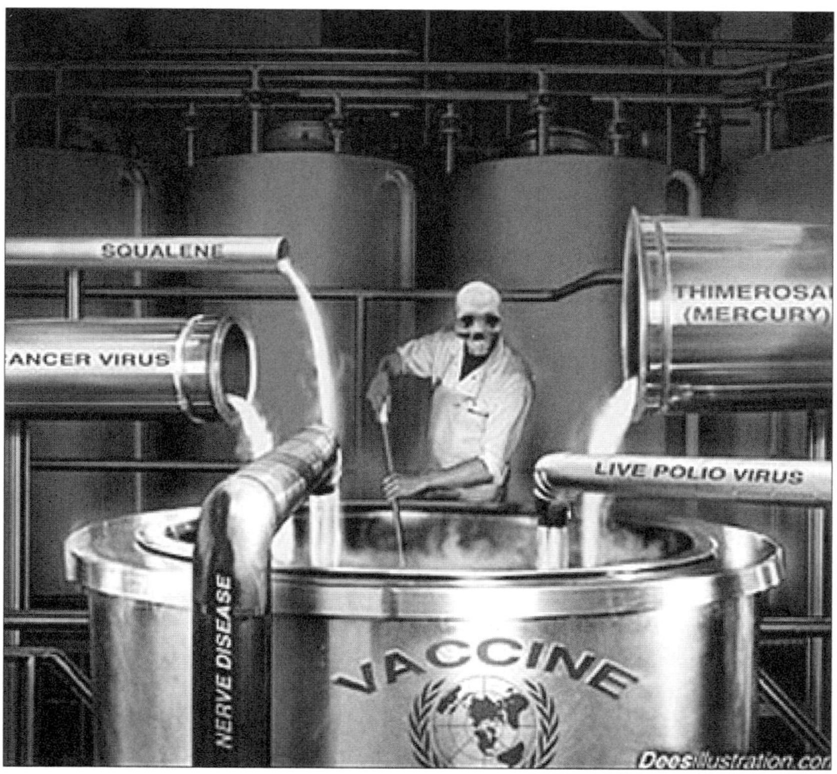

Die Verwendung von Squalen (lat. ›Hai‹) als Verstärker in Anthrax-Impfstoffen war der Auslöser von Schäden, die man ›Golfkriegssyndrom‹ genannt hat. Wir wiederholen Pam Asdas Ausspruch: »Öl-Adjuvantien sind die heimtückischsten chemischen Waffen, die jemals entworfen wurden.«

Nanopartikel in Impfstoffen

Seit einigen Jahren forschen nicht nur Ingenieure über Nanopartikel, die uns neuartige Imprägniermittel für Schuhe oder das schmutzabweisende Glas beschert haben, auch Mediziner sind auf dem Gebiet aktiv. Die Hoffnung war, mit Nanopartikeln den Impfstoff direkt an die richtige Stelle im Körper des Patienten zu transportieren, und dies wirksam und preiswert. Das gelang auch – nahezu.

Abgesehen von der nachgewiesenen und bis heute auch durch die Propagandisten des Paul Ehrlich-Instituts nicht wiederlegten krankmachenden Wirkungen der Squalen, kommen im bundesdeutschen Großexperiment auch Nanopartikel zu Einsatz.[153]

> »Diese Partikel sind nur 25 Nanometer groß und damit so winzig, daß sie nach der Injektion sofort durch die extrazelluläre Matrix der Haut geschwemmt werden und ohne Umwege in die Lymphknoten wandern. Innerhalb von Minuten erreichen sie eine tausendmal höhere Konzentration als in der Haut. Die Immunantwort ist dementsprechend besonders effektiv.«[154]

So erst einmal die schöne Seite der Forschung. Die andere Seite liest sich weniger gut. Erinnern Sie sich noch an den Asbestskandal?

Partikel von Nanogröße verbinden sich mit den Zellmembranen und zerstören die Zellen, entfernen kann man sie nicht mehr. Wie viele Menschen an Asbest gestorben sind und noch sterben werden, wird wohl nie mehr zu ermitteln sein.

So sehr die Wissenschaft auch über den Fortschritt begeistert sein mag, über die langfristigen Folgen wissen wir wenig bis nichts.

Wenn jedoch, von der WHO angefangen bis hin zu den bundesdeutschen Instituten, alle betonen, daß das Impfen mit dem neuen Serum ausgerechnet in Deutschland so wichtig ist, dann sollten beim *homo politicus* tatsächlich die Warnlampen angehen.

Erstmalig haben chinesische Wissenschaftler über die Toxizität von Nanopartikeln beim Menschen berichtet.[155]

---

[153] F. William Engdahl, http://info.kopp-verlag.de/redakteure/f-william-engdahl.html

[154] EPFL, »Bioengineering researchers from the EPFL in Lausanne, Switzerland, have developed an patented a nanoparticle that can deliver vaccines more effectively, with fewer side effects and at a fraction of the cost of current vaccine technologies.« www.azonano.com/nanotechnology%20news.asp?catid=13.

[155] Song Y, Li X, Du X, »Exposure to nanoparticles is related to pleural effusion, pulmonary fibrosis and granuloma«, in: *European Respiratory Journal*, 9/2009, 34(3): S. 559–567.

Die Studie ist aktuell und soll hier ausführlich zitiert werden.

»Es wurden immunologische Untersuchungen, bakteriologische und virologische Untersuchungen sowie eine Bestimmung der Tumormarker, Bronchoskopie, interne Thorakoskopie und videogestützte Thoraxchirurgie durchgeführt. Auch der Arbeitsplatz wurde einer genauen Überprüfung unterzogen; eine klinische Beobachtung und Untersuchung der Patientinnen sind erfolgt. Am Arbeitsplatz wurde aus Nanopartikeln bestehendes Polyacrylat gefunden. Die pathologische Untersuchung des Lungengewebes der Patientinnen ergab eine unspezifische Lungenentzündung, Lungenfibrose und Fremdkörper-Granulome des Brustfells. Bei der Transmissionselektronenmikroskopie zeigten sich Nanopartikel im Zellplasma und Zellkernplasma der Lungenepithel- und Mesothelzellen, aber auch in der Brusthöhlenflüssigkeit. Die beschriebenen Fälle geben Anlaß zur der Besorgnis, daß die langfristige Exposition mit Nanopartikeln ohne Schutzmaßnahmen möglicherweise mit einer schweren Schädigung der menschlichen Lunge in Verbindung steht.«[156]

Von den erkrankten sieben Frauen starben zwei in der Klinik, trotz intensivster Betreuung durch die Mediziner des Beijing Chaoyang Hospital. Die Frauen haben zwischen 5 und 13 Monaten in dem mit Nanopartikeln kontaminierten Bereich gearbeitet.

Sicherlich ist die Einlagerung von Nanopartikeln in Lungengewebe durch Atmen ein anderer Vorgang als das punktuelle Einbringen in den Körper durch Impfung. Allerdings sollen die Nanopartikel mit dem Impfstoff in die Lymphen wandern und dort die immunisierende Reaktion auslösen. Mehr wissen wir nicht, und insofern sind die Aussagen des Paul Ehrlich-Instituts meiner Meinung nach grob fahrlässig.

Tierstudien und In-Vitro-Versuche haben deutlich gezeigt, daß die Einlagerung von Nanopartikeln in Zellen zu toxischen Reaktionen und zu Tod führen kann. Asbesthaltige Baustoffe werden heute noch mit großem Aufwand entfernt und als Sondermüll verbracht. Wie viel Beweise brauchen die Wissenschaftler des Ehrlich-Instituts noch? Oder in wessen Auftrag handeln sie?

Wir zählen noch einmal die Bausteine der Impfstoffe auf:
- Wirkung des Impfstoffs nicht durch Langzeitstudien bestätigt,
- Wirkstoffe mit starken Nebenwirkungen,
- Adjuvantien (›Beschleuniger‹, Wirkverstärker) mit chronischen Entzündungsfolgen,

[156] Ebenda.

- Nanopartikeln, die in das Lymphsystem einwandern und dort Langzeitwirkung haben.

Impfstoffherstellung

Unser Trinkwasser weist heute schon eine große Anzahl von Medikamentenresten auf. Bestandteile der Grippeschutzmittel (NA-Hemmer) werden teilweise durch den Körper ausgeschieden und gelangen aktiviert in unser Ökosystem. Sie bleiben dort über Monate virulent und können auf verschiedenen Wegen Menschen infizieren. . .[157]

Die Herstellung eines Impfstoffes erfordert große Mengen von Viren. Bisher werden dafür tierische oder menschliche Zellen als Träger oder Brutstätte genommen. Unproblematisch scheint die Verwendung von Hühnereiern zur Produktion der Antigene zu sein. Doch überwiegend werden andere Zellen verwendet. Trotz verschiedener technischer Reinigungsprozesse wurden dabei immer wieder ›Verunreinigungen‹ mit anderen Erregern festgestellt, da Viren die Fähigkeit haben, das Erbmaterial der Zellkulturen in ihr eigenes Genom aufzunehmen. So wurde zum Beispiel schon vor Jahren eine neue Variante des Pestvirus aus menschlichen Leukozyten isoliert. Zwischen 1955 und 1961 wurde in den USA eine großangelegte Polio-Impfung durchgeführt. Jahre danach stellte man fest, daß der Impfstoff mit über zwanzig Affenviren verseucht war, darunter der krebserregende SV40 Virus. Der Polio-Virus wurde aus Affengewebe entnommen.[158]

Für die Herstellung der aktuellen Impfstoffviren werden Zellen aus den Nieren des afrikanischen Green Monkey genommen, die nach Aussage des Unternehmens DynCorp frei von anderen Erregern sind.[159] Die Zellen sind leicht mit fremden Erregern zu infizieren und lassen sich sehr schnell vermehren. Dabei gibt es allerdings ein Problem. Die Zellen sind genetisch betrachtet nicht gesund, denn sie haben einen schweren Chromomosendefekt. Die Zahl der Chromosomen ist abnormal, und aus diesem Grund altern sie nicht und lassen sich leicht vervielfältigen. Das Kennzeichnen abnormalen Wachstums haben aber auch Krebszellen. Bekanntlich entsteht Krebs aus einer einzigen abnormalen Zelle.

Da Impffolgen häufig erst nach Jahren auftreten und auch nur bei massenhaften Krankheitsbildern erfaßt und untersucht werden, könnte hier eine Zeitbombe ticken, deren Folgen wir nicht überblicken können. Es sei hier nur an das aktuelle Wiederauftreten des Polio-Erregers in Nigeria erinnert, der sich aus dem Impfstoff neu gebildet hat. (siehe Kapitel Impffolgen/Polio)

---

[157] Studie schwedischer Wissenschaftler: Detection of the Antiviral Drug Oseltamivir in Aquatic Environments http://www.plosone.org/article/info:doi/10.1371/journal.pone.0006064

[158] http://www.ncbi.nlm.nih.gov/pubmed/10472327

[159] http://www.patentstorm.us/patents/5911998/claims.html

Um das Risiko bei der Verwendung von natürlichen Zellen in der Impfstoffproduktion zu vermeiden, werden auch im Labor umgewandelte tierische Zellen eingesetzt. Dies hat den Vorteil, daß nicht mehr tierische Nährsubstrate eingesetzt werden müssen. Das ermöglicht wirksamere Bio-Reaktoren, wie sie mittlerweile von einigen Impfstoffherstellern eingesetzt werden.

Rechtliche Grundlagen in Deutschland zum Thema Impfen

Gemäß Urteil des Bundessozialgerichtes aus dem Jahre 2006 hat für jeden Impfstoff und jedee Impfempfehlung zwingend eine Nutzen-Lastenanalyse zu erfolgen.[160]

Der Nutzen ist der Schutz des Patienten, die Lasten sind die möglichen schädlichen Folgen. Letztere können natürlich erst eingeschätzt werden, wenn umfassende Kenntnisse über die Lasten vorhanden sind. Schnellschüsse verbieten sich damit von selbst, nur anscheinend nicht für die über dem Gesetz stehende Gesundheitsadministration und Pharmaindustrie.

Nimmt man die vielen wissenschaftlichen Veröffentlichungen zu Grippeschutzimpfungen ernst, so verbietet sich nicht nur jede Impfaktion mit nicht ausreichend geprüften Impfstoffen, sondern möglicherweise auch die Grippeschutzimpfung überhaupt.

Im Jahre 2006 fand in Frankfurt ein Symposium zur Impfproblematik statt.[161] Wie Prof. Heinz-J. Schmitt vom ›Zentrum Präventive Pädiatrie‹ der Universität Mainz und gleichzeitig Vorsitzender der Ständigen Impfkommission am Berliner Robert Koch-Institut in Frankfurt ausführte, werden hierzulande keine flächendeckenden epidemiologischen Daten erhoben, mit denen das Impfen begründet und der Impferfolg überprüft werden könnte.

Im Klartext heißt das: Es wird geimpft, der Erfolg oder Mißerfolg aber nicht überprüft. Dies haben ja im Zweifelsfall schon andere getan, etwa die Pharmaindustrie. Für die Nebenwirkungen ist der Patient verantwortlich, für die Impfschäden zahlt die Allgemeinheit.

Auf dem Symposium wurde auch die Vorlage für ein Szenario geliefert, das wir aktuell erfahren. Ein Mitarbeiter des für Impfzulassungen verantwortlichen Paul Ehrlich-Instituts in Langen führte aus,

---

160 Urteil vom 20. 7. 2005 (Az. B 9a/9 VJ 2/04 R).

161 http://www.faz.net/s/Rub7F74ED2FDF2B439794CC2D664921E7FF/Doc~E8A652072250240C3BAAF8CD2143663C8~ATpl~Ecommon~Scontent html.

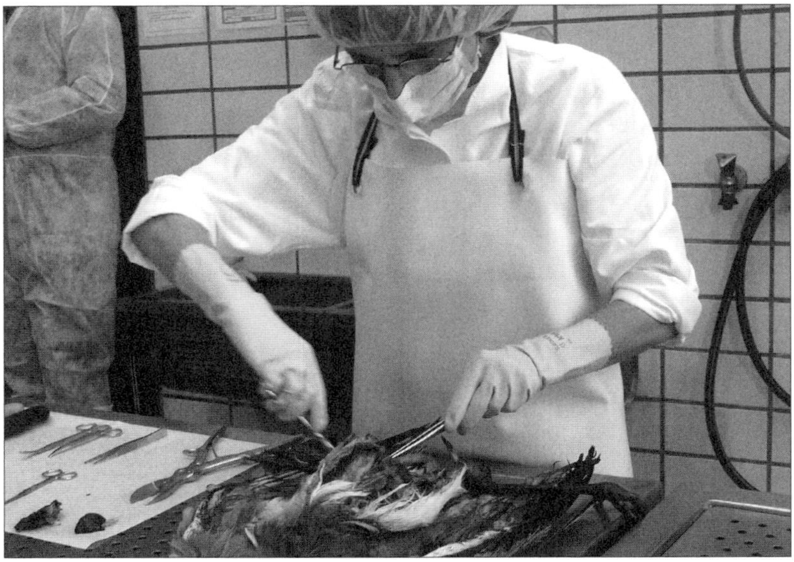

Bei Gefahren und Bedrohungen können ›Experten‹ entscheidend auf die Meinungsbildung wirken. Die Reaktionen auf die Vogelgrippe im Jahre 2005 verdeutlichten es.

wie das Interesse an einer Impfung steigt, wenn eine Gefahr als real angesehen wird. Er brachte das Beispiel der Vogelgrippe im Jahre 2005. Durch die Berichterstattung über eine drohende Grippepandemie alarmiert, haben sich ungewöhnlich viele Menschen gegen die saisonale Grippe impfen lassen. Ende Oktober war der Impfstoff ausverkauft.

Man beachte!

Dubiose Impfempfehlung im Internet: Angesichts des derzeit grassierenden Grippevirus empfehlen Ärzte dringend eine Impfung auch von Säuglingen und Kleinkindern.[162]

Die Medien prägten die Wahrnehmung, und die fiktive Gefahr wurde dadurch real. Dabei wurde 2005 noch nicht der Schritt zur flächendeckenden Impfung gegangen, sondern nur ›Tamiflu‹ in Tablettenform empfohlen. Von diesem Mittel wissen wir nun endgültig, daß es nur eingeschränkt wirkt, umfangreiche Nebenwirkungen hat und eigentlich nicht empfohlen werden kann. Viele folgten trotzdem der Expertenempfehlung, der Gewinn des Unternehmens stieg sprunghaft.

Wieviel Medien brauchen wir, um uns wie die Lemminge in den Abgrund zu stürzen?

Aber die Ideen der Teilnehmer dieses Frankfurter Symposiums gehen noch viel weiter, und hier sehen wir, wie gefährdet grundgesetzlich verankerte Gesetze und damit wir sind.

Ausgehend von der Erfahrung, daß sich über 50 Prozent der Kinder in öffentlichen Einrichtungen anstecken, schlägt der Präsident des

---

[162] http://www.deafvision.de/nachrichten/vermischtes/kinderaerzte-raten-zur-impfung Besonderer Service - http://www.heise.de/tp/r4/artikel/31/31159/1.html Bürger, denen der Artikel zu unverständlich ist, können sich für den Bezug einer verständlicheren Version anmelden.

Berufsverbandes für Kinder- und Jugendärzte vor, nur noch Kinder in diesen Einrichtungen aufzunehmen, die einen Impfnachweis vorweisen können. In den USA ist dies bereits so, und da eifert der Verband natürlich hinterher. Wer finanziert eigentlich Präsident Wolfram Hartmanns impffreudigen Berufsverband?

80% der niedergelassenen Ärzte impfen ihre eigenen Kindern nicht!

Hier nur am Rande angemerkt: Etwa 80 Prozent der niedergelassenen Ärzte impfen ihre eigenen Kinder nicht oder nur gegen die wichtigsten Krankheiten, so schätzen Insider. Für den Arzt beginnt spätestens dann aber der Spagat zwischen den amtlichen Empfehlungen, dem Geld der Krankenkassen und dem eigenen Wissen um die Risiken.

Spätestens an dieser Stelle muß auf die Problematik des Internets hingewiesen werden. Immer mehr interessengesteuerte Informationen werden von PR-Agenturen oder Journalisten gestreut, auch das Internetlexikon *Wikipedia* ist davon nicht frei.

> »Längst sind viele Inhalte des Internets kontaminiert, doch es ist wie bei der Radioaktivität: Man schmeckt und riecht nichts. Immer mehr stammen die Botschaften der Öffentlichen Meinung und des Internets von Interessensgruppen und werden die Bürger durch professionelle PR-Agenturen manipuliert.«[163]

Der Pandemiefall – Supermacht WHO – der Staat im Staate

Die WHO rief, wie gesagt, am 11. Juni 2009 zur Verwunderung vieler Fachleute die Pandemiestufe 6 aus. Zwar überschlugen sich die Medien noch mit Nachrichten von der Grippefront, doch vielen war klar - viel heiße Luft. Als dann die Beobachtung der Grippe knapp vier Wochen später lapidar eingestellt wurde, bemerkte dies kaum noch jemand.[164]

Es bemerkte aber auch niemand den rechtlichen Vorgang, der im Hintergrund ablief.

Mit der Pandemiestufe 6 sprach die WHO zugleich eine Impfempfehlung aus.

Diese ersetzt die nationalen Gesetzgebungen und verpflichtet die jeweiligen Regierungen zum Handeln, das heißt auch zur verbindlichen

---

163 http://www.heise.de/tp/r4/artikel/31/31159/1.html

164 Übrigens stellte selbst die Generaldirektorin der WHO am 11. Juni 2009 fest, daß viele Grippetote Menschen mit einer Grunderkrankung waren, d. h. die Grippe auf ein geschwächtes Immunsystem traf. http://www.who.int/mediacentre/news/statements/2009/h1n1_pandemic_phase6_20090611/en/index.html

Impfstoffbestellung. Die vorgeschriebenen Prüfungen und Pflichten der Pharmaindustrie werden aufgehoben, und letztere kann ungehemmt produzieren und ohne die Gefahr von Schadenersatzprozessen verkaufen.

Der WHO sei Dank!

Die neueste Posse dazu kommt aus dem Robert Koch-Institut.[165] Die Quarantänecontainer vor den Krankenhäusern sind so manchen schon aufgefallen, jetzt geht es an die niedergelassenen Ärzte. Sie sollen bei jedem erkälteten Patienten davon ausgehen, daß er an der Schweinegrippe erkrankt ist, Schutzkleidung anziehen und ihn isolieren.[166] Willkommen im Irrenhaus! Wer stellt endlich die RKI-Bande auf dem Holo-Deck unter dauerhafte Quarantäne?

Es geht aber noch weiter! Denn gleichzeitig soll eine Meldung erfolgen – an die Gesundheitsämter, die werden die Jugendämter informieren, von dort wahrscheinlich eine Kontrollmeldung an die Polizei (irgendwann auch Bundeswehr) richten, Kontaktverbote in der Nachbarschaft aussprechen. Eine ungeheure Datenlawine wird da losgetreten, und wir werden sie mit Sicherheit nie wieder los.

Wissen Sie jetzt, warum die Gesundheitskarte/-chip trotz massiver Proteste und irrsinniger Kosten unter allen Umständen durchgesetzt werden soll! Der Wahnsinn hat Methode!

Sie glauben, daß das nur Planspiele sind? Nein, es ist gerade in dieser Woche (36. KW 2009) in Deutschland passiert. Vom Arzt zum Gesundheitsamt, zum Jugendamt, zu den Arbeitgebern – es endete mit Zutrittsverbot zum Arbeitsplatz.

So sind Aussätzige im Mittelalter behandelt worden.

Wir sind offensichtlich nicht weit davon entfernt.

Und wer nicht den allgemeinen Empfehlungen folgt und den gesunden Menschenverstand einschaltet?

Dem kann es so gehen wie dem langjährigen Wolfsburger Mitarbeiter des Gesundheitsamtes. Er wurde vom Landrat fristlos entlassen, weil er den positiven Grippetest einer Arzthelferin nicht sofort an sie und den Arbeitgeber weitergab. Politische Intrige oder panische Reaktion?[167]

---

[165] Hinweise für Ärzte zur Feststellung und Meldung des Krankheitsverdachts, der Erkrankung sowie des Todes an Neuer Influenza A/H1N1, Berlin, 24. 8. 2009.

[166] http://www.derwesten.de/nachrichten/waz/politik/2009/8/25/news-130592111/detail.html

[167] *Braunschweiger Zeitung* v. 10. 9. 2009.

Die pauschale Behandlung jeder Erkältung mit einer erhöhten Temperatur um 38 Grad als Schweinegrippe hat System, das nicht nur aus den sich selbst legitimierenden Verwaltungssystemen besteht. Nur noch wenige Krankenkassen bezahlen den Nachweis des Erregers.[168] Der frühere Schnelltest zeigte das Vorhandensein eines Virus an, irgendeines Proteins, das verdächtig war. Da die Experten des ›European Influenza Surveillance‹ (EISS) am 23. Juni 2009 aber bereits bestimmt haben, daß jeder grippale Infekt als Schweinegrippe zu gelten habe, sind ihm RKI und die Kassen nur allzu willig gefolgt.[169]

Somit werden wir jetzt alle zu Verdächtigen.

Bereits im Oktober 2008 unterschrieb die Bundesregierung die Verträge mit den Impfstoffproduzenten, also gut ein halbes Jahr vor Ausbruch der Schweinegrippe. Die Verträge sind bis heute geheim.

Verschwörung oder einfach nur cleverer Lobbyismus?

In der westlichen Hemisphäre, zugleich Einflußgebiet der Pharmaindustrie, wird seit Monaten die Schlacht gegen die Schweinegrippe geschlagen. Es ist ein Kampf gegen einen unsichtbaren Feind, dessen Schlagkraft der Aufrüstung seiner Angreifer dient, dessen Gefährlichkeit noch nicht erwiesen ist. Dieser Kampf ist eine Inszenierung!

Im Dschungel der Interessen haben Experten Hochkonjunktur, unabhängig von dem, was sie sagen. Hauptsache, sie werden von den Medien zitiert.

Die Medizin, ohnehin schon ein nur noch gelegentlich seriöses Fach, gerät immer mehr zum Tummelplatz von Geschäftemachern und politischen Trittbrettfahrern.[170]

Die Belohnung für Wohlverhalten winkt bereits. Mit Hochdruck arbeiten Industrie und Lobbyisten in unseren Ländern an der Einführung und Durchführung von Impfkampagnen. Da werden Politiker und Institutionen gleichermaßen eingebunden wie Ärzte, eine gewaltige Gelddruckmaschine ist angeworfen worden, Milliardengewinne winken. Man wird allerdings den Verdacht nicht los, daß die Pandemiegefahr eine dritte große Subventionsmaßnahme ist. Nach Banken und Autoindustrie bekommt jetzt die Pharma- (Chemie-)industrie ihren Anteil an der großen Vermögensumverteilung, solange es noch etwas zu holen gibt.[171]

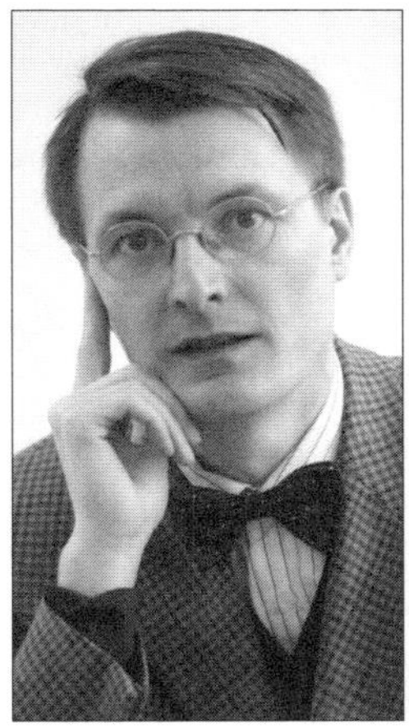

Der Quereinsteiger Karl Lauterbach. Der *Spiegel* befindet, daß der SPD-Abgeordnete nicht beliebt ist, aber gefürchtet und Gegner gern seine ›Überlegenheit‹ spüren lasse.

---

169 Der Schnelltest zeigt das Vorhandensein eines Virus, der fünf Mal so teure PCR-Test Typ des Virus.

170 Der immer korrekt mit Fliege auftretende Gesundheitsexperte der SPD Karl Lauterbach hat sein Medizinstudium abgebrochen. Seitdem er aber in die Politik eingestiegen ist, weiß er immer die richtigen Antworten.

171 Eigentlich sind es vier Industrien, doch die waffenproduzierende Industrie hat in den letzten ständig steigende Umsätze zu verzeichnen.

Die Terroristenjäger und Scharfmacher haben den Ruf »Wir sind das Volk« nicht vergessen, wir auch nicht. So scheint ein ungleicher Wettlauf zu Ende zu sein. Während die einen um den Erhalt ihrer Arbeitsplätze demonstrieren und schon längst abgeschrieben sind, stopft sich ein arroganter Machtapparat noch einmal die Taschen voll. Dazu hat sich die WHO als gutes Werkzeug erwiesen.

Die WHO kann weltweit Entscheidungen gegen pandemiegefährdete Länder erzwingen, die bis zur vollständigen Übernahme von Versorgung, Kommunikation und Sicherheitsstrukturen gehen können. Die WHO kann ein Land auch komplett unter Quarantäne stellen und es gegenüber Nachbarländern isolieren.

Letztere hat durch die künstlich aufgeblasene Gefahr einer Pandemie ihre Bedeutung als Staat im Staate herausgestellt. Noch nie ist sie so hofiert worden, noch nie ist sie so wahrgenommen worden, und noch nie war sie so mächtig. Offensichtlich haben ihre Führung und die hinter ihr stehenden Kräfte begriffen, daß sie über ein Instrumentarium verfügen, das globale diktatorische Vollmachten möglich macht. Selbst gegen den Willen souveräner Völker kann sich diese Organisation unter dem Rubrum einer vorgeblichen Gefährdung anderer Völker unbegrenzte Vollmachten ausstellen, nicht nur das Gesundheitswesen übernehmen, sondern auch die gesamte Kommunikations-, Verkehrs- und Sicherheitsstruktur.

Spätestens mit dem Testlauf dieses Jahres ist das deutlich geworden.[172]

Finden wir hier nicht eine Analogie zu dem ›Kampf gegen den Terrorismus‹ der US-Regierung und der Regierungen der Guten?

So distanziert der Autor auch einer globalen Verschwörungstheorie gegenübersteht, so werden doch im Hintergrund Muster sichtbar, die auf Absprachen hindeuten. Allerdings sind dies keine weltumspannenden konspirativen Kreise, sondern es sind Absprachen, die in den etablierten politischen, administrativen und wissenschaftlichen Kreisen stattfinden. Es ist ein System von ›*embadded*‹ (eingebetteten) Entscheidungsträgern, die sich losgelöst in einem sich selbst nicht mehr kritisch hinterfragenden System bewegen. Kritische Meinungen werden nur noch von Kreisen geäußert, die diesen Kreisen fern sind und/oder linken oder rechten nationalen Interessen dienen.

Die Wahrheit bleibt in diesem Geschäft auf der Strecke!

Betrachten wir nur die offensichtlichen und später auch eingestandenen Lügen der US-Regierung, die als Begründung zum Irak-Krieg dienten. Ihnen folgten devot die Regierungen der ›Guten‹.

Betrachten wir den offensichtlichen CO_2-Schwindel, der auch durch

[172] Die WHO wird zumindest teilweise durch die Rothschild-Bank finanziert. Für so manchen ist damit die Verschwörungskonstellation erwiesen. Nimmt man jetzt den Zeitpunkt des ›Patienten Null‹, so hätte dies tatsächlich vom Timing nicht besser sein können.

stetes Wiederholen nicht besser wird und trotzdem immer noch von vielen geglaubt wird.

Die Annahme, daß Politiker lügen, ermöglicht ihnen ungehemmt genau dies. Betrachten wir nur den Afghanistan-Krieg, der angeblich kein Krieg ist und wo jede tote Frau und jedes tote Kind ein Terrorist ist. Vor kurzem noch Freiheitskämpfer gegen die Russen, sind sie jetzt alle Terroristen der fiktiven Organisation ›Al Quaida‹.

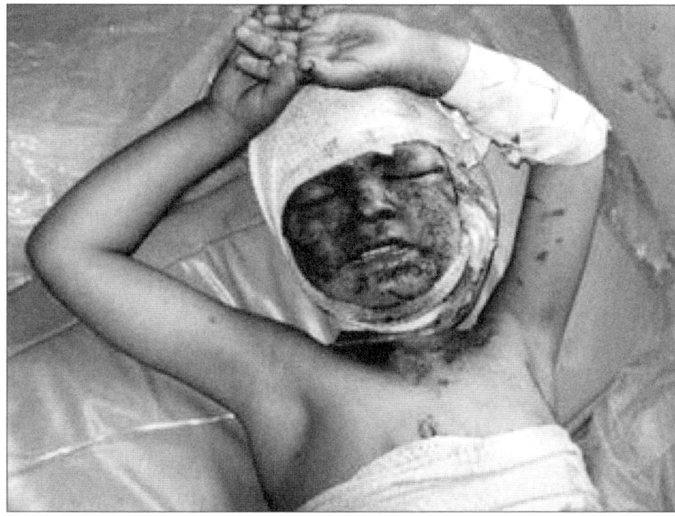

Da ist doch die Impflüge nur eine von vielen - sollte man meinen.

Das ist sie eben nicht, denn hier geht es um unsere Gesundheit und körperliche Unversehrtheit. Warum sollten wir Unternehmen vertrauen, deren Ziel die Gewinnmaximierung ist, warum sollten wir Politikern und Parteien vertrauen, die von diesen Unternehmen finanziert werden?

Auf die Frage nach dem Einfluß der Pharmalobby auf die Politik antwortete der frühere Gesundheitsminister Horst Seehofer in der ZDF-Sendung »Frontal 21« resigniert:

> »Seit 30 Jahren bis zu dieser Stunde, daß sinnvolle strukturelle Veränderungen auch im Sinne von mehr sozialer Marktwirtschaft im deutschen Gesundheitswesen nicht möglich sind wegen des Widerstandes der Lobby-Verbände.«[173]

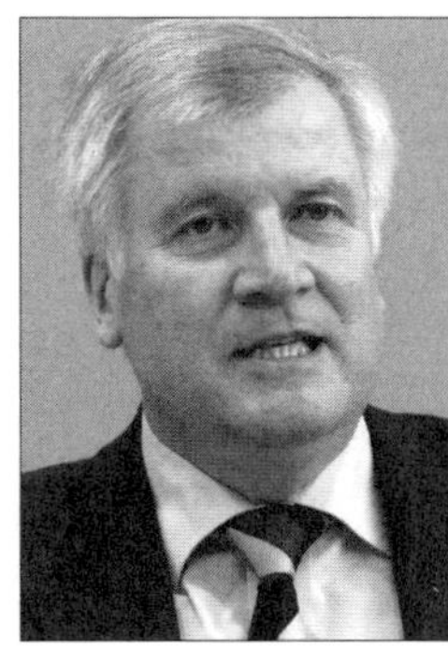

Horst Seehofer. Sein Eingeständnis sagt alles, denn hier ist der Vorrang der Politik als Vollzug des Volkswillens eindeutig gedreht worden, und das geht nur mittels gekaufter Abgeordneter bis hin zu ganzen Fraktionen.

Seehofers Eingeständnis sagt alles, denn hier ist eindeutig die Vorrangstellung der Politik gedreht worden, und das geht nur mittels gekaufter Abgeordneter.

Es ist sicher keine Verschwörung, sondern eher ein ordentliches Korruptionsnetz, das mit Geld, Ämterschacherei, Eitelkeit und auch mit einer außerordentlichen Portion Skrupellosigkeit vorgeht. Den Anlaß könnte man durchaus als inszeniert annehmen, das heißt aber, daß man sich beim Testlauf schon sehr sicher war.

---

[173] Horst Seehofer über die Machenschaften der Pharmaindustrie auf Youtube http://www.youtube.com/watch?v=1BtjbGzf11A

Warum ausgerechnet in Deutschland mit den beschriebenen Zusatzstoffen an einer ganzen Bevölkerung experimentiert wird - diese Frage sollte man sich stellen, bevor man wie das Vieh zur Schlachtbank oder zum Impfen geht.

Natürlich kann man sich das Szenario auch anders denken. Dann ist es tatsächlich vorstellbar, daß hier etwas Großes vorbereitet wird. Wer weiterhin dreist einen 11. September mit den mittlerweile aktenkundigen Beweisen für eine inneramerikanische Verschwörung behauptet, dem ist auch die Freisetzung einer Biowaffe zuzutrauen.

Die Frage ist, ob es Kreise geben könnte, die ein Virus freisetzen, um bestimmte Länder zu schädigen oder bestimmte Ziele zu erreichen.

Die Frage muß mit ›Ja‹ beantwortet werden. Der letzte Beweis dafür steht allerdings noch aus, ebenso der Beweis, daß das Virus der Schweinegrippe vorsätzlich freigesetzt wurde.

Das NAMRU-Laboratorium in Jakarta

Es ist die kritische Zeit der Vogelgrippe. Indonesien hat mit 104 Toten im Februar 2008 fast die Hälfte der weltweit gezählten Opfer zu beklagen. In dieser Situation erschien ein Buch der indonesischen Gesundheitsministerin Dr. Siti Fadilah Supari. Es ist der Vorwurf an die westliche Welt, die WHO und insbesondere an die USA, mit der Vogelgrippe einen biologischen Krieg zum Schaden der Dritten Welt zu führen.[174] Präsident Susilo Bambang Yudhoyono stellte sich hinter seine Ministerin und zeichnete für das Vorwort verantwortlich.

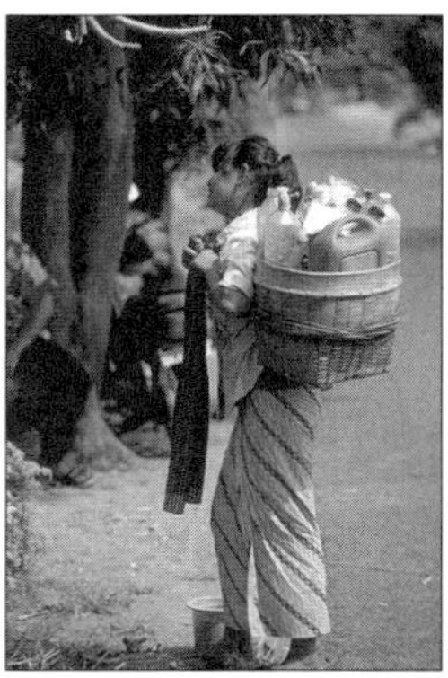

Jamu-Medizin ist in Indonesien die traditionelle Medizin auf rein pflanzlicher Basis.

Die Verschwörungsthese kommt in dem zunehmend islamisch geprägten Land gut an. Während sich Frau Supari in einem Kreuzzug gegen den Teufel und ein ›neokolonialistisches‹ Weltgesundheitssystem befindet, werfen ihr Kritiker Realitätsverlust vor. Vielleicht suchte die indonesische Politik nur ein taktisches Ventil, Gründe für Mißtrauen gibt es allerdings genug.

Indonesien hat eine unglaubliche biologische Vielfalt und ist eine Schatzkammer für traditionelle Medizin. Pflanzliche Heilmittel, die Jamu-Medizin, sind im Land weitverbreitet.[175] Indonesiens größtes Pharmaunternehmen erzeugt nur pflanzliche Medikamente. Die traditionelle Jamu-Medizin steht natürlich westlichen Hightech-Medikamenten gegensätzlich gegenüber.

---

[174] http://www.smh.com.au/articles/2008/02/19/1203190823829.html

[175] http://en.wikipedia.org/wiki/Jamu

Seit Jahren beklagen die indonesischen Regierungen den andauernden Diebstahl von natürlichen Arzneipflanzen durch westliche Unternehmen. Diese werden außer Landes geschmuggelt, und man versucht, die Wirkstoffe im Westen zu synthetisieren und zu patentieren. Als teure Hightech-Medikamente kommen sie dann wieder zurück.

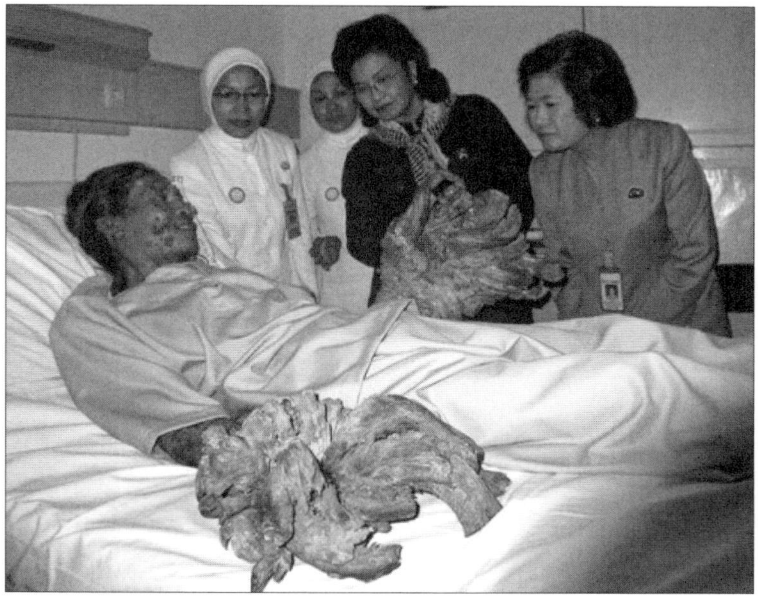

Gesundheitsministerin Supari (2. v. rechts).

Vor diesem Hintergrund wird der seit längerer Zeit schwelende Konflikt um das Forschungslaboratorium der US-Marine NAMRU (US Naval Medical Research Unit) in Djakarta verständlich.[176] Der Vorwurf der Biowaffenforschung in dem Labor ist nicht neu, doch bisher noch nicht mit solcher Heftigkeit vorgetragen worden. Gesundheitsministerin Dr. Supari und Präsident Yudhoyono fordern Zutritt und Kontrolle der Arbeit in dem Laboratorium, der Verteidigungsminister schließt sich der Forderung an. Die USA fordern im Gegenzug diplomatische Immunität für die neunzehn US-Forscher des Labors.

Ob die US-Marine die Indonesier wirklich an der Forschung teilhaben lassen will, ist nicht klar. Welcher Bankier überläßt denn schon der Putzfrau den Schlüssel zum Tresorraum?

Für den amerikanischen Botschafter Hume dreht sich die ganze Sache schlicht um politische Profilierung und Geldforderungen der indonesischen Regierung. Für Gesundheitsministerin Supari und ihren Präsidenten ist das westliche Gesundheitssystem ein inhumanes, profitorientiertes, egoistisches Konstrukt, um die Welt zu kontrollieren.

Wer will ihnen da widersprechen?

---

[176] Die US-Marine unterhält insgesamt fünf Forschungslabore in Peru, Kenya, Thailand, Ägypten und in Djakarta, das 1970 gegründet wurde. http://www.theage.com.au/articles/2008/04/25/1208743252040.html

9. Das deutsche Kartell

Der Bundestagsabgeordnete Friedrich Merz schrieb in der Zeitschrift *Cicero* im März 2007 über die Annahme der Gesundheitsreform im Deutschen Bundestag:

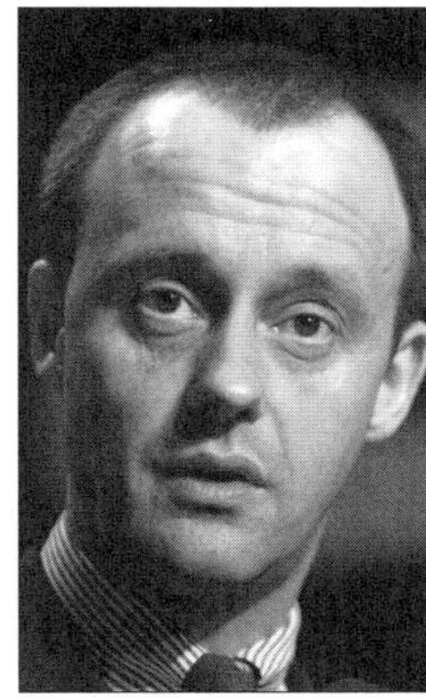

Friedrich Merz.

An dem von Friedrich Merz kritisierten Zustand hat sich sicherlich/offensichtlich nicht geändert...

> »Außer einigen wenigen Fachpolitikern haben die allermeisten Abgeordneten bei der Abstimmung über die Gesundheitsreform nicht gewußt, worüber sie abstimmen, noch konnten sie es jemals in Erfahrung bringen. Dieses Konvolut von mehr als 500 Seiten, das aus sich heraus weder lesbar noch verständlich war, dazu auf weit mehr als 100 Seiten Änderungsanträge am Tag vor der Abstimmung, hat uns zur Gesetzgebung im Blindflug gezwungen. Und was noch schwerer wiegt: Selten zuvor hat sich eine solche Vielzahl insbesondere von jüngeren Kolleginnen und Kollegen in beiden Koalitionsfraktionen von ihrer Regierung und ihren Fraktionsführungen so massiv unter Druck gesetzt gesehen wie bei dieser Abstimmung. Einzelnen Abgeordneten ist massiv gedroht worden mit dem Ende ihrer Karriere, die SPD erwog den Austausch gleich mehrerer kritischer Abgeordneter im Gesundheitsausschuß. Bei allem Verständnis für die notwendige Funktionsfähigkeit der Arbeit im Parlament, der Fraktionen und vor allem der Regierungsmehrheit: Das war zu viel. Und deshalb muß jetzt über diesen Einzelfall hinaus über Konsequenzen ernsthaft nachgedacht und öffentlich gesprochen werden. Wer diesen Diskurs jetzt noch verweigert, der läßt mit zu, daß das deutsche Parlament erneut vor die Hunde geht.«

Merz hat konsequenterweise am 2. Februar 2007 gegen die Annahme dieses Gesetzes gestimmt, wahrscheinlich stimmte Horst Seehofer ebenfalls dagegen.

Merz ist mittlerweile aus dem Bundestag ausgeschieden, Horst Seehofer bayrischer Ministerpräsident.

Am kritisierten Zustand hat sich sicherlich nichts geändert, es ist wahrscheinlich noch schlimmer geworden. Doch wir wollen nicht über die vielen hilflosen Aktionen der Bundesregierungen diskutieren, sondern nur über die AKTE SCHWEINEGRIPPE.

Die *TAZ* titelt unter »Streit der Woche« »Ärzte gegen Massenimpfung«.[177] Endlich hat sich die Bundesärztekammer, wir sprechen von Anfang September, gegen die empfehlenden Bundesinstitute gestellt

[177] http://www.taz.de/1/zukunft/wissen/artikel/1/aerzte-gegen-massenimpfung/

und bezeichnet die ganze Impfaktion als Geschenk an die Pharmaindustrie. Das wird natürlich nur indirekt gesagt. Es entstehe, so Cornelia Goesmann, Vizepräsidentin der Standesorganisation

> »der Verdacht, daß die Interessen der Pharmaindustrie durch ihre Lobbyisten wieder einmal gut bedient werden«. Die Bevölkerung erlebt die Schweinegrippe »unisono als hysterische Panikmache ohne realistischen Hintergrund«.

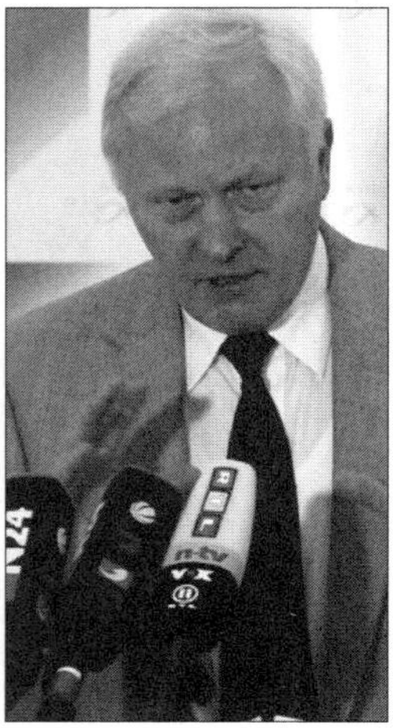

Reinhard Burger, Vizepräsident des Robert-Koch-Instituts.

Prof. Reinhard Burger, Vizepräsident des Robert Koch-Instituts, hält dagegen:

> »Es wäre leichtfertig, dieses Virus abzuschreiben als mildes Virus und die Hände in den Schoß zu legen. . . So schnell hat sich noch nie ein Influenzavirus ausgebreitet.«

Er rechtfertigt damit die Politik seines Institutes, dem allerdings von Kritikern allzu große Regierungsnähe und vor allem eine Pro-Impfen-Politik vorgeworfen wird.

Der Marburger Virologe Stefan Becker wies auf einen interessanten Aspekt hin:

> »Wahrscheinlich hätten wir früher gar nicht gemerkt, daß es zurzeit eine Pandemie gibt.«[178]

Haben die Medien die Schweinegrippe ganz allein gemacht? Sollten sie diese machen, oder sind wir mittlerweile so konditioniert, daß wir nicht mehr anders können?

Die Bertelsmann-Akte

Der Bertelsmann-Konzern war einmal führend in der Welt, heute ist er immer noch führend auf Platz 5.

In dem wunderbaren James Bond-Film »Der Morgen stirbt nie« inszeniert ein Medienzar einen Krieg, um mit seinen Nachrichten die Gesellschaft zu beherrschen.

Doch Bertelsmann steht nicht nur für einen der mächtigsten Medienkonzerne der Welt, Bertelsmann steht für ein politisches Konzept. Der einzigartige Einfluß des Unternehmens auf die deutsche Politik und Gesellschaft ist trotz einiger öffentlicher, überwiegend linker Kritik kaum bekannt. Ob Agenda 2010, Wirtschafts-, Hochschul- oder Gesundheitspolitik, stets ist Bertelsmann in irgendeiner Form beteiligt, meist sogar an entscheidender Stelle.

Ähnlich wie andere Konzernstiftungen, aber mit überlegenen finanziellen Mitteln und geduldiger Lobby- und Gremienarbeit ver-

[178] Das RKI zählt aktuell 16 835 Infektionen mit dem Virus. Wir wissen, wie diese Statistiken zustande kommen.

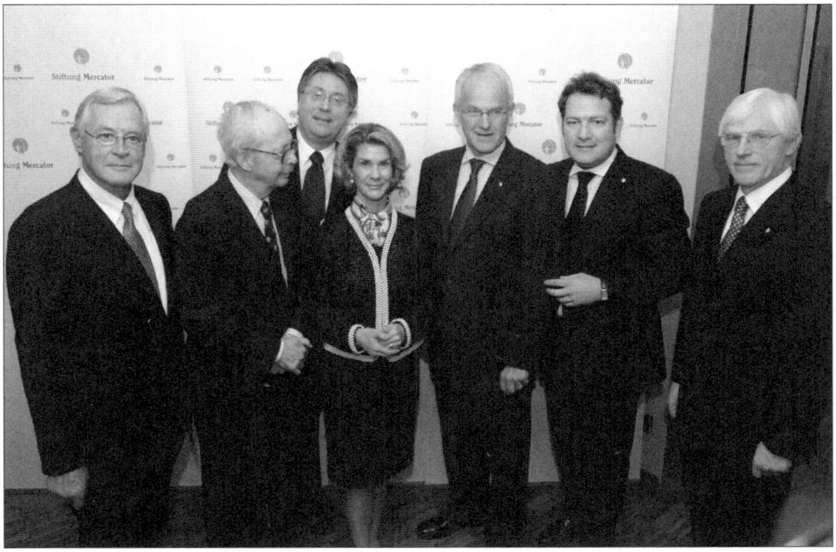

So werden Netzwerke gebunden. . . Mercator Stiftung des Bertelsmann Konzerns. In der Mitte die heutige Konzernchefin Brigitte Mohn.

leiht die Bertelsmann Stiftung dem marktradikalen Konsens der politischen, administrativen und ökonomischen Eliten in Deutschland und der Europäischen Union ihre eigene sprachliche Note. Sie hat sich selbst zu einer Art Praeceptor Germaniae ernannt und gebärdet sich als fürsorgliche und gemeinnützige Vermittlerin des Unvermeidlichen, der wirtschaftlichen Globalisierung.[179]

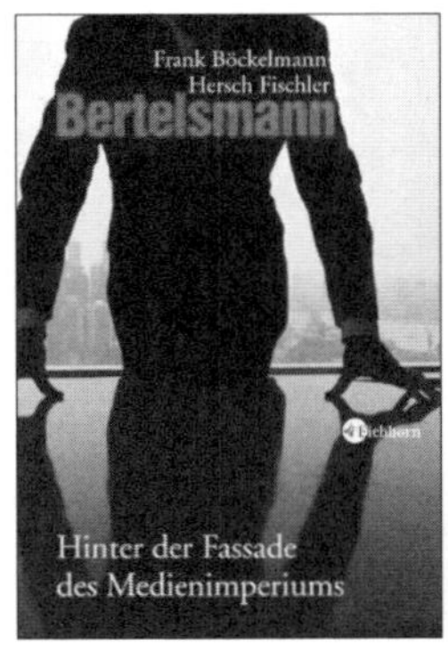

Frank Böckelmann/ Hersch Fischler, *Bertelsmann. Hinter der Fassade des Medienimperiums,* Frankfurt/ M. 2004.

Die Autoren Hersch Fischler und Frank Böckelmann haben in ihrem hervorragenden Buch über das Bertelsmann-Imperium und seine Philosophie die Einleitung beziehungsreich »Apparat der Selbstverklärung« genannt.[180]

»In den Gremien der europäischen Wirtschafts-, Sozial-, Bildungs- und Sicherheitspolitik geht ohne die Experten von Bertelsmann nichts mehr. Hier entscheiden Elite-Netzwerke aus Parteien und Konzernen darüber, welche Probleme vordringlich und welche Lösungen akzeptabel sind. Die Repräsentanten des staatlich protegierten Bertelsmann-Konzerns sind als Akteure der Wirtschaft dabei. Zugleich beraten sie in ihrer Eigenschaft als Sachverständige mit über die Rahmenbedingungen ihrer eigenen Geschäftstätigkeit.«

[179] Frank Böckelmann in Telepolis v. 10. 10. 2009 http://www.heise.de/tp/r4/artikel/31/31262/1.html

[180] Frank Böckelmann u. Hersch Fischler, *Bertelsmann. Hinter der Fassade des Medienimperiums,* Frankfurt/M. 2004.

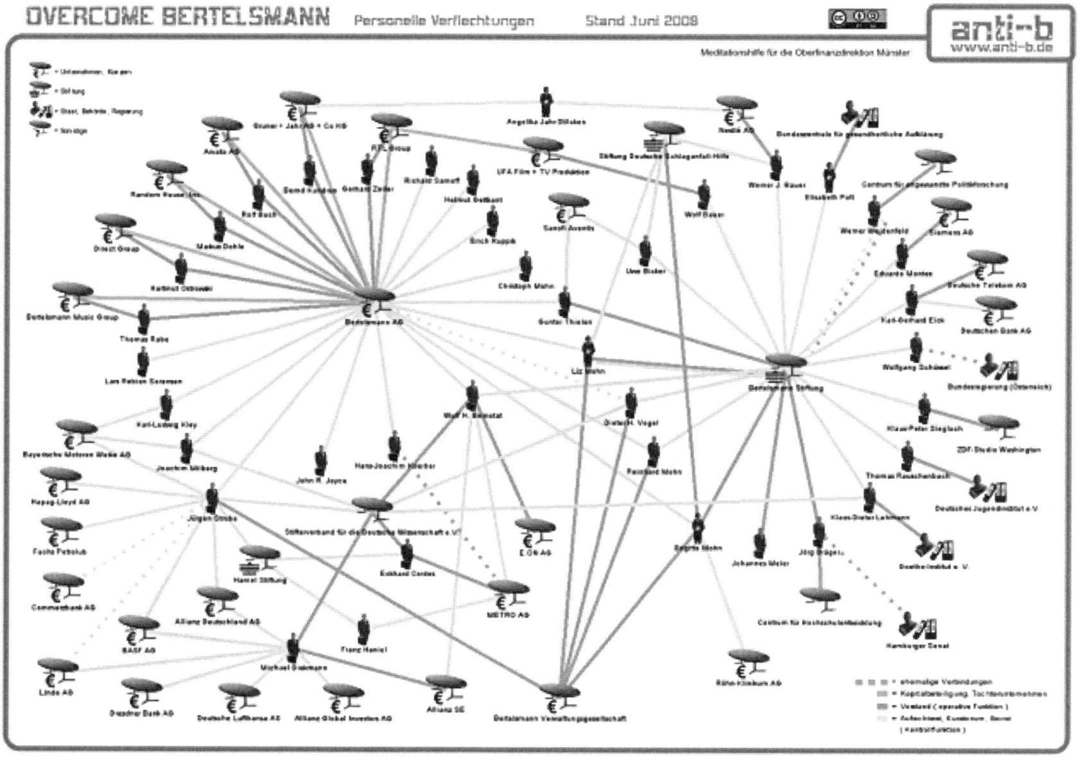

Bertelsmann-Medien.

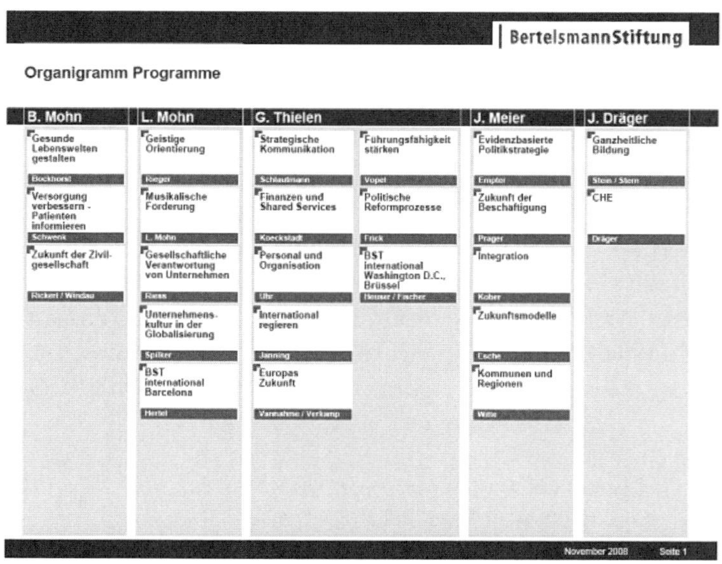

Bertelsmann-Organogramm.

Was hat nun Bertelsmann mit der Schweinegrippe zu tun? Vordergründig nichts, sieht man von den hauseigenen Zeitungsverlagen ab, die von solchen Themen leben. Schließlich sind ja Medien nicht gemeinnützige, sondern gewinnorientierte Unternehmen. Die öffentlichrechtlichen Medien dagegen sind nicht gewinnorientiert, wie wir alle durch die Eintreiber der GTZ wissen. Sie sind durch verschiedene Gremien und persönliche Verbindungen an politische Netzwerke gekoppelt. Hier geschieht schon längst nichts mehr ohne höheres Abnicken.

Und damit sind wir beim Thema oder den Themen. Es gibt kaum noch gesellschaftlich bedeutsame Diskussionen, die nicht in Abstimmung mit politischen Netzwerken in die Gesellschaft gebracht werden. Es sind Inhalte und Ziele, die vorgeblich allen, in Wirklichkeit aber einigen wenigen nutzen, von ihnen genutzt werden. Wir alle werden aber dafür zur Kasse gebeten, und wir bezahlen noch immer brav.[181]

> »Über die Stiftung wirkt der Konzern in Deutschland und Europa auf undurchsichtige Weise an fast allen bedeutsamen sozial- und bildungspolitischen Reformen und sicherheitspolitischen Entscheidungen mit.«[182]

Der Strukturwandel der politischen Parteien ist in den letzten Jahren deutlich zu beobachten. Wichtige gesellschaftliche Fragen werden nicht mehr entschieden, sondern in Elite-Netzwerken wie der Bertelsmann-Stiftung diskutiert. Auf der Grundlage der internen Abstimmung werden dann der Öffentlichkeit Konzepte vorgestellt, denen kaum noch widersprochen werden kann, die auch nur noch in Scheindebatten zur Diskussion gestellt werden. Die offenkundige, zunehmend kritisierte Annäherung der politischen Parteien hat hierin ihre Ursache. Mit Demokratie hat diese Form der Konsensbildung nichts mehr zu tun. Vorgebliche ›Eliten‹ steuern mit Hilfe ihrer Machtapparate die gesellschaftliche Diskussion, und es werden letztlich Entscheidungen nach außen getragen, die schon längst entschieden sind. Der Bertelsmann-Kritiker Böckelmann urteilt:

> ». . . die Leute spüren, daß fast alles, was sie bei Sabine Christianen

---

[181] Mahatma Gandhis Bewegung hat ein Imperium zum Einsturz gebracht und die Welt verändert. Der Ruf »Wir sind das Volk« hat die Mauer hinweggefegt und Deutschland wieder vereinigt. Es muß nicht so weitergehen wie bisher. Insofern ist dieses Buch auch ein politisches Buch.

[182] Im Interview mit Florian Rötzer, Telepolis http://www.heise.de/tp/r4/artikel/18/18749/1.html

hören und auf den Meinungsseiten der großen Blätter lesen, in gewisser Weise vorsortiert und aufeinander abgestimmt ist und im gemeinsamen Kielwasser kreist. . . Es kommt einem alles unendlich bekannt vor. Und daraus erwachsen Politikmüdigkeit und Parteienverdrossenheit.«[183]

Das Defizit an wirklichem gesellschaftlich-demokratischen Konsens und der Verlust der Vision einer »Sozialen Marktwirtschaft« schlagen sich deutlich in der Gesundheitsreform nieder. Keine Lobby verfügt in Deutschland über ein so fest gefügtes Netzwerk wie die Pharmaindustrie. Die Abhängigkeit der Politik und der ministerialen Gesundheitsverwaltung von den Zuwendungen der Pharmalobby ist über viele Jahre hinweg gewachsen. Wie stark muß der Einfluß sein, wenn schon ein durchsetzungsfreudiger Minister Seehofer davor resigniert?

Wir reden hier nicht vom Einfluß auf die praktische Medizin, diese ist unglaublich. Ob Krankenhäuser, Gesundheitseinrichtungen oder niedergelassene Ärzte, sie alle hängen an einem verflochtenen System der Abhängigkeit - geht es doch ums Geld.

Sie alle werden gesteuert, ob durch direkte und indirekte Zuwendungen oder durch Konzepte, die clever in die gesellschaftliche Diskussion eingebracht werden.

Wesentliche Teile der Gesundheitsreform sind in der Bertelsmann-Stiftung konzipiert worden. Ahnlich dem amerikanischem ›Health Management Organisation‹ (HMO) lieferte die Stiftung das Konzept »Centrum für Krankenhausmanagement«. Der tiefere Grund all die-

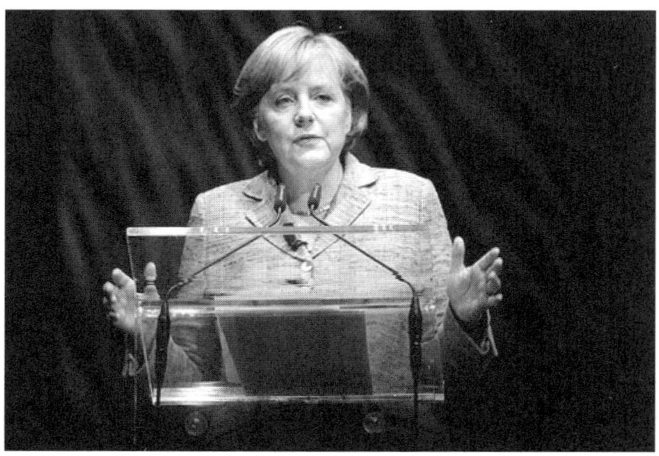

Bundeskanzlerin Angela Merkel bei der Bertelsmann-Stiftung.

[183] Ebenda.

ser Konzepte ist im Kommissionsvorschlag zur Gesundheitsreform enthalten:

> »Der Anspruch auf eine bestmögliche solidarisch finanzierte medizinische Versorgung ist nicht länger aufrecht zu erhalten.«

Bertelsmann geht es allerdings nicht nur um globalisierende politische Weichenstellungen, sondern auch um knallhartes Geschäft.

- Der Zwang zum flächendeckenden Qualitätsmanagement, natürlich mit dem von Bertelsmann entwickelten System EPA, bringt betriebliche »Ablaufoptimierung«.[184] Der medizinische Dienstleister und der Patient als Mensch werden hier rein mechanisch als standardisierte Optimierungsgrößen gesehen. Der *Stern* und andere Zeitungen des Konzerns verkauften das dem Publikum als innovative Leistungen, da jeder sich vor dem Arztbesuch bereits an Hand der Benotung über die Qualität des Arztes oder Krankenhauses informieren kann.
- Lenkung der Patientenströme durch Privatisierung und Konzentration (Rhön, Helios, Asklepios u.a.). Dazu wurden bereits verschiedene Gesetze erlassen wie das »Wettbewerbsstärkungsgesetz« und das »Vertragsarztrechtsveränderungsgesetz«. Die Worthülsen bedeuten nichts anderes als die mittelfristige Abschaffung der niedergelassenen Ärzte
- Datentransparenz ist notwendig und wird über eine einheitlich bundesweite Telematikplattform hergestellt. Die ärztliche Schweigepflicht wird ausgehebelt, da in der dafür notwendigen elektronischen Gesundheitskarte alle persönlichen und medizinischen Daten erfaßt werden, auch ob Sie geimpft worden sind. Sonst könnte Ihnen schon einmal der Besuch der Schule oder des geliebten Stadions verboten werden. Orwellsche Welt!
  Der ungeimpfte Bürger als Pandemiegefahr?
  Gerade erfaßt die Bertelsmann-Firma Arcandor für die AOK rund 17 Millionen Fotos für die neue Gesundheitskarte
- Einige führende Köpfe im Gesundheitswesen wechselten in Bertelsmannstiftungen oder nahmen dort zusätzlich leitende Stellungen ein, so der Chef der Barmer Ersatzkasse, Prof. Dr. Eckart Fiedler, und der Leiter Fachbereich Gesundheit und Ernährung beim Bundesverband der Verbraucherzentralen, Thomas Isenberg. Letz-

»Was in Deutschland unter dem Etikett ›Gesundheitsreform‹ läuft, ist Sprengstoff erster Ordnung: Krankenschwestern arbeiten für einen Hungerlohn. Alte Menschen verkommen in ihrem Dreck. Aus Patienten werden Kunden, aus Ärzten werden Händler, aus Krankenhäusern werden Abfertigungsanlagen. Und die Hausärzte, die letzten freien Anwälte der Patienten, werden ruiniert und ihrer Existenzgrundlage beraubt, weil sie nicht gleichzuschalten sind.« Renate Hartwig, Pharmakritikerin [187]

[184] www.Bertelsmannstiftung.de

[185] Renate Hartwig – Der verkaufte Patient, Pattloch-Verlag

terer begründete seinen Schritt lapidar mit: »Es paßte einfach«.[186] Mit von der Partie überall der SPD-Multi-Gesundheitsexperte Karl Lauterbach.[187]

Bertelsmann ist eine selbstfinanzierte und selbstlegitimierte Institution, die eine glänzende Fassade der Gemeinnützigkeit errichtet hat. Diese Fassade blendet die äußerst fragwürdigen Geschäftsmethoden vieler Bertelsmann-Firmen erfolgreich aus.[188]

Wir, das heißt die jetzigen und/oder zukünftigen Patienten, dürfen gespannt die Entwicklung beobachten und dann später bezahlen. Zwar meckern alle, aber so richtig passiert nichts. Massenproteste von niedergelassenen Ärzten wie in Bayern und Nordrheinwestfalen wurden von der Presse totgeschwiegen. Dafür finden sich aber die Schlagzeilen über gestiegene Bezüge nach der Gesundheitsreform auf den Titelseiten, suggerieren: »das System läuft«.

Deutschland verfügt sicher weltweit über eines der leistungsstärksten Gesundheitssysteme, aber auch über das teuerste. Die Begründung, warum wir in Deutschland die höchsten Medikamentenpreise weltweit bezahlen, ist noch nicht gegeben worden. Allerdings hat das auch keiner der Verantwortlichen ernsthaft gefragt. Daß sich das System zumindest in Teilen verselbständigt hat, ist offensichtlich. Bezahlbar ist es eigentlich schon lange nicht mehr.

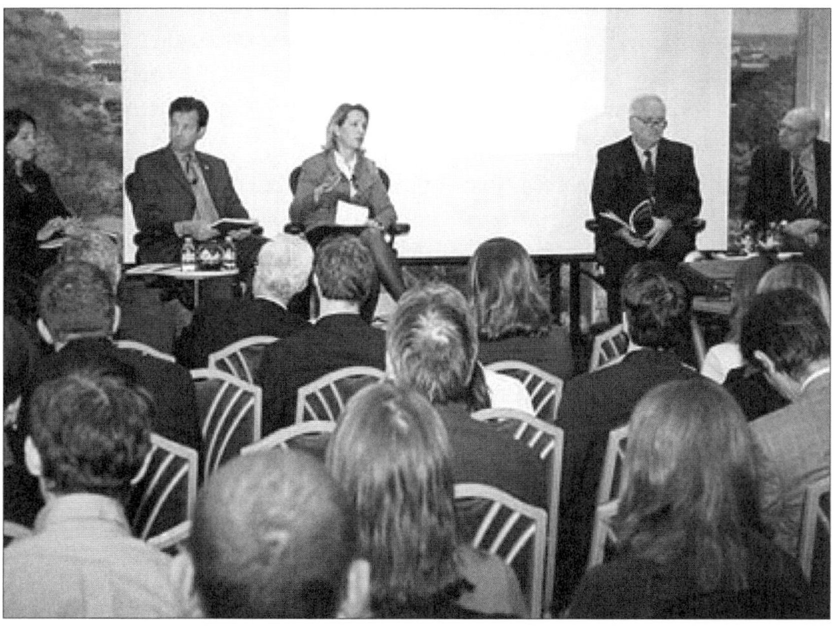

Vorstellung des ›Trans-Atlantic Briefing Book‹ in Washington. Quelle: www.bertelsmann-stiftung.de
Das Trans-Atlantic Briefing Book erarbeitete die Bertelsmann-Stiftung für die neue Obama-Administration und faßt Politikempfehlungen für den neuen US-Präsidenten und sein Team aus europäischer Sicht zusammen, vor allem, was die großen außenpolitischen Herausforderungen (Afghanistan, Iran usw.) anbetrifft.

[186] Norbert Hansen wechselte von der Führung der Eisenbahnergewerkschaft Transnet ebenso lapidar zur Gegenseite als Personalvorstand der Bundesbahn.

[187] Ausführlicher dazu der Artikel von Dr. Silke Lüder, niedergelassene Allgemeinmedizinerin in Hamburg. Veröffentlicht im Hamburger *Ärzteblatt* 8/2009.

[188] http://www.heise.de/tp/r4/artikel/18/18749/1.html

Der Apparat – das Robert Koch-Institut

Aus der Selbstdarstellung des Robert Koch-Institutes: Aufgaben und Gesetzliche Grundlagen des Robert Koch-Instituts

Das Robert Koch-Institut (RKI) ist ein Bundesinstitut im Geschäftsbereich des Bundesministeriums für Gesundheit. Das RKI ist die zentrale Einrichtung der Bundesregierung auf dem Gebiet der Krankheitsüberwachung und -prävention und damit auch die zentrale Einrichtung des Bundes auf dem Gebiet der anwendungs- und maßnahmenorientierten biomedizinischen Forschung. Die Kernaufgaben des RKI sind die Erkennung, Verhütung und Bekämpfung von Krankheiten, insbesondere der Infektionskrankheiten. Zu den Aufgaben gehört der generelle gesetzliche Auftrag, wissenschaftliche Erkenntnisse als Grundlage für gesundheitspolitische Entscheidungen zu erarbeiten. Vorrangige Aufgaben liegen in der wissenschaftlichen Untersuchung, der epidemiologischen und medizinischen Analyse und Bewertung von Krankheiten mit hoher Gefährlichkeit, hohem Verbreitungsgrad oder hoher öffentlicher oder gesundheitspolitischer Bedeutung. Das RKI berät die zuständigen Bundesministerien, insbesondere das Bundesministerium für Gesundheit (BMG), und wirkt bei der Entwicklung von Normen und Standards mit. Es informiert und berät die Fachöffentlichkeit sowie zunehmend auch die breitere Öffentlichkeit. Im Hinblick auf das Erkennen gesundheitlicher Gefährdungen und Risiken nimmt das RKI eine zentrale »Antennenfunktion« im Sinne eines Frühwarnsystems wahr.[189]

Das RKI blickt auf eine über hundertjährige Geschichte zurück, die man durchaus als erfolgreich bezeichnen kann. Als Königlich Preußisches Institut für Infektionskrankheiten gegründet, war das Institut wesentlich am Feldzug gegen die am Anfang des letzten Jahrhunderts noch zahlreichen Seuchen beteiligt. Ob es allerdings die Impfaktionen waren oder das mit zunehmender Gesundheitsaufklärung einhergehende Hygieneverständnis seit den zwanziger Jahren des 20. Jahrhunderts wird wohl nicht mehr zu klären sein.

Im Streit um das Für und Wider des Impfens steht das RKI trotz seiner geballten Kompetenz auf schwankendem Boden. Auch hierhin reicht der lange Arm der Pharmalobby. Friedrich Merz und Horst Seehofer sprachen offen über die Verbindung von Politik und Pharma. Andere Abgeordnete werden auch so denken, sagen dürfen sie es nicht, dagegen stimmen dürfen sie auch nicht.

---

[189] http://www.rki.de/cln_151/nn_205760/DE/Content/Institut/institut__node.html?__nnn=true

Der mündige Bürger wird im Interesse von Image, Profilierung und Profit betrogen und belogen und geht gegebenenfalls an den Nebenwirkungen der Impfungen drauf. Was macht das schon? Die paar Todesopfer liefern zum einen die nächsten Schlagzeilen – und reduzieren, statistisch gesehen, wahrscheinlich die größte Gruppe des ›Stimmviehs‹ am meisten. Die Nichtwähler! http://www.freitag.de/community/blogs/g-westerby/der-schweine-grippe-hoax—cui-bono

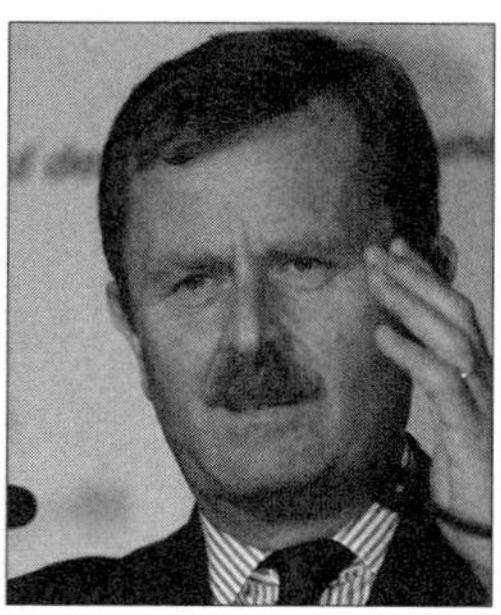

Vizepräsident der Bundesärztekammer Frank Ulrich Montgomery.

Also warum sollte das RKI nur der reinen Wissenschaft verpflichtet sein? Immerhin haben seine Empfehlungen sehr weittragende Bedeutung für die ganze Gesellschaft. Um so sorgfältiger sollte eigentlich das Urteil ausfallen.

Nun ist nach anfänglicher Skepsis gegenüber der vom amerikanischen Kontinent herüberschwappenden Hysterie auch in Berlin die Sorge um den Fortbestand der Deutschen eingekehrt. Ohne Impfung droht das Ende, so zumindest, wenn man Prof. Reinhard Burger, dem Leiter der Abteilung Infektionskrankheiten, zuhört. Prof. Burger gehört zu jenen beratungs- und erkenntnisresistenten Verfechtern der Impftheorie, und als Leiter jener so wichtigen Abteilung hat sein Wort Gewicht bis hinein in die Beschaffungsmaßnahmen von Impfstoffen durch die Bundesregierung. Weiß er tatsächlich, was er da propagiert, oder hat er einen Auftrag?[190]

Die Ständige Impfkommission (STIKO) zeichnet verantwortlich für die Maßnahmen der Bundesregierung, und dort hat man sich auf eine landesweite Impfaktion eingeschossen. Da das Volk impfmüde ist, warnt man schon mal: »In der Bevölkerung herrscht die Vorstellung vor, die Grippe verlaufe mild«, so Prof. Burger. Gleichzeitig warnt er, daß das Jetzt nur »eine scheinbare Friedenszeit« sei.

Um die Glaubwürdigkeit der eigenen Warnungen zu unterstützen, plant das RKI mit dem Bundesgesundheitsministerium für den Herbst eine Informationskampagne, um vor allem junge Menschen vom Nutzen der Schweinegrippe-Impfung zu überzeugen.[191] Das wird nicht reichen, da laut Umfrage des *Spiegels* sich gerade einmal 13 Prozent impfen lassen wollen. Der Vizepräsident der Bundesärztekammer, Frank Ulrich Montgomery, wirft den Verantwortlichen »Hysterie« vor. Er ist allerdings tatsächlich nur seinen Ärzten verpflichtet, und nicht Pharmafirmen oder anderen Interessenvereinigungen. Deren amtliche Vertreter hören sich anders an.

Der Präsident des Paul Ehrlich-Instituts, Johannes Löwer, rechnet zum Beispiel nicht mit besonderen Nebenwirkungen, weil die Inhaltsstoffe des Impfstoffs bis auf das Antigen des Schweinegrippeerregers bekannt sind. Es gebe bislang auch keine Hinweise, daß Inhaltsstoffe

[190] http://www.ardmediathek.de/ard/servlet/content/1705126 Der Beitrag v. 5. März 2009 diskutiert zwar die HPV-Impfung, ist jedoch von einer sehr typischen Arroganz. Daß die Impfung in den USA wegen Todesfällen und Nebenwirkungen abgebrochen wurde, unterschlägt Burger.

[191] http://www.focus.de/gesundheit/gesundheits-news/schweinegrippe-die-meisten-deutschen-wollen-sich-nicht-impfen-lassen_aid_430750.html

gesundheitsschädlich sein könnten, sagte er der *Berliner Zeitung*. Löwer rief besonders Schwangere und chronisch Kranke auf, sich im Herbst unverzüglich impfen zu lassen.[192]

Nun, wir sind gewohnt, daß Zeitungen viel Unsinn schreiben, hier reden aber Professoren offensichtlich grob fahrlässig. Bei grober Fahrlässigkeit wird einem Autofahrer der Führerschein abgenommen, hier schieben sich verantwortungslose Eliten die Pfründe zu und werden im besten Falle pensioniert. Zu prüfen wäre, ob hier nicht ein justitiables Delikt vorliegt. Es gab Fälle, da wurde man für weniger verurteilt. Beim Zustand der deutschen Justiz besteht allerdings wenig Hoffnung für tatsächliche Sanktionen gegen solche Personen.

Wenn ein Land wie Deutschland kaum getestete Arzneimittel bei Schwangeren und Kleinkindern einsetzt, so ist die Abwägung zwischen potentiellem Nutzen und potentieller Gefahr völlig außer Kraft gesetzt. Kein Arbeitsplatz in der Pharmaindustrie kann so viel wert sein, daß man für seinen Erhalt Schwangere und Kleinkinder ohne Not in Gefahr bringt. http://www.heise.de/tp/r4/artikel/31/31334/1.html

Wurden nicht vor kurzem noch Tests mit Schwangeren aus ethischen Gründen abgelehnt? Jetzt sollen sie sich gleich impfen lassen, obwohl nachgewiesen ist, daß der Impfstoff bisher nicht die Zulassungskriterien erfüllt und mit einem Adjuvans arbeitet, das erwiesenermaßen neurotoxisch wirkt. Wurden nicht gegen Anthrax geimpfte Soldatinnen der US-Army im ersten Golf-Krieg darauf hingewiesen, in den folgenden 18 Monaten nicht schwanger zu werden?

Der Impfstoffhersteller Baxter, eigentlich nicht im Verdacht, dem Profit seiner Aktionäre schaden zu wollen, hat in klinische Studien die negative Wirkung seines Adjuvans veröffentlicht. Sie verursacht eine Immunreaktion im Sinne einer Entzündung. Gerade diese ist für Schwangere gefährlich! Wir wissen, daß die Nebenwirkungen wesentlich weiter gehen.

Es drängt sich die Frage auf, in wessen Interesse hier argumentiert wird: in voller wissenschaftlicher und ethischer Verantwortung für den Bürger sicher nicht, den ›nützlichen Idioten‹ läßt man nur zahlen.

Der Vorsitzende des Instituts weiß offensichtlich nichts von den Vorbehalten seines eigenen Instituts.[193]

---

[192] Beide Artikel vom 8. 9. 2009 http://www.netdoktor.de/News/Schweinegrippe-Zweite-Welle-1131248.html, http://www.focus.de/gesundheit/gesundheitsnews/schweinegrippe-die-meisten-deutschen-wollen-sich-nicht-impfen-lassen_aid_430750.html

[193] Siehe Kapitel über Adjuvantien.

Hochsicherheitslabore und Sicherheitsstandards in Deutschland

Es gibt in Deutschland fünf Institute, die sich mit exotischen Erregern, Seuchenprophylaxe und -bekämpfung beschäftigen. In allen Instituten werden zur Zeit die Laborkapazitäten nach neuesten Sicherheitsstandards (bis Sicherheitsstufe 4) ausgebaut oder erweitert. Seit 2007 wurden Genehmigungen zur Forschung mit gentechnisch veränderten Erregern erteilt.

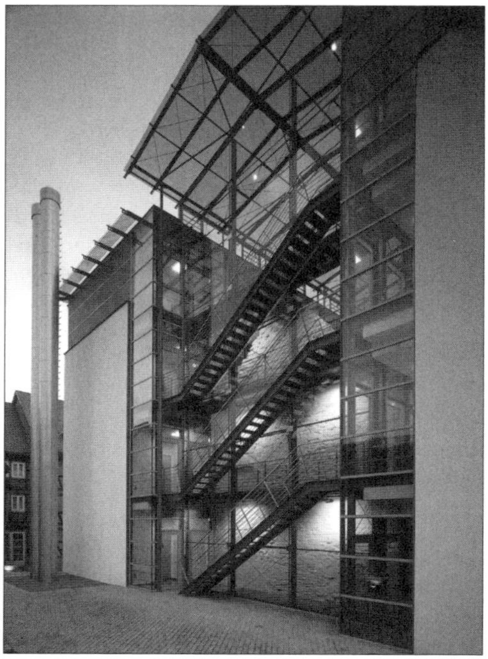

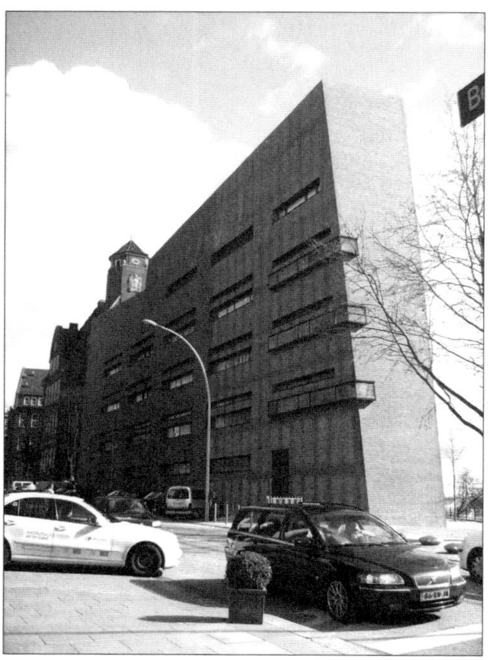

- Robert Koch-Institut (RKI)

Leitendes Institut der Bundesrepublik und direkt dem Bundesministerium für Gesundheit unterstellt.

Nationales Referenzzentrum für verschiedene Virus- und Bakterienerkrankungen (Influenza, Masern, Mumps, Röteln, Poliomyelitis, Salmonellosen und Erkrankungen durch Staphylokokken) und mehrere Konsiliarlaboratorien (Noroviren, Rotaviren, Poxviren usw.). Außerdem Zentrum für Biologische Sicherheit (ZBS) zur Analyse und Bekämpfung des Bioterrorismus. Es gliedert sich in fünf Fachbereiche und die Informationsstelle des Bundes für Biologische Sicherheit (IBSS).

- Bernhard Nocht-Institut (BNI)

Das Hamburger Bernhard Nocht-Institut für Tropenmedizin (BNI) wurde am 1. Oktober 1900 als Institut für Schiffs- und Tropenkrankheiten vom Hamburger Hafenarzt Dr. Bernhard Nocht gegründet. Zu den Hauptaufgaben des Instituts zählt die Erforschung von Tropenkrankheiten. Das BNI führt als nationales Referenzlabor bei Verdachtsfällen die Diagnostik zum Nachweis solcher Krankheitserreger durch. Forschungsschwerpunkte sind die Erreger des Lassa-Fiebers und der Malaria.[194]

[194] http://www.bni-hamburg.de/

Von oben: das Robert Koch-Institut (Neubau) und das Bernhard Nocht-Institut.

➢ Institut für Virologie an der Philipps-Universität Marburg

Das Institut für Virologie der Universität Marburg befaßt sich mit der Erforschung von Virusinfektionen, die wesentlich durch den Erregerwechsel zwischen Tier und Menschen geprägt sind. Hierzu gehören die Influenzaviren des Menschen und der Tiere. Dabei stellen insbesondere die Influenzaviren der Vögel (Vogelgrippeviren) eine erhebliche Bedrohung dar, da von ihnen weltweite Pandemien beim Menschen ausgehen können. Die Marburger Virologen befassen sich darüber hinaus mit einer ganzen Reihe anderer zoonotischer Erreger, bei denen es sich in der Regel um neue Viren (*emerging viruses*) handelt. Diese Arbeiten, die in der Entdeckung des Marburgvirus bereits vor längerer Zeit einen ersten Höhepunkt fanden, wurden später durch Untersuchungen an Ebola- und Lassaviren erweitert und so systematisch zu einem Schwerpunkt auf dem Gebiet der hämorrhagischen

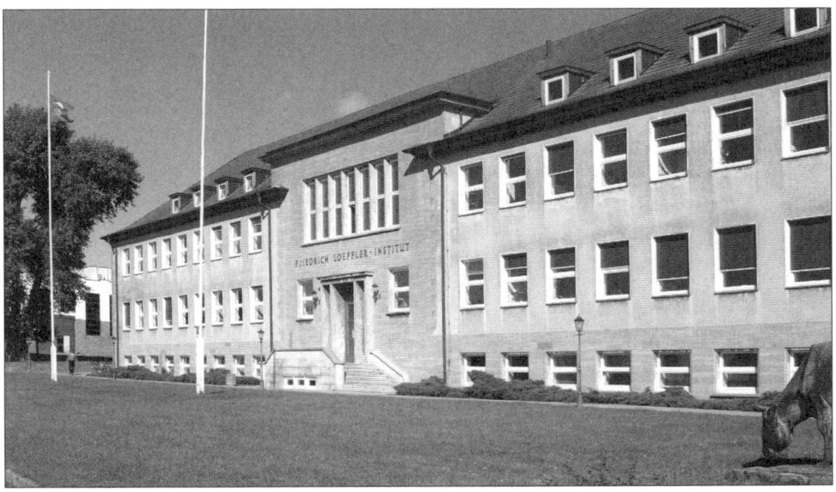

Das Friedrich Loeffler-Institut.

Fieber und anderer gefährlicher Virusinfektionen ausgebaut. So war das Institut für Virologie als Mitglied einer WHO-Taskforce auch maßgeblich an der Identifizierung des SARS-Erregers beteiligt.[195]

➢ Friedrich Loeffler-Institut (FLI)

Das FLI beschäftigt sich mit Tierseuchen. Es wurde am 10. Oktober 1910 von Friedrich Loeffler, dem Entdecker des Erregers der Maul- und Klauenseuche, gegründet. Das Institut befindet sich auf der Insel Riems im Greifswalder Bodden. Die Insel ist als Sperrbezirk gekenn-

[195] Text zitiert aus der Homepage des Instituts, http://www.uni-marburg.de/fb20/virologie.

zeichnet. Es wird unter anderem an BSE, Maul- und Klauenseuche, Schweinegrippe, Vogelgrippe, Fisch- und Muschelkrankheiten geforscht.[196]

➢ Institut für Mikrobiologie der Bundeswehr

Zentrum der militärischen ABC-Forschung ist München. Das Sanitätsamt der Bundeswehr hat drei wehrwissenschaftliche Zentren in einer Kaserne aufgebaut. Dazu gehören das Institut für Mikrobiologie der Bundeswehr (InstMikroBioBw), das Institut für Pharmakologie und Toxikologie (InstPharmToxBw) und das Institut für Radiobiologie (InstRadBioBw).

Die Bundeswehr forscht unter anderem an den Infektionskrankheiten Brucellose, Ebola, Fleckfieber, Hanta, Influenza, Krim-Kongo-Fieber, Lassa, Marburg, Milzbrand und Pest.

Grundlagen und Annahmen eines Pandemiefalls in Deutschland

Das RKI hat bei der Erstellung des Nationalen Pandemieplans die Erfahrungen der beiden letzten großen Influenza-Epidemien ausgewertet. Bei der ›Asiatischen Grippe‹ (1957) und der ›Hongkong-Grippe‹ (1968) starben weltweit je 1 Million Menschen. In Deutschland schätzt man bei der ›Hongkong-Grippe‹ rund 130 000 Tote.

Der Pandemieplan sieht verschiedene Eskalationsstufen von 15, 30 und 50 Prozent Erkrankungen in der Bevölkerung vor.

Bei 15 Prozent Erkrankungen müssen 187 000 Personen in Krankenhäusern stationär behandelt werden, von denen über 50 000 an Lungenentzündung, Herzversagen o.ä. sterben.

Bei 30 Prozent Erkrankungen wird von rund 13 Millionen Kranken ausgegangen, davon 374 000 Kranke in stationärer Behandlung, über 100 000 Tote.

Bei 50 Prozent Erkrankungen werden rund 21 Millionen Kranke und über 170 000 Tote gezählt.

Die Zahlen geben natürlich nicht die Dramatik und vor allem die Eigendynamik eines Pandemiefalls wieder. In Kapitel 4 wurde bereits kurz auf die Folgen hingewiesen.

Selbst im 15%-Szenario könnten nicht alle Patienten medizinisch optimal versorgt werden. Viele müßten zu Hause gepflegt werden.[197] Für die vielen Einzelhaushalte dürfte die Situation innerhalb kürzester Zeit dramatisch werden, selbst wenn wir von der Versorgungsla-

---

[196] http://www.fli.bund.de/

[197] Dies dürfte manchmal auch besser sein.

Phase 1	Phase 2	Phase 3	Phase 4	Phase 5	Phase 6	
Interpandemische Periode		**Pandemie Warnstufe**			**Pandemie Periode**	**Post-Pandemie Periode**
Phase 1	Phase 2	Phase 3	Phase 4	Phase 5	Phase 6	Post-Pandemie Periode
Keine neuen Subtypen beim Menschen	Keine neuen Subtypen beim Menschen	Humane Infektion mit neuem Influenza-Subtyp	Geringe Anzahl von Mensch-zu-Mensch-Übertragung	Hohe Anzahl von Mensch-zu-Mensch-Übertragung	Erhöhte und wesentliche Übertragung gesamte Population	Rückgang zu Inter-pande-mischer Periode
Geringes Risiko von Übertragung auf Menschen	Wesentliches Risiko von Übertragung auf Menschen	Seltene Mensch-zu-Mensch-Übertragung	Hohe Lokalisation	Nach wie vor Lokalisation	Globales Pandemie-Risiko	

Pamdemieplan. Siehe auch S. 136 und 130 f.

Influenza-Pandemie/Nachfrageausfall

Nachfrageausfall	Mildes Szenario		Schweres Szenario	
	in %	in Mrd. EUR	in %	in Mrd. EUR
Landwirtschaft	3,00	0,64	10,00	2,14
Bergbau	3,00	0,12	10,00	0,39
Bau	3,00	2,53	10,00	8,45
Verarbeitendes Gewerbe	3,00	13,02	10,00	43,40
Groß- und Einzelhandel	3,00	6,31	10,00	21,04
Transport	17,00	11,61	67,00	45,75
Gesundheitswesen	- 4,00	- 5,60	- 15,00	- 21,01
Gastgewerbe	20,00	6,10	80,00	24,38
Kultur	20,00	7,77	80,00	31,10
Sonstige Dienste	1,00	0,55	5,00	2,73
Insgesamt	**2,20**	**43,04**	**8,10**	**158,36**

Ausfallplan von LaRoche.

ge absehen. Aber auch in den Krankenhäusern eskaliert schon auf der Stufe der geringsten Annahme die Situation, da sie selbst zu Ansteckungszentren werden, für Patienten, Besucher und medizinisches Personal gleichermaßen. Ob ein ausreichendes Angebot an ABC-Schutzanzügen wirklich etwas ändern würde, darf bezweifelt werden. Wer will und kann schon den ganzen Tag in einem Plastikanzug arbeiten? Antivirale Medikamente dürften sehr schnell zur Neige gehen, das heißt, auch leichtere Verläufe könnten eskalieren – von den Begleiterkrankungen, etwa der Lungenentzündung, abgesehen.

Auf den Straßen werden sich in der Folge Mängel in Verkehr, Versorgung und Sicherheit bemerkbar machen. Die Sicherheitsbehörden rechnen jetzt bereits mit einer Verknappung an Desinfektionsmitteln, Medikamenten, Schutzkleidung. Der Produktionsausfall in Betrieben führt wiederum zu Engpässen in vielen Bereichen, die Systemfehler schaukeln sich nach oben.

Bei einer Infektionsrate von 30 Prozent kommt das öffentliche Leben nahezu zum Erliegen. Schulen und andere öffentliche Einrichtungen werden geschlossen. Das öffentliche Verkehrsnetz fällt aus, ebenso das Telefonnetz, öffentliche Dienstleistungen wie Müllabfuhr bleiben aus. Jahreszeitlich bedingt kommen Verschärfungen in verschiedenen Bereichen hinzu bis hin zu den überforderten Bestattungsunternehmen.

Bei einem Krankenstand von 50 Prozent kann man nur beten. Das tun die verantwortlichen Katastrophenkräfte dann auch.

Im Rahmen einer Stabsübung, ›LÜKEX 2007‹, wurde von Katastrophenschutz- und Sicherheitsbehörden der Ausbruch einer (Vogel-)Grippe-Pandemie in der Bundesrepublik durchgespielt.

Siehe Anhang, ab S. 188.

›LÜKEX‹ steht für ›Länder Übergreifende Krisenmanagement-Übung/EXercise‹. LÜKEX ist die Bezeichnung für eine Übungsserie im Bereich des nationalen Krisenmanagements in Deutschland.[198]

Das Bundesamt für Bevölkerungsschutz und Katastrophenhilfe (BBK) führte diese Übung.[199] Zur Abwicklung wurde das ›Deutsche Notfallvorsorge-Informationssystem‹ (DENIS) eingesetzt. Das Infosystem hat seine Tauglichkeit bei Stabsübungen einzelner Bundesländer bewiesen, bei einer bundesweiten Problemlage war es überfordert.

Also besser doch keine Katastrophe!

Als Ziel der LÜKEX-Übung mußte die Grundversorgung mit Lebensmitteln, Energie und medizinischer Versorgung aufrechterhalten werden. Wie soll sich die Bevölkerung ernähren, wenn die Supermärkte nicht mehr beliefert werden? Wer hat noch Bargeld, wenn die Bankautomaten ausfallen?

Das Durchspielen des 30%-Szenarios ging nach Berichten Beteiligter leidlich, allerdings versuchte man sich an der erfahrungsgemäß auftretenden zweiten und schwersten Grippewelle dann lieber nicht mehr.

---

198 Seit 2009 ist diese Aufgabe auch gesetzlich verankert (vgl. §14 Zivilschutzgesetz 2009).

199 http://www.bbk.bund.de/cln_007/DE/00__Home/homepage__node.html__nnn=true

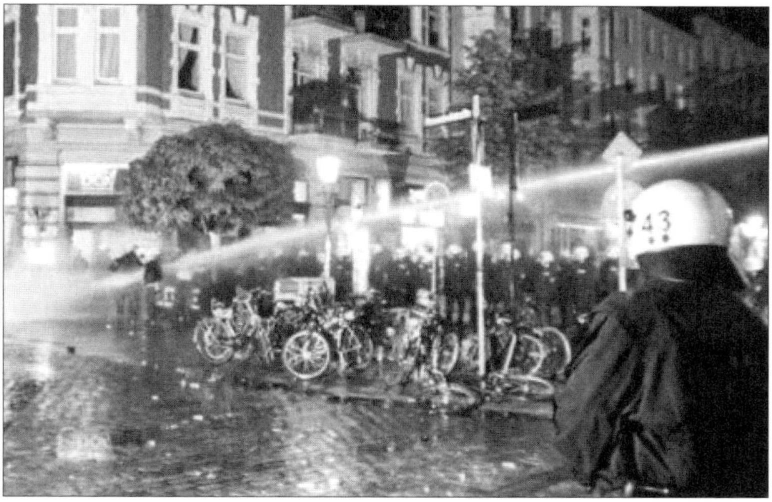

Chaostage in Hamburg. Die Polizei setzte bei den Ausschreitungen am 1. Mai 2009 im Hamburger Schanzenviertel massiv Wasserwerfer gegen Randalierer ein. Ob die polizeiliche Gefahrenabwehr ausreichen wird, wenn sie gleichzeitig an mehreren Tatorten eingreifen muß?

So konnten Erfolge gemeldet werden, wo keine waren.

Unklar blieb auch, auf welche Weise und in welchem Umfang Behörden auf beteiligte Wirtschaftsunternehmen einwirken können und wollen. Unklar blieb auch das Verhalten der Sicherheitskräfte bei Notstandmaßnahmen zur Aufrechterhaltung von Sicherheit und Ordnung. Ob die polizeiliche Gefahrenabwehr angesichts zahlreicher möglicher Tatorte und der gewaltsamen Auflösung von plündernden Menschenansammlungen ausreicht?

Für diese Situation wollte der bisherige Bundesinnenminister Schäuble den Einsatz der Bundeswehr. Kaum jemand weiß, daß die zum Glück noch nicht rechtskräftige EU-Verfasssung für den Fall innerer Unruhen sogar die Todesstrafe vorsieht.[200] Das geschieht unter Aushebelung nationaler Verbote. Prof. Karl Albrecht Schachtschneider meint:

Was taugt ein Parlament, das ohne Diskussion durchwinkt?

»Die Grundrechtecharta ermöglicht ausdrücklich in den aufgenommenen ›Erläuterungen‹ und deren ›Negativdefinitionen‹ zu den Grundrechten, entgegen der durch das Menschenwürdeprinzip gebotenen Abschaffung der Todesstrafe in Deutschland (Art. 102 GG), Österreich und anderswo, die Wiedereinführung der Todesstrafe im Kriegsfall oder bei unmittelbar drohender Kriegsgefahr, aber auch die Tötung von Menschen, um einen Aufstand oder einen Aufruhr niederzuschlagen.«

[200] Zitiert aus: http://www.parteidervernunft.eu/eu_death_penalty.html

Der Pandemie-Plan des RKI

Eine weltweite Influenza-Pandemieplanung wurde bereits 1993 im Rahmen des internationalen Symposiums der ›Groupe d'Étude et d'Information sur la Grippe‹ (GEIG) in Berlin gefordert. Die WHO hat 1999 einen Musterplan veröffentlicht, der den Mitgliedstaaten als Grundlage dienen sollte. In diesem werden die wesentlichen Elemente eines nationalen Pandemieplans exemplarisch dargestellt und erörtert. Dazu gehören strategische Überlegungen zur Impfung und zur Verwendung antiviraler Medikamente, die Durchführung einer angemessenen Aufsicht, die Planung und Koordination der Maßnahmen zur medizinischen Versorgung und des Notfallmanagements, die Entwicklung von Kommunikationsstrategien sowie die Einrichtung einer nationalen Pandemie-Kommission. Auf Initiative der Leitung des Robert Koch-Instituts (RKI) wurden erste grundlegende Überlegungen zur deutschen Pandemieplanung durch die ›Bund-Länder-Arbeitsgruppe Seuchenschutz‹ (AGS) unter Leitung von Dr. Rüdiger Fock, Robert Koch-Institut, erarbeitet und im Oktober 2001 veröffentlicht. Im Juni 2001 forderte die 74. Gesundheitsministerkonferenz das Bundesministerium für Gesundheit auf, in Abstimmung mit den Ländern einen nationalen Pandemieplan auf der Grundlage der WHO-Empfehlungen zu erarbeiten.

Im Oktober 2001 beauftragte das Bundesministerium für Gesundheit das Robert Koch-Institut, eine Expertengruppe ›Influenza-Pandemieplanung‹ am RKI einzurichten. Die Arbeitsgruppe sollte unter Berücksichtigung der föderalen Organisation der Bundesrepublik Deutschland sowie der grundsätzlichen Zuständigkeit der Länder und Gemeinden für die Durchführung der Maßnahmen zum Infektions- und Katastrophenschutz einen nationalen Pandemieplan für das Gebiet der Bundesrepublik Deutschland erarbeiten. Die EU hat ebenfalls einen Entwurf für ein gesamteuropäisches Rahmenkonzept für eine Influenza-Pandemieplanung vorgelegt. Aufgrund der unterschiedlichen Gesundheitssysteme der Mitgliedstaaten ist jedoch die detaillierte Ausarbeitung einzelner nationaler Pläne erforderlich.

Der hier vorgelegte Bericht der Expertengruppe orientiert sich an den Vorschlägen der WHO, den Pandemieplänen anderer Industrieländer sowie den Vorarbeiten der AGS. Er gründet auf den von Unterarbeitsgruppen erarbeiteten Konzepten der Expertengruppe ›Influenza-Pandemieplanung‹ am RKI. Bereits im Pockenalarmplan erarbeitete Konzepte wurden, sofern sich Themen überschnitten, mit berücksichtigt. Änderungsvorschläge der Sonderarbeitsgruppe ›Pandemieplan Influenza‹ der Arbeitsgemeinschaft der Obersten Landesgesundheitsbehörden der Bundesländer (AOLG) wurden in diesen Bericht weitestgehend eingearbeitet.[201]

[201] http://www.gapinfo.de/gesundheitsamt/alle/seuche/infekt/viru/influ/npp/npp_t2/01.1.htm

10. Bürgerrechtler, Impfgegner und andere gegen das Kartell der WHO und Industrie

Spricht man heute über das Thema ›Schweinegrippe‹, so winken viele ab: »Das ist doch alles Manipulation!« oder »Ich laß mich nicht impfen!« hört man. Es gibt aber auch die andere Seite, die reicht vom diffusen »man weiß ja nicht, was dahintersteckt« bis »ich weiß nicht«.

Doch diese Meinungen sind alle nicht bedeutsam, denn sie werden in Unkenntnis der gewaltigen Maschinerie geäußert, die schon längst im Hintergrund angelaufen ist und über Politik, Medien und ›Experten‹ eine hypothetische und eine tatsächliche Gefahr in die Gesellschaft trägt.

Die hypothetische Gefahr ist die einer tatsächlichen Pandemie. Wir meinen, daß in diesem Fall die Gefahr künstlich herbeigeführt wurde. Möglicherweise droht die Gefahr einer gefährlichen Pandemie erst später, und dies war nur der Testlauf. Auf jeden Fall werden gerade die Szenarien getestet, um die Menschen zwangsweise zu impfen.[202]

In Deutschland nicht vorstellbar? Doch!

Wenn die WHO befiehlt, dann muß auch bei uns geimpft werden, notfalls unter Einsatz der Polizei. Eine Optionsmöglichkeit gibt es dann nicht, und die Regierung kann bequem jegliche Verantwortung ablehnen. Ein nationaler Alleingang wird in der globalisierten kapitalistischen Welt nicht mehr in Betracht gezogen – jedenfalls nicht unter dieser korrumpierten Politikerkaste und ihren Heloten.

Die tatsächliche Gefahr besteht in der Umformung der Gesellschaft. Hier sind und werden fortlaufend auf vielen Ebenen Möglichkeiten geschaffen, die diktatorische Vollmachten in die Hände weniger in Politik, Verwaltung und Industrie geben.

Zahlreiche Bürgerrechtler und Bürgerrechtsorganisationen haben dies begriffen, doch ihre Proteste verhallen nahezu ungehört im Datennirwana des Internets oder auf spärlich besuchten Diskussionsveranstaltungen. Das Volk, das geimpft werden soll, wird sich nicht wehren, wie es sich auch bisher nicht gewehrt hat. Das ist die deprimierende Annahme!

Trotzdem ist die Liste der kritischen Menschen lang, immer mehr organisieren sich in Netzwerken wie ATTAC, wenden sich von den

---

[202] Siehe Zwangsimpfung in Griechenland. Das Land blieb von der Spanischen Grippe vollständig verschont, da 1917 keine Impfungen vorgenommen wurden – jetzt ist es das erste Land mit Zwangsimpfung.

etablierten Informationsquellen ab und suchen eigene Wege der Meinungsbildung.[203] Insofern ist es fraglich, ob man sich mit dem Schweinegrippen-Szenario wirklich einen Gefallen getan hat. Die Menschen spüren die Gefahr, denn jetzt geht es um ihre Gesundheit und ihre körperliche Unversehrtheit.

Doch massenhafte Aufklärung ist noch notwendig, um das Kartell zu brechen. Erst mit der Verweigerung auf vielen Gebieten wird tatsächlich eine breitere Grundlage für Veränderungen in unserer Gesellschaft entstehen.

Allerdings dürfen wir eines nicht unterschätzen, nämlich die Stärke des gegnerischen Kartells: Es hat die Politik unterwandert oder gekauft, ihm gehören die Medien, die Krankenhäuser und auch die Erreger.

Ein Fall von Pressezensur in Großbritanien

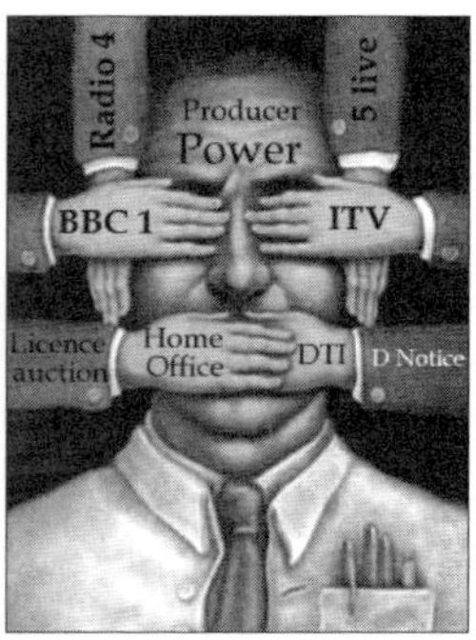

Karikatur auf die britische Zensur.

Das Internet hat sich zu einem gewaltigen basisdemokratischen Forum entwickelt – wenn man weiß, wo man suchen muß! Natürlich versuchen auch die offiziellen Medien, sich ein Stück vom Kuchen abzuschneiden, wobei ihre Nachrichten gegen alternative Nachrichten stehen. Sie bringen die ›Information‹, nahezu zeitgleich gibt es die Gegeninformation, in der Regel mit den wahren Hintergründen. Häufig genug sind es Berichte, die den Weg in die offiziellen Medien gar nicht erst finden.

Nachfolgend ein aktuelles Beispiel aus dem Land der Pressefreiheit:[204]

»Die Zeitung *London Times* hat anscheinend eine Reihe von Kommentaren auf ihrer eigenen Website zensiert, die heftigen Widerstand gegen die Pläne des Vereinigten Königreichs ausgedrückt haben, ein Zwangsimpfungsprogramm für die Schweinegrippe umzusetzen. . . Sie waren besorgt über die Tatsache, daß die Impfung in nur fünf Tagen durch die Sicherheitsprozeduren hindurchgewunken wird.«

---

[203] Sehenswertes Video über einen Vortrag des Biologen und Impfkritikers Dr. Lanka http://www.klein-klein-media.de/medienarchiv/index.php?option=com_content&view=article&id=45&Itemid=54

[204] Original von Paul Joseph Watson Prison Planet.com, zitiert aus: http://www.gesundheitlicheaufklaerung.de/london-times-zensiert-massenwiderspruch-gegen-schweinegrippe-zwangsimpfung

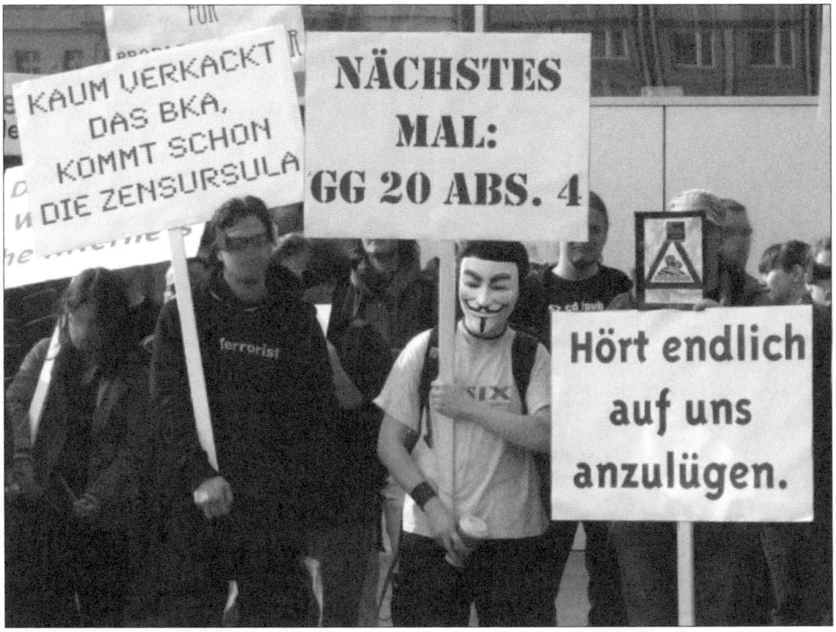
KAUM VERKACKT
DAS BKA,
KOMMT SCHON
DIE ZENSURSULA
NÄCHSTES
MAL:
GG 20 ABS. 4
Terrorist
Hört endlich
auf uns
anzulügen.

Inzwischen ist das Web zu einer zweiten Welt, zu einem Paralleluniversum, geworden. Die Menschen, die sich darin bewegen, entwickeln neue Einstellungen, Verhaltensweisen und Organisationsformen. Diese für die oberen Schichten gefährliche »soziale Innovation« (Hoffmann-Riem) wolle der Staat deichseln (siehe *Spiegel* 32/2009). Hier: Protest in Berlin gegen Internetzensur.

Die Kommentare waren deutlich und teilweise militant. Sie paßten wohl nicht in die gewünschte Meinungsbildung einer ›kritischen und freien Berichterstattung‹. Dazu muß man natürlich wissen, daß die Zeitung zum Medienkonzern von Rupert Murdoch gehört. Dieser ist nun nicht unbedingt als ausgewiesener Demokrat bekannt.

Folgender Kommentar steht für viele:

> »Keiner kommt mir oder meiner Familie zu nahe mit ihrem experimentellen Impfungs-/Vergiftungsprogramm. Wir nehmen das Risiko in Kauf, ihr selbstgemachtes Vogel/Schweine/Menschenvirus zu bekommen, das ›aus Versehen absichtlich‹ gemacht wurde. Losgelassen auf eine sowieso ahnungslose Öffentlichkeit.«

Die Kommentare sind erhalten geblieben, da ein kritischer Leser *(user)* sie rechtzeitig kopiert hat.[205]

Möchte jemand einen Kommentar abgeben, so muß er sich registrieren lassen – damit man gleich weiß, wo die Gegner sind?

---

[205] http://www.timesonline.co.uk/tol/news/uk/health/article6694046.ece

Der Baxter-Skandal

Am 23. Juni 2009 ging bei der Staatsanwaltschaft Wien eine Anzeige gegen zahlreiche Personen und Firmen im Zusammenhang mit der Verbreitung der Schweinegrippe ein.

> »Wegen dringenden Verdachts auf Entwicklung, Herstellung, Verbreitung und Einsatzes von biologischen Massenvernichtungswaffen mit der Absicht, eine globale Pandemie auszulösen, Massenmord durch Zwangsimpfungen mit toxischen Substanzen durchzuführen und sich dadurch zu bereichern mit Handlungen, die gegen Gesetze bezüglich international organisierter Kriminalität und Landesverrat verstoßen.«

Erste Seite der Anzeige von Jane Bürgermeister.

Anzeige gegen

Staatsanwaltschaft Wien 5
Eingel. am 23. JUNI 2009
fach, mit Beilg. Akten
Halbschriften

Alois Stöger, Gesundheitsminister

Hubert Hrabcik, Sektionschefs Generaldirektion für öffentliche Gesundheit Sektionsleitung III Gesundheitswesen Bundesministerium für Gesundheit, Familie und Jugend (BMGFJ)

Ulrich Herzog, Obersten Veterinär und Leiter des Fachbereich IV/B Verbraucher-Gesundheit des Bundesministeriums für Gesundheit

Maria Rauch-Kallat, Ex-Gesundheitsministerin

Otfried Kistner, Direktor für Virologie der Firma Baxter

Harmut Ehrlich, Vorstand der Baxter AG

Noel Barret, Vorstand der Baxter AG

Harald Eisenmenger, Oberstaatsanwaltschaft Wien

Oscar Bronner, Gründer des Nachrichtenmagazins *profil*

Christian Rainer, Herausgeber und Chefredakteur des Nachrichtenmagazins *profil*

Emil Bobi, Journalist des Nachrichtenmagazins *profil*

Heinz-Christian Strache, FPÖ Bundesparteiobmann und Klubobmann

Dagmar Belakowtisch Jenewein, FPÖ Gesundheitssprecherin

Karl Korinek, Ex-Präsident des VfGH

Gerhart Holzinger, Präsident des VfGH

Werner Faymann, Kanzler

Wegen der dringende Verdacht
der Entwicklung, Herstellung, Verbreiting und dem Einsatz von Biologischen Massenvernichtungswaffen

mit der Absicht eine globale Pandemie auszulösen, Massenmord durch Zwangsimpfungen mit toxischen Substanzen durchzuführen und sich dadurch zu bereichern

mit einer Handlung die gegen gesetzte der international Organisierte Kriminalität und Verrat verstösst.

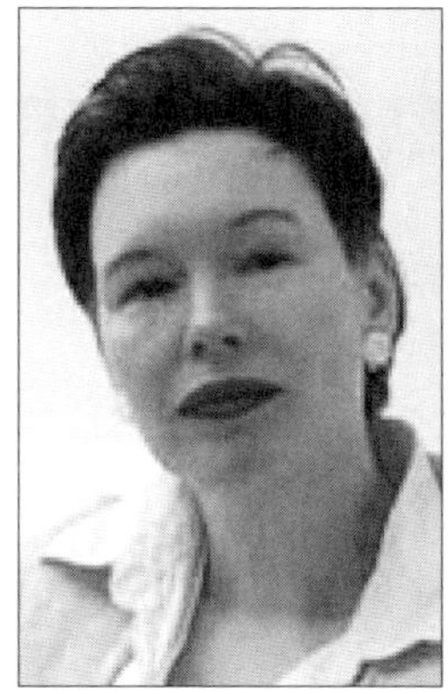

Jane Bürgermeister.

Die Anzeige stellte die Journalistin Jane Bürgermeister. Vorangegangen waren Anzeigen gegen Baxter und andere im Zusammenhang mit einem sogenannten »Laborunfall« in Tschechien. Die Anzeigen wurden von der zuständigen österreichischen Staatsanwaltschaft abgewiesen.[206]

Dem »Laborunfall« vorangegangen war die unetikettierte Verschickung von 72 kg eines mit lebenden Erregern der Vogelgrippe verseuchten Präparats quer durch Europa.[207] Zumindest in einem Fall kam es zu einer Freisetzung des Virus und zum Kontakt mit Menschen.

Der äußerst gravierende und mit zahlreichen Verstößen gegen nationales und internationales Recht abgelaufene Vorgang hatte keine juristischen Folgen für die Verantwortlichen. Die Ermittlungen wurden durch die zuständigen österreichischen Behörden eingestellt.

Jane Bürgermeister erstattete schließlich Anzeige unter anderem gegen den Gesundheitsminister, die Staatsanwaltschaft, den Verfassungsgerichtspräsident. Die Anzeige wurde gleichzeitig beim FBI gestellt.

Wer ist die Firma Baxter?

Nach eigener Darstellung ist die US-Firma Baxter International Inc. ein börsennotiertes, weltweit forschendes und produzierendes Pharmaunternehmen.

Bereits am 6. August gab Baxter die Bereitstellung eines neuen Impfstoffes bekannt:

DEERFIELD, Illinois, 6. August 2009 - Baxter International Inc. (NYSE: BAX) hat Ende Juli 2009 die Produktion erster kommerzieller Chargen des pandemischen Impfstoffes Celvapan A/H_1N_1 abgeschlossen und ist in Gesprächen über die Lieferung des Impfstoffes mit den nationalen Gesundheitsbehörden, denen die notwendigen Genehmigungen unterliegen. Celvapan, der Markenname des Impfstoffes des Unternehmens gegen die Grippepandemie A/H_1N_1, wird durch die Baxter eigene Verozell-Technologie hergestellt.

Es ist geplant, erste Mengen von Celvapan an jene nationalen Gesundheitsbehörden zu schicken, die Pandemie-Vereinbarungen mit Baxter getroffen haben. Diese hatten den Pandemie-Impfstoff von Baxter bestellt, nachdem die Weltgesundheitsbehörde (WHO) die Pandemie-Warnstufe auf Stufe 6 erhöht hatte.

---

[206] Die österreichische Staatsanwaltschaft ist zuständig, weil Baxter die kontaminierte Flüssigkeit in seiner Tochterfirma in Orth produziert und von dort versendet hat.

[207] Siehe nachfolgender Originaltext der Anzeige vom 23. Juni 2009.

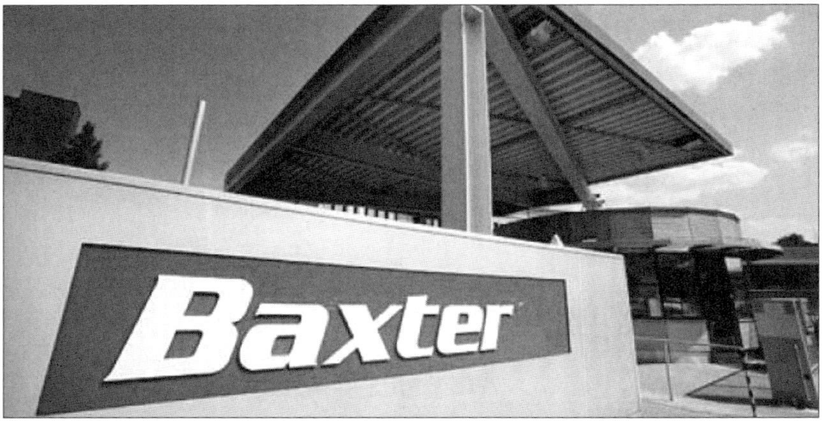

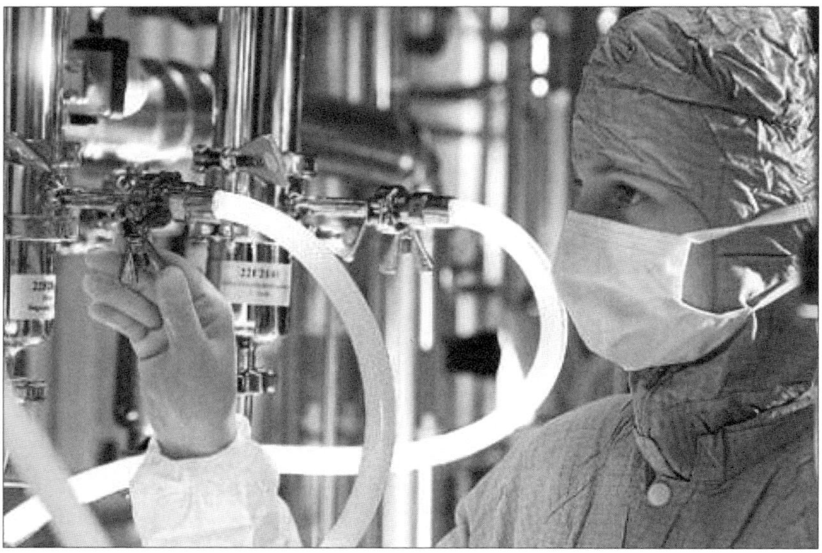

Das moderne Verozellverfahren, wie es der Pharmakonzern Baxter derzeit bei der Entwicklung des Grippeimpfstoffes ›Celvapan‹ einsetzt, soll – laut Baxter – eine noch schnellere Herstellung als mit der bisher üblichen Methode mit Hühnereiern ermöglichen. Foto: Baxter

Baxters geschützte Technologie zur Produktion von Verozellen kann erwartungsgemäß einen Impfstoff als Antwort auf die Pandemie produzieren. Celvapan wurde mit dieser Technologie innerhalb von 12 Wochen ab Erhalt des A/H_1N_1-Virusstamms entwickelt und massenproduziert - eine Innovation auf dem Gebiet der Impfstoffherstellung.[208]

Zur Durchführung klinischer Tests und zur Lieferung des Impfstoffs:

---

208 http://www.baxter.de/ueber_baxter/presseforum/2009/news_p20090806.html

»Baxter arbeitet mit Regierungsbehörden zusammen, um sicherzustellen, daß das Unternehmen alle notwendigen Anforderungen zur Zulassung und Anwendung von Celvapan erfüllt. Zur Herstellung des A/H_1N_1-Impfstoffes Celvapan haben wir dieselben Entwicklungs-, Qualifikations- und Herstellungsprozesse verwendet, die wir auch beim Erreichen der Zulassung eines Prototyp-Pandemie-Impfstoffes durch die Europäische Arzneimittelagentur (EMEA) verwendet haben«, sagte Dr. Hartmut J. Ehrlich, M.D., Vizepräsident Globale Forschung und Entwicklung, Baxter BioScience. »Der Prototyp-Impfstoff, der mit einem anderen Pandemie-Erregerstamm hergestellt wurde, wurde weltweit in fünf klinischen Studien mit mehr als 1500 Probanden getestet. Außerdem wurden weitere 3500 Probanden in einer derzeit laufenden Phase-III-Studie geimpft.«

Im Oktober 2009 wurden 520 000 Dosen des Schweinegrippe-Impfstoffes ›Celvapan‹ der Firma Baxter in einem ersten Schritt nach Österreich geliefert und für die Impfung an die Bundesländer verteilt. In den österreichischen Bundesländern wurden gemäß Pandemie-Plan sogenannte ›Impfstraßen‹ gebildet.

Der Start von klinischen Studien zur Bewertung der Sicherheit und Immunogenität von Celvapan bei Erwachsenen, älteren Menschen und Kindern war für August 2009 geplant. Baxter hat einen Zulassungsantrag gestellt für Celvapan A/H_1N_1 auf der grundlage der EMEA-Richtlinien für die Zulassung eines Pandemie-Impfstoffes und wird seine Anwendung nach der Genehmigung mit den entsprechenden

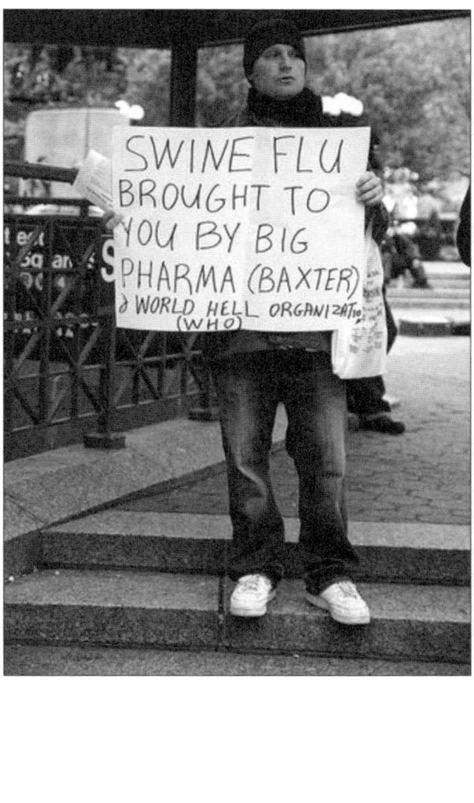
SWINE FLU
BROUGHT TO
YOU BY BIG
PHARMA (BAXTER)
& WORLD HELL
(WHO)

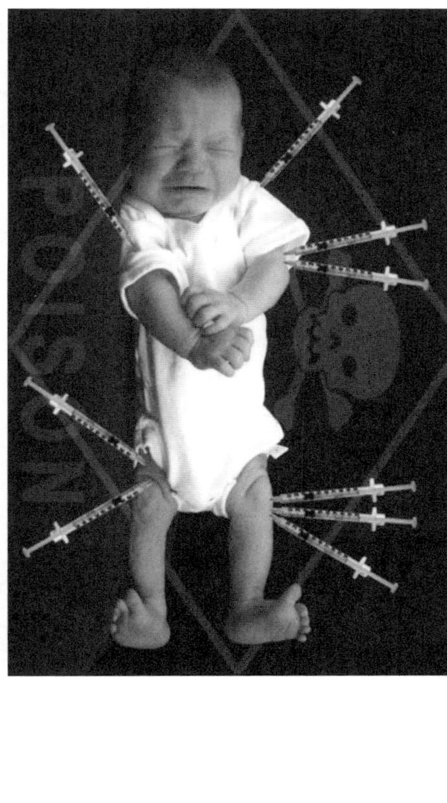

Protest gegen die Pharmaindustrie und ihre Machenschaften.

Celvapan ist nämlich keineswegs der ›bessere‹ Impfstoff, wie gern in den Medien – INCLUDEPICTURE ›http://www.heise.de/tp/r4/icons/inline/extlink.gif‹ * MERGEFORMATINET – behauptet wird und wurde, sondern ebenfalls ein neuer Impfstoff, der sogar noch weniger getestet wurde als Pandemrix und daher ebenfalls ein ganzes Spektrum an unbekannten schweren Nebenwirkungen auslösen könnte. Die Zulassung des Serums beruht auf gerade einmal zwei Studien mit insgesamt 845 Teilnehmern. . . http://www.heise.de/tp/r4/artikel/31/31334/1.html

Daten zu Sicherheit und Immunogenität aus den klinischen Studien ergänzen. Sobald nationale Impfprogramme anlaufen, wird Baxter bei Einzelpersonen, die Celvapan erhalten haben, auch eine beobachtende Studie in großem Umfang durchführen. In allen Ländern wird die Entscheidung, ob der Impfstoff verabreicht wird, von den Gesundheitsbehörden getroffen.

Baxter International Inc. hat wie allerdings auch nahezu jedes forschende Pharmaunternehmen eine ganze Reihe von Skandalen hinter sich. Einige wären mit etwas mehr Sorgfalt sicherlich zu vermeiden gewesen, denn das Qualitätsmanagement der Firma läßt sehr zu wünschen übrig, wie die folgenden Darstellungen gleich zeigen werden.

- Das in China hergestellte Blutgerinnungsmittel Heparin wurde verunreinigt auf den Markt gebracht. Hunderte litten an starken Nebenwirkungen, und 81 Menschen starben. Bei der nachfolgenden Untersuchung wurde festgestellt, daß der Hersteller weder von amerikanischer noch von chinesischer Seite jemals kontrolliert wurde.
- Baxter mußte an die Gesundheitsbehörde des Bundesstaates Kentucky 2 Millionen Dollar Strafe zahlen, da es ein Medikament zu teuer verkaufte – Profit über 1300 Prozent.

Die Klageschrift von Jane Bürgermeister (in Auszügen)

Originaltext der Anzeige. Der Autor hat nicht den vollständigen Text der Anzeige zitiert. Einige Begründungen von Jane Bürgermeister geben meiner Meinung nach zu sehr einer Stimmung nach, als daß sie faktisch begründbar sind. Wer den vollständigen Text der Anzeige nachlesen möchte, kann dies im Internet unter nachstehender Adresse machen:

http://www.gesundheitlicheaufklaerung.de/jane-buergermeister-erhebt-weitere-anzeigen

Mittlerweile gibt es eine breite Diskussion um die Person von Frau Bürgermeister, ihre Existenz wird sogar angezweifelt.[209] Für die Skeptiker die Hinweise, Interview am 11. Juni 2009 in: http://republicbroadcasting.org und in der bekannten Sendung des amerikanischen Moderators Alex Jones ein längeres Interview in der Sendung »WHA T'S AILING AMERICA W/ DR. REBECCA CARLEY«.

Leider nur in englischer Sprache, aber von ungeheurer Brisanz die Webseite von Jane Bürgermeister: http://www.theflucase.com .

[209] http://www.infokriegernews.de/2009/07/11/wer-ist-jane-burgermeister/

Der Laborzwischenfall wird als »Biological Hazard« vom EDIS (›Emergency and Desaster Service‹) unter der Kennung BH-20090217-20552-CZE geführt.

B. Der Sachverhalt: Zeitleiste und Hintergrundinformation

1. 72 kg mit lebender Vogelgrippe verseuchter Impfstoff wurden in dem biomedizinischen Forschungslabor der Firma Baxter in Orth an der Donau in Dezember 2008 hergestellt. Er enthielt eine Mischung aus dem aktuellen H_3N_2-Grippevirus und den tödlichen H_5N_1-Viren. Indem Baxter den H_5N_1-Virus einer Mischung aus regulären Grippeviren vom Typ H_3N_2 beisetzte, hat der Pharmakonzern eine hochpotente biologische Waffe mit einer Sterberate von 63 Prozent hergestellt.

Das H_5N_1-Virus ist in seiner Übertragbarkeit von Mensch zu Mensch, insbesondere durch die Luft, eingeschränkt. Wenn er jedoch mit regulären Grippeviren gemischt wird, welche bekanntermaßen extrem gut durch die Luft übertragbar sind, entsteht ein neues Grippe-Virus, das für das menschliche Immunsystem völlig unbekannt ist und auf eine ungeschützte Bevölkerung treffen wird. Ein solches Virus könnte sich in kurzer Zeit über die ganze Welt verbreiten und Millionen und sogar Billionen Menschen lebensgefährlich infizieren.

2. Das Vogelgrippe-Virus ist als biologischer Arbeitsstoff ausschließlich auf Biosicherheits-Stufe 3, nach der EU Richtlinie Richtlinie 90/679/EWG über den Schutz der Arbeitnehmer gegen Gefährdung durch biologische Arbeitsstoffe bei der Arbeit, zu behandeln.

3. In der EU-Richtlinie 90/679/EWG gibt es eine Biostoffverordnung für biologische Arbeitsstoffe, die in vier Gruppen unterteilt werden und entsprechend behandelt werden müssen:

Artikel 2 der EU-Richtlinie 90/679/EWG über den Schutz der Arbeitnehmer gegen Gefährdung durch biologische Arbeitsstoffe bei der Arbeit

4. Baxter ist also verpflichtet, biologische Sicherheitsmaßnahmen der Stufe (Biosafety Level 3) BSL3 und höher zu verwenden, wenn Laborpersonal mit den H_5N_1-Viren arbeiten. Baxter hat bestätigt, Sicherheitsvorkehrungen der Stufe BSL3 zu verwenden.

5. BSL3 sind eine Reihe Labor- Sicherheitsbestimmungen, die die Kontaminierung von Stoffen verhindern. Laut den gängigen Laborvorschriften für BSL 3: »Das Laborpersonal verfügt über eine spezielle Ausbildung in der Handhabung von pathogenen und potentiell tödlichen Stoffen und wird von kompetenten Wissenschaftlern überwacht, die im Umgang mit diesen Stoffen Erfahrung haben. Dies wird als eine neutrale oder warme Zone betrachtet. Alle Vorgehensweisen, welche die Manipulierung von infektiösen Stoffen beinhalten, werden in Gehäusen für biologische Sicherheit, oder anderen Behältnissen, oder von Personal durchgeführt, das die geeignete Schutzkleidung und Ausrüstung trägt. Das Labor hat besondere Eigenschaften in bezug auf Konstruktion und Design.«

7. Baxter hat nach Angaben eines Baxter-Sprechers dieses ›wildtype‹ Virus von der Weltgesundheitsorganisation (WHO) ›Reference Centre‹ erhalten.

8. Baxter ist der einzige Hersteller von Grippeimpfstoffen, der ›wilde‹, das heißt natürliche Influenzavirusstämme verwendet, die als gefährlicher eingestuft werden als die veränderten und abgeschwächten Viren, die von anderen Herstellern benutzt werden.

9. Ende Dezember 2008 verschickte Baxter 72 kg kontaminierten Impfstoff an Avir Green Hills Biotechnology in Wien, Währing.

10. Baxter verschickte die 72 kg mit einem Pandemie-Virus kontaminierten Impfstoff ohne ausreichende Kennzeichnung. Laut einem Bericht von der Canadian Press waren die Impfproben nicht gekennzeichnet (*›unlabelled‹*). Unklar ist, was die Kennzeichnung sagte oder wie es zu diesem Fehler kommen konnte.

11. Unklar ist, wie 72 kg versuchtes Impfstoff Material unbestrahlt und mit falscher Kennzeichnung aus der Biosicherheitsanlage von Baxter gelangen konnte.

12. Unklar ist, wie 72 kg an Avir verschickt wurden, ob auf dem postalischen Weg oder über einen anderen Lieferdienst.

13. Avir Green Hills erklärte in einer E-Mail, die Firma habe das 72 kg Material Ende Dezember in Besitz genommen. Avir hat in einer Stellungnahme behauptet: »In unseren Labors und denen unseres Vetragspartners Biotest wurde unter Einhaltung der vorgeschriebenen strengen Sicherheitsbedingungen mit diesem Material gearbeitet.«

14. Unklar ist, wie 72 kg Impfstoff mit den lebenden H_5N_1-Viren verseucht wurden und dieser Fehler trotz Einhaltung der vorgeschriebenen strengen Sicherheitsbedingungen nicht entdeckt wurde.

15. »Avir Green Hills Biotechnology AG ist ein Unternehmen mit Sitz in Wien, das 2002 gegründet wurde und heute 53 MitarbeiterInnen beschäftigt. Die Kernkompetenz umfaßt die Entwicklung von innovativen therapeutischen und prophylaktischen Produkten gegen virale Infektionskrankheiten und Krebs.«

16. Avir arbeitet auch für die Europäische Union: »Die Eindämmung von Grippeepidemien und vor allem auch der Vogelgrippe hat für viele Länder gesundheitspolitische Priorität. Sowohl die USA als auch die EU setzen dabei insbesondere auf die rasche Entwicklung eines wirksamen Humanimpfstoffes.

17. Unklar ist, wie 72 kg kontaminierter Impfstoff aus dem Avir Labor unbestrahlt verschickt werden konnten.

18. Am 30. Januar 2009 verschickte Avir die 72 kg an weitere 16 Labors, darunter auch nach Deutschland, Slowenien und Tschechien.

19. Unklar ist, wie der mit lebenden H_5N_1-Viren verseuchte Stoff transportiert wurde oder mit welcher Kennzeichnung. Wenn man 72 kg durch 16 Labore teilt, kommt man auf rund 5 kg je Labor.

20. Am Freitag, dem 30. Januar 2009, traf das kontaminierte Material in BioTest sro an, ein Labor, der 70 km östlich Prags liegt.

21. BioTest erwartete einen Impfstoff für die menschliche Grippe.

»Die Firma wurde beauftragt, einen nicht-infektiösen Testimpfstoff herzustellen, der dann durch einen Fehler mit dem H_5N_1-Virus kontaminiert wurde«, sagte BioTest in einer Stellungnahme.

»Wenn nicht dieser Fehler von dem Zulieferer gemacht worden wäre, der Vogelgrippeerreger wäre nicht auf diesem Weg in die Tschechische Republik gekommen«, wurde der Sprecher von BioTest von den Medien zitiert, um klarzumachen, daß Baxter und Avir die Quellen des lebenden Pandemie-Erregermaterials waren.

22. Die Verseuchung wurde in der ersten Februar-Woche 2009 bekannt, als Labormitarbeiter in einem Bio-Test diesen Impfstoff an Frettchen anwandten, die normalerweise nicht an H_3N_2-Influenza (also der menschlichen Form) erkranken. Alle Frettchen starben.

23. Der aus Österreich gelieferte Impfstoff wurde untersucht und eine Kontamination mit dem auch für Menschen gefährlichen Vogelgrippe-Erreger H_5N_1 festgestellt. Den 13 Labormitarbeitern der Biotest Ltd., die über einen Zeitraum von annähernd einer Woche im Rahmen ihrer Arbeit Kontakt zu dem hochpathogenen Erreger hatten, wurden vorsorglich Vogelgrippe-Medikamente verabreicht und dann unter Quarantäne gestellt.

24. Unklar ist, wo die Mitarbeiter behandelt wurden. Laut Medien wurden die Mitarbeiter in der Bundeshauptstadt, also 400 km weit entfernt, behandelt.

25. Laut einem Bericht erfuhr Baxter International von dem Vorfall am Freitag, dem 6. Februar 2009.

26. In einer Meldung des Presse- und Informationsdienstes der Stadt Wien vom 11. Februar heißt es, daß am Montag, dem 9. Februar, im Wiener Otto-Wagner-Spital, 18 MitarbeiterInnen von Avir gegen Vogelgrippe und eine normale Grippe behandelt wurden, »da vorerst nicht ausgeschlossen werden konnte, daß sie im Rahmen ihrer Arbeit mit einem Vogelgrippe-Erreger in Kontakt gekommen seien«.

»Wien (OTS) – Am vergangenen Montag wurden im Wiener Otto-Wagner-Spital 18 MitarbeiterInnen eines externen Unternehmens ambulant behandelt, da vorerst nicht ausgeschlossen werden konnte, daß sie im Rahmen ihrer Arbeit mit einem Vogelgrippe-Erreger in Kontakt gekommen seien. Bei keinem der umfassenden Tests wurde eine Infektion festgestellt.

Darüber hinaus wurden die PatientInnen umgehend mit einer Grippe-Vorsorge behandelt. ›Weder für die Patientinnen und Patienten noch für Personen, die mit ihnen in Kontakt waren, bestand eine Gefährdung. Selbstverständlich haben wir aber alle zuständigen Behörden informiert‹, erklärte Dr. Susanne Drapalik von der Generaldirektion der Spitäler der Stadt Wien.«

27. Nach der Entdeckung der potentiellen Verunreinigung wurden die Arbeiten sofort eingestellt, das Material wurde unverzüglich fachgerecht entsorgt, die Labors wurden umgehend gereinigt und desinfiziert, sagte Birgit Kofler-Bettschart von Avir.

28. Die fünfzehn anderen Labore in Deutschland, Österreich und Slovenien, an die kontaminierter Impfstoff von Avir versandt wurde, stellten auch lebende H_5N_1-Viren bei einer Analyse fest.

29. Das österreichische Gesundheitsministerium wurde am 9. Februar 2009 über den Zwischenfall informiert.

30. Baxter Sprecher, Christopher Bona, versicherte, Baxter habe herausgefunden, wie die Kontamination erfolgt sei, und habe Maßnahmen ergriffen, um sicherzustellen, daß dies nicht wieder vorkomme. Er sagte, die österreichischen Behörden hätten, nachdem das Problem ans Licht gekommen war, das Forschungslabor von Baxter in Orth-Donau überprüft und seien mit den ergriffenen Maßnahmen zufrieden.

»Es war eine Kombination aus dem Verfahren an sich und technischen und menschlichen Fehlern bei dem Verfahren«, sagte Bona. Als er dazu aufgefordert wurde, dies näher auszuführen, sagte er, das hieße, patentrechtlich geschützte Informationen über Baxters Produktionsverfahren herauszugeben.

Bona teilte mit, daß Baxter, als er seinen Fehler erkannt hatte, den verschiedenen Firmen dabei geholfen habe, das kontaminierte Material zu vernichten und ihre Labore zu reinigen. Außerdem seien Mitarbeiter, die dem kontaminierten Produkt ausgesetzt worden waren, von Fachärzten für Infektionskrankheiten untersucht und überwacht worden. Ihnen sei das antivirale Medikament Oseltamivir (Tamiflu) angeboten worden.

31. Baxter hat eine Selbstanzeige erstattet.

32. »Wir beabsichtigten ein reines, gewöhnliches Grippevirus zum Testen an die tschechische Niederlassung von Biotest zu schicken; unglücklicherweise verschickten wir das Vogelgrippevirus. Das Labormaterial vermischte sich«, sagte Baxter-Pressesprecher Richard Tischler.

»Die besondere Verfahrensweise, die während der Produktion dieses Testmaterials benutzt wurde, wird nie wieder benutzt werden«, sagte er, aber ohne irgendwelche Einzelheiten darüber zu verraten, welcher Art diese spezifischen Verfahrensweisen waren oder wie ihr Gebrauch gestoppt werden wird.

http://zpravy.idnes.cz/rakouska-ptaci-chripka-sla-do-ceska-i-nemecka-fmn-/domaci.asp?c=A090303_214331_domaci_abr

33. Am 16. Februar 2009 untersuchten die Behörden Baxters Anlagen in Orth/Donau, fanden aber kein Problem, nach Darstellung von Jutta Brenn-Vogt von Baxter.

34. In einem Interview mit Lifegen.de im März 2009 sprach Frau Jutta Brenn-Vogt (Manager Communications Baxter Deutschland) von einer einmaligen Kombination von Prozessen, technischen und menschlichen Fehlern als Ursache für den Vorfall.

»Der ursächliche Grund für den Zwischenfall wurde entdeckt. Es lag an einer einzigartigen Kombination aus prozessualem, technischem und menschlichem Versagen in einer Verfahrensweise, die für dieses spezifische Forschungsprojekt in unserer Einrichtung in Österreich benutzt wurde.

»Eine übergreifende Kontamination von Wirtschaftsgütern, klinischem oder anderem experimentellem Material wurde völlig ausgeschlossen. Die Gesundheitsbehörden in Österreich führten eine Untersuchung in Baxters Forschungseinrichtung in Österreich durch und Baxters Fehlerbehebungs- und Vorbeugungsmaßnahmen wurden von den Kontrolleuren als angemessen erachtet. Die Kontamination trat nur während dieses spezifischen Forschungsprojekts für AVIR Greenhills in der Einrichtung von Baxter auf. Über weitere Einzelheiten dieses Ablaufs wird man nicht sprechen, da sie Gegenstand von Betriebsgeheimnissen sind.

LifeGen.de: Wird die Kontamination in Europa zum Umdenken von seiten des Vorstands ihres Unternehmens führen? Jutta Brenn-Vogt: Nein.

34. Das Vogelgrippe-Virus ist ein künstliches, genetisches Virus. Wissenschaftler um Jeffrey Taubenberger vom Institute of Pathology der US-Armee und ein US-Forscherteam haben das Virus in jahrelanger Arbeit seit 1995 nachgebaut. Die Ergebnisse des Experiments, das bereits im Oktober 2003 öffentlich wurde, erscheinen ausführlich in den Fachzeitschriften *Nature* und *Science*.

»US-Forscher haben in einem Militärlabor den äußerst gefährlichen Erreger der Spanischen Grippe rekonstruiert. Die Ergebnisse, die jetzt erstmals im einzelnen veröffentlicht werden, sollen eine drohende Vogelgrippe-Pandemie verhindern helfen. Kritiker warnen jedoch vor der Gefahr eines Ausbruchs.«

http://www.spiegel.de/wissenschaft/mensch/0,1518,378217,00.html

35. Am 20. März 2009 stellte die Abgeordnete Dr. Dagmar Belakowitsch-Jenewein eine parlamentarische Anfrage an den Gesundheitsministers Alois Stöger.

Die Parlament-Anfragen von Dr. Dagmar Belakowitsch-Jenewein: http://www.parlament.gv.at/PG/DE/XXIV/J/J_01437/fname_153739.pdf

36. Mitte April brach die ›Schweinegrippe‹ in Mexiko aus.

37. Die ›Schweinegrippe‹ ist auch ein künstliches Virus.

38. Bei Baxter wird der Impfstoff für Österreich bestellt. Baxter sollte laut Medienberichten im Juli den Impfstoff schon liefern.

39. Am 20. Mai 2009 trafen die Parlamentarischen Antworten zum Fall Baxter vom Gesundheitsminister Alois Stöger, acht Wochen, nachdem die Anfrage gestellt worden, am letzten gesetzlich erlaubten Tag, ein. Die Antworten von Gesundheitsminister Alois Stöger:

http://www.parlament.gv.at/PG/DE/XXIV/AB/AB_01457/fnameorig_158854.html

40. Stöger offenbarte, daß 72 Kg von dem Pandemie-Impfstoff hergestellt und verteilt wurden. 72 Kg wurden also in einem Biosicherheitslabor »irrtümlich« verseucht.

42. Die WHO hat die sogenannte ›Schweinegrippe‹ als »unaufhaltsam« eingestuft und am 11. Juni 2009 die höchste Pandemiewarnstufe 6 ausgerufen. Bis dato gab es 429 ›Schweinegrippe‹-Tote bei 6,75 Milliarden Erdbewohnern. Die WHO hat die Kriterien für eine Pandemie Warnstufe sechs verändert und »Verbreitung« an die Stelle der Tödlichkeit gestellt.

43. Am 7. Juli 2009 hat die ›Strategic Advisory Group of Experts (SAGE) on Immunization‹ der Weltgesundheitsorganisation WHO eine »Impfempfehlung« herausgegeben. In dieser Gruppe sitzen WHO-Impfexperten aus aller Herren Länder einträchtig mit Vertretern der Pharmaindustrie wie Baxter zusammen und beratschlagen über weltweite Impfkampagnen.

44. Am 13. Juli 2009 hat die Weltgesundheitsorganisation den Einsatz von nicht ausreichend getesteten Impfstoffen – mit anschließender »Auswertung der Ergebnisse« – genehmigt. Pflegepersonal, Ärzte und chronisch Kranke sollen nach dem Willen der WHO zuerst geimpft werden, und dies schon im Herbst 2009.

Hintergrundinformation zum Thema WHO, Baxter und dem Auftauchen des Schweinegrippe-Virus in Mexiko, rund 50 Kilometer von einer Baxter-Einrichtung entfernt, sind in den englisch-sprachigen Anzeigen im Anhang zu finden.

11. Deutschland - Versuchsfeld für neue Impfstoffe

Der Nürnberg Kodex

Im Nürnberger Ärzteprozeß 1947 wurden sieben Ärzte und hochrangige SS-Offiziere zum Tode verurteilt und hingerichtet. Das Gericht befand sie schuldig wegen »Verbrechen gegen die Menschlichkeit«, da sie entweder persönlich oder in ihrem Verwaltungsbereich Versuche an Menschen zu verantworten hatten.

In der Urteilsverkündung wurden medizinethische Grundsätze behauptet, die seitdem als ›Nürnberger Kodex‹ zur Ausbildung von Ärzten gehören.

Aus der Stellungnahme des I. Amerikanischen Militärgerichtshofes über »zulässige medizinische Versuche«:

1. Die freiwillige Zustimmung der Versuchsperson ist unbedingt erforderlich. Das heißt, daß die betreffende Person im juristischen Sinne fähig sein muß, ihre Einwilligung zu geben; daß sie in der Lage sein muß, unbeeinflußt durch Gewalt, Betrug, List, Druck, Vortäuschung oder irgendeine andere Form der Überredung oder des Zwanges, von ihrem Urteilsvermögen Gebrauch zu machen; daß sie das

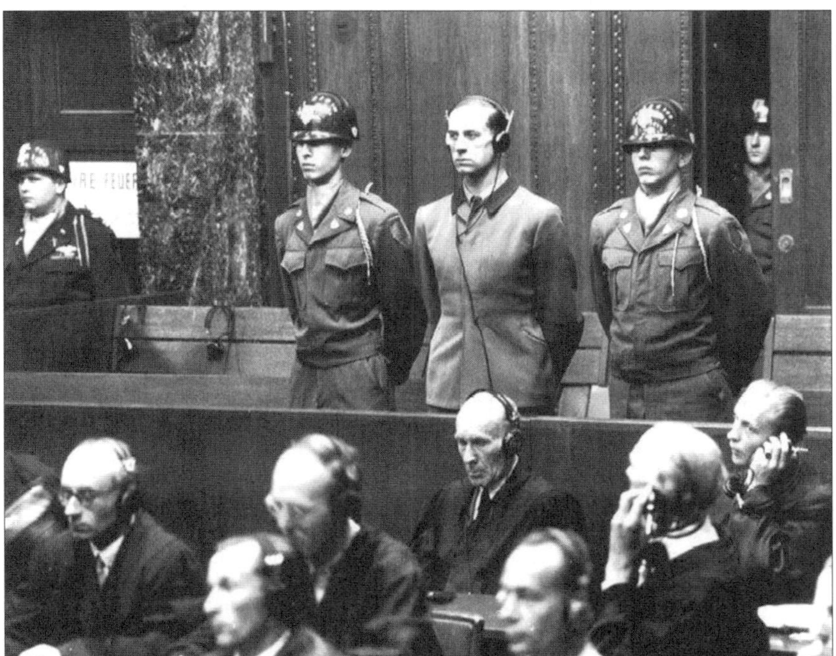

Karl Brandt, Hitlers Leibarzt, bei der Urteilsverkündung am 20. August 1947.

betreffende Gebiet in seinen Einzelheiten hinreichend kennen und verstehen muß, um eine verständige und informierte Entscheidung treffen zu können. Diese letzte Bedingung macht es notwendig, daß der Versuchsperson vor der Einholung ihrer Zustimmung das Wesen, die Länge und der Zweck des Versuches klargemacht werden; sowie die Methode und die Mittel, welche angewendet werden sollen, alle Unannehmlichkeiten und Gefahren, welche mit Fug zu erwarten sind, und die Folgen für ihre Gesundheit oder ihre Person, welche sich aus der Teilnahme ergeben mögen. Die Pflicht und Verantwortlichkeit, den Wert der Zustimmung festzustellen, obliegt jedem, der den Versuch anordnet, leitet oder ihn durchführt. Dies ist eine persönliche Pflicht und Verantwortlichkeit, welche nicht straflos an andere weitergegeben werden kann.

2. Der Versuch muß so gestaltet sein, daß fruchtbare Ergebnisse für das Wohl der Gesellschaft zu erwarten sind, welche nicht durch andere Forschungsmittel oder Methoden zu erlangen sind. Er darf seiner Natur nach nicht willkürlich oder überflüssig sein.

3. Der Versuch ist so zu planen und auf Ergebnissen von Tierversuchen und naturkundlichem Wissen über die Krankheit oder das Forschungsproblem aufzubauen, daß die zu erwartenden Ergebnisse die Durchführung des Versuchs rechtfertigen werden.

4. Der Versuch ist so auszuführen, daß alles unnötige körperliche und seelische Leiden und Schädigungen vermieden werden.

5. Kein Versuch darf durchgeführt werden, wenn von vornherein mit Fug angenommen werden kann, daß es zum Tod oder einem dauernden Schaden führen wird, höchstens jene Versuche ausgenommen, bei welchen der Versuchsleiter gleichzeitig als Versuchsperson dient.

6. Die Gefährdung darf niemals über jene Grenzen hinausgehen, die durch die humanitäre Bedeutung des zu lösenden Problems vorgegeben sind.

7. Es ist für ausreichende Vorbereitung und geeignete Vorrichtungen Sorge zu tragen, um die Versuchsperson auch vor der geringsten Möglichkeit von Verletzung, bleibendem Schaden oder Tod zu schützen.

8. Der Versuch darf nur von wissenschaftlich qualifizierten Personen durchgeführt werden. Größte Geschicklichkeit und Vorsicht sind auf allen Stufen des Versuchs von denjenigen zu verlangen, die den Versuch leiten oder durchführen.

9. Während des Versuches muß der Versuchsperson freigestellt bleiben, den Versuch zu beenden, wenn sie körperlich oder psychisch einen Punkt erreicht hat, an dem ihr seine Fortsetzung unmöglich erscheint.

10. Im Verlauf des Versuchs muß der Versuchsleiter jederzeit darauf vorbereitet sein, den Versuch abzubrechen, wenn er auf Grund des von ihm verlangten guten Glaubens, seiner besonderen Erfahrung und seines sorgfältigen Urteils vermuten muß, daß eine Fortsetzung des Versuches eine Verletzung, eine bleibende Schädigung oder den Tod der Versuchsperson zur Folge haben könnte.[210]

Es gibt aus dem bisher in diesem Buch Dargelegten begründete Zweifel, ob die seit Sommer laufenden Testprogramme der neuen Impfstoffe mit der notwendigen Sorgfalt vorbereitet wurden und medizinisch unbedenklich sind.

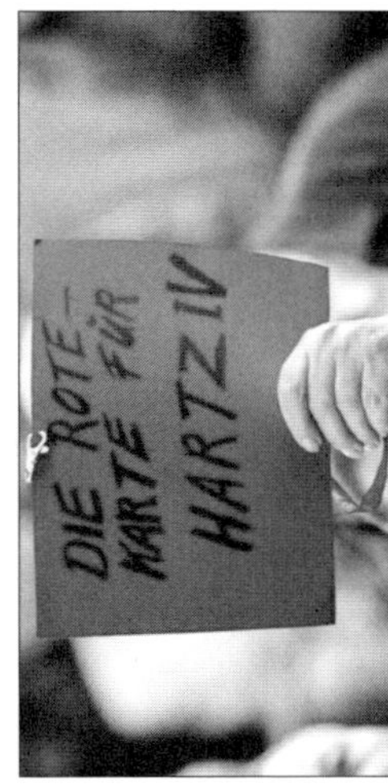

Ganz unten leben: Jedes Mittel zur Unterstützung der Haushaltskasse ist gut.

Während die Versuchsleiter mögliche Nebenwirkungen und spätere Folgen herunterspielen, findet im Hintergrund ein makaberes Szenario statt. So werden europaweit 2000 Kinder für ein Testprogramm des Impfstoffherstellers Novartis gesucht.[211]

Vergleichen will man zwei verschieden ›gezüchtete‹ Impfstoffe. So weit, so gut! Erwachsene Menschen wissen, worauf sie sich einlassen, Kinder allerdings nicht: Für sie entscheiden ihre Eltern. Und so kommt es, daß an der Rostocker Universität das Tropeninstitut für sein Testprogramm regen Zulauf erwartet, denn im strukturschwachen Nordosten unseres Landes sind 250 Euro Kopfgeld eine willkommene Unterstützung der Haushaltskasse. Soviel wurde jedenfalls in der *Ostsee-Zeitung* für die Teilnahme am Test ausgelobt. Man kann sicher sein, daß die Versuchung für einige sehr stark sein wird. Ob daraufhin die sozialen Zuwendungen gekürzt werden, ist noch nicht klar. Mögliche Nebenwirkungen oder Langzeitschäden bei den Kindern dürften jedenfalls der Allgemeinheit in Rechnung gestellt werden.

Auf die Frage, ob der leitende Arzt sich und seine Kinder gegen die Grippe geimpft hat, antwortete dieser mit ›ja‹.[212] Er hat wahrscheinlich den Nürnberger Kodex gelesen.

In der Ausgabe des *Deutschen Ärzteblattes* vom 25. September wird

---

[210] http://de.wikipedia.org/wiki/N%C3%BCrnberger_Kodex

[211] Über das Testprogramm der Universität München im Auftrag von Novartis haben wir bereits berichtet.

[212] http://www.aerzteblatt.de/v4/archiv/artikel.asp?src=suche&p=Vakzine&id=66092

die Frage der Adjuvantien in den bestellten Grippeimpfstoffen erörtert:

> »Zusammenfassend rät die Arzneimittelkommission, daß den Gruppen, für die keine ausreichenden Daten zur Sicherheit vorliegen, ein nicht adjuvanzierter Impfstoff angeboten wird.«[213]

Das betrifft insbesondere Kinder und Schwangere, etwas verklausuliert empfiehlt der Artikel dies auch für junge Menschen zwischen 10 und 29 Jahren. In dieser Altersgruppe finden immerhin 77 Prozent der jährlichen Grippeerkrankungen statt. Das Paul Ehrlich-Institut verweist auf Studien mit mehreren 10000 Patienten hin, bei denen die Impfung ohne Komplikationen abgelaufen sei. Die Studie weist allerdings einen Makel auf, sie ist noch nicht veröffentlicht und somit wissenschaftlich noch nicht zu qualifizieren.

Nun kommt es ja in allen Dingen des Lebens vor, daß man sich orientieren muß. Ist dies einmal geschehen, verklärt sich der Blick, und es geht in die ›scheinbar‹ richtige Richtung. Man hat sich einmal entschieden. Dieser durchaus verzeihlichen menschlichen Schwäche geben sich aber offensichtlich auch die zahlreichen leitenden Mitglieder staatlicher Gesundheitskommissionen hin. Ungeachtet stärkster Bedenken und auch neuester wissenschaftlicher Erkenntnisse folgen sie dem einmal eingeschlagenen Weg. Daß dieser, wie das vorliegende Buch *Das Impfkartell* zeigt, auch zur Demontage der eigenen Reputation führen kann, übersehen sie in unbegreiflicher Arroganz.

In diesem Buch sind zahlreiche Beispiele für derartiges Verhalten aufgeführt, es kommt jetzt noch eins dazu.

Der Beratungsausschuß der Seuchenschutzbehörde (ACIP) und die amerikanische Akademie für Kinderheilkunde empfehlen die jährliche Grippeimpfung für Kinder im Alter von sechs Monaten bis 18 Jahren. Auch das Nationale Asthma-Programm setzt sich für eine jährliche Impfung von Kindern mit Asthma ab dem 6. Lebensmonat ein. Es gibt jedoch nur wenige Hinweise darauf, daß Grippeimpfungen bei Kindern überhaupt etwas nutzen. Eine Studie der Mayo-Klinik zeigt, daß gegen Grippe geimpfte Kinder dreimal häufiger ins Krankenhaus mußten als ungeimpfte, bei Kindern mit Asthma lag die Zahl noch höher.[214]

Eine große Studie der *Cochrane Database of Systematic Reviews,* die

---

[213] http://www.mrossdailynews.de/kapitalmarkt/schweinegrippe-impfstoff/Impfskandale und die Folgen.

[214] http://www.naturalnews.com/024624.html

260000 Kinder zwischen 23 Monaten und sechs Jahren überprüfte, hat gezeigt, daß Impfungen nicht wirksamer sind als ein Placebo.

Laut einer aktuellen Umfrage des *Spiegels* wollen sich nur 13 Prozent der Deutschen impfen lassen. Das ist keine ›Impfmüdigkeit‹ – ein Begriff, mit dem man jene, die dem Impfkartell skeptisch gegenüberstanden, zu Hinterwäldlern machen wollte. Es ist vielmehr die zunehmende Skepsis allem gegenüber, was von ›oben‹ kommt, angeordnet oder über die Medien ›reingehämmert‹ wird.

Kaum bekannt ist zum Beispiel, daß in den Jahren 1999 bis 2001 in der Schweiz nach einer umfassenden Mumpsimpfung eine Epidemie mit über 20000 Erkrankungen bei Geimpften auftrat.[215]

➢ Human Papillomvirus (HPV)

Bevor der Pharmakonzern Merck einen den Impfstoff ›Gardasil‹ gegen den Human Papillomavirus (HPV) vorlegte, folgte er seinen Marketingberatern und sensibilisierte die Zielgruppe für die Problematik. Es stürzte wie erwartet die Mütter in den Konflikt, ihre Töchter impfen zu lassen oder nicht. Es schien eine Frage von Leben oder Tod, unbeschwerter Jugend und glücklicher Familie gegen ein Leben unter dem Kreuz des Krebses.

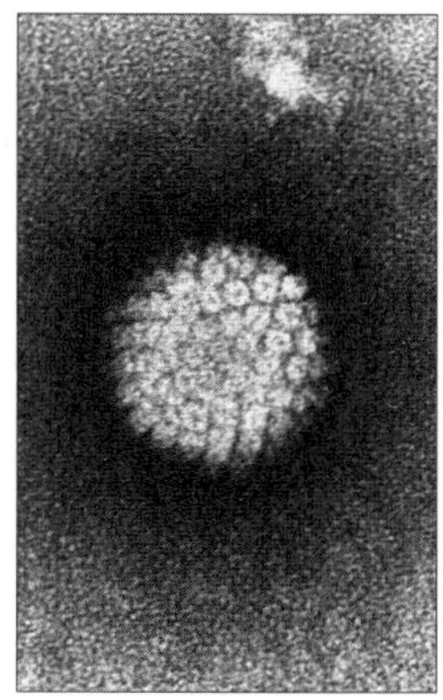

Human Papillomavirus (HPV). Die HPVs infizieren Epithelzellen der Haut und verschiedener Schleimhäute und können bei den infizierten Zellen ein unkontrolliertes tumorartiges Wachstum hervorrufen. Diese Tumore sind meist gutartig und führen zur Warzenbildung an der betroffenen Haut- oder Schleimhautstelle (dem Ort der Infektion). Aus. *Wikipedia.*

In Texas klappte dies mit Hilfe eines Schwindels. Gouverneur Rick Perry setzte mit einer Rechtsverordnung den Impfstoff auf eine Empfehlungsliste. Viele meinten, es sei nun gesetzlich vorgeschrieben, und gingen zur Impfung. Sie ahnten nicht, daß der Gouverneur als Lobbyist auf der Gehaltsliste des Pharmakonzerns stand.

Sie wußten offensichtlich auch nicht, daß Experten die Impfung ablehnten. ›Judicial Watch‹, eine Verbraucherschutzorganisation, registrierte in den USA bis heute weit über 6700 gemeldete Fälle, die über die normalen Nebenwirkungen hinausgehen, 1061 schwerwiegende Fälle, 149 lebensbedrohende und 47 Todesfälle.[216]

Die Berichte wurden unter Berufung auf das Informationsfreiheitsgesetz von der amerikanischen Nahrungsmittel- und Medikamentenaufsichtsbehörde FDA eingefordert.[217]

In Deutschland suggeriert das Kartell den Müttern ein schlechtes Gewissen und spritzt fröhlich weiter – bis heute. Dabei ist interes-

---

[215] http://www.bag-anw.admin.ch/sentinella/publikationen 2003%20Mumpsepidemie%20in%20der%20Schweiz%20zwischen%201999%20und%202001_d.pdf

[216] http://www.impfkritik.de/pressespiegel/2009063005.htm

[217] *British Medical Journal*, 9. Juni 2007.

sant, daß deutsche angestellte ›Gesundheitsexperten‹ auf Vorhaltungen zum Thema Adjuvantien betonen, daß diese seit vielen Jahren milliardenfach sicher angewendet werden. Der Wiesbadener Impfschadens-Gutachter Klaus Hartmann kritisiert:[218]

> »Übersehen wurde dabei allerdings, daß sowohl in ›Gardasil ‹als auch in ›Cervarix‹ relativ ungewöhnliche und neuartige Hilfsstoffe enthalten sind.«

Beide Substanzen kamen nach einer kurzen Testphase im Labor sowie in Tiermodellen gleich unmittelbar in die Impfstoffe. Eigene Sicherheitstests am Menschen sind bei Adjuvantien allgemein nicht vorgesehen.[219]

Dabei werden nicht nur Nebenwirkungen bis hin zur Todesfolge ausgeblendet. ›Gardasil‹ schützt auch nicht vor allen HPV-Arten, das heißt, die jungen Mädchen können sich immer noch infizieren wie jährlich sechs Millionen andere Frauen auch. Normalerweise wird die Infektion überhaupt nicht bemerkt, und das Immunsystem des Körpers erledigt das Problem.

So sehr auch die Werbetrommel für ›Gardasil‹ und gegen die Krebsgefahr gerührt wurde, so sehr stehen bis heute die Nachweise für die Wirksamkeit der Impfung auf wackligem Boden, oder es gibt sie nicht. Weder unter den geimpften Frauen noch unter der Placebo-Gruppe ist ein einziges Zervix-Ca aufgetreten. Mit anderen Worten: Die Zulassung wurde ohne den notwendigen Wirkungsnachweis erteilt. Im August 2009 bekräftigte die Ständige Impfkommission (STIKO) nochmals die Empfehlung zur HPV-Impfung aller Mädchen im Alter von 12 bis 17 Jahren.[220]

Das *arznei-telegramm* empfiehlt nach ausführlicher Analyse der vorliegenden Studien:

> »Auf dieser Datenbasis ist es unmöglich, den Nutzen der Impfung und die Rolle anderer onkogener (krebserregender d.Verf.) HPV-Typen abzuschätzen. Autoren, Hersteller und Behörden sind dringend gefordert, die Ergebnisse zur Gesamtzahl höhergradiger Zervixdysplasien in der Per-Protokoll-Population offenzulegen. Ohne diese Daten läßt sich eine Empfehlung von ›Gardasil‹ u. E. nicht begründen.«[221]

---

[218] ›Cervarix‹ ist ein relativ neues Medikament von GlaxoSmithKline.

[219] http://www.gesund-magazin.de/artikel/impfen-oder-nicht-impfen

[220] *Bulletin* Nr. 32 v. 10. 8. 2009 http://www.aerzteblatt.de/v4/archiv/artikel.asp?src=suche&p=HPV&id=65701

Im September 2009 wollten die Krankenkassen entscheiden, ob sie die Impfung weiter bezahlen, die Datengrundlagen reichen ihnen nicht mehr für eine Impfempfehlung.[222]

Ob die Ärzte dann endlich die Werbeplakate für die HPV-Impfung in ihren Praxen abnehmen? Spätestens, wenn die Kassen die Impfung nicht mehr bezahlen, wird dies wohl so sein.

Merck ist übrigens auch jene Firma, die mit ihrem Schmerzmittel ›Vioxx‹ allein in Deutschland bei über 7000 Patienten zwischen 2001 und 2004 schwere Nebenwirkungen bis hin zum Tod verursacht hat.

> »Vioxx, Wirkstoff Rofecoxib, war um die Jahrtausendwende ein sehr erfolgreiches neues, weil magenschonendes Mittel gegen Gelenkschmerzen, bis der Konzern es Ende September 2004 weltweit vom Markt nahm. Freiwillig, sagen sie bei Merck und MSD, höchst vorsorglich. Seither geht es in Tausenden Klagen in den USA und dem Rest der Welt darum, ob das so stimmt oder ob Mercks Forscher nicht schon 1997, spätestens aber seit Anfang 2000, wußten, daß Vioxx das Risiko für Thrombosen, Herzinfarkte und Schlaganfälle deutlich erhöhen kann. . .«[223]

➢ Zeckenimpfung

Es ist die neueste Kreation aus den Laboren der Pharmaindustrie, und wieder hängen in den Praxen die dringenden Empfehlungen der

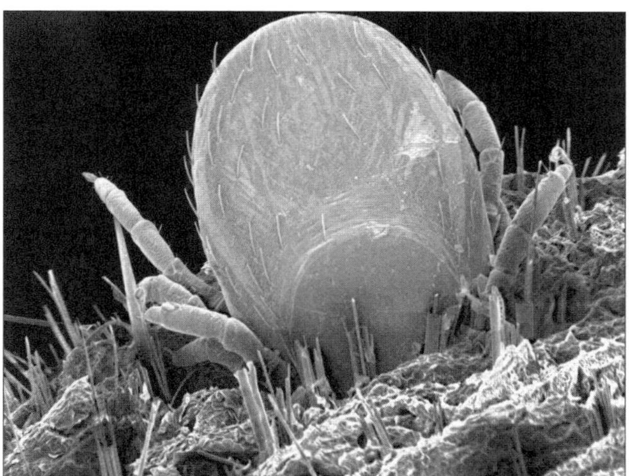

Links: eine Zecke. Nur wenige sind infektiös.

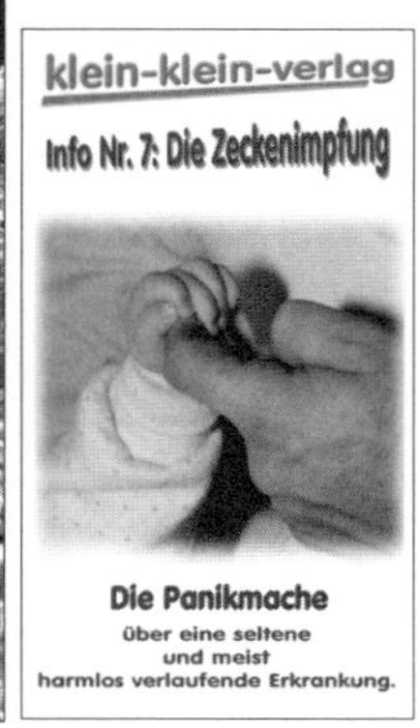

Rechts: Eine Aufklärungsschrift zum Thema Zeckenimpfung aus dem klein-klein-Verlag. Die gebetsmühlenartige Beteuerung der Impfbefürworter, daß der Nutzen den Schaden bei weitem überwiege, ist nach wie vor durch nichts bewiesen.

---

221 http://www.arznei-telegramm.de/html/2007_06/0706057_01.html

222 http://www.impfkritik.de/pressespiegel/2009063006.htm

223 http://www.vioxxopfer.de/

Der Impfstoff gegen Zeckenstiche besteht aus abgetöteten Zekkenviren, die auf befruchteten Hühnereiern gezüchtet werden, ferner aus Aluminiumhydroxid (!) und Quecksilber (!) in Form von Thiomersal, aus Formaldehyd (!), Antibiotika (!) sowie aus Spuren von Hühnereiweiß, aus Humanalbumin, Salzen und Zucker.

Hersteller mit Karten zu den Ausbreitungsgebieten. Norddeutschland ist noch verschont, aber bis Niedersachsen sind die ›Killer‹ schon vorgedrungen. Im Frühjahr 2009 saß ich auf einer Parkbank und las in der Sonne. Zwangsläufig hörte ich das Gespräch von zwei Frauen, in dem die eine zu einem Waldspaziergang einlud. »Aber nur am Waldrand!« sagte die andere, und verständnisvoll nickte die erste und sagte: »Ich weiß, die Zecken sind überall. Auch in den Wald kann man schon nicht mehr gehen.«

Willkommen in der modernen Angstgesellschaft!

In Gebieten tatsächlicher Ausbreitung von Zecken sind etwa 5 Prozent der Zecken infektiös. Von den Infizierten entwickelt rund 1 Prozent Zeichen einer FSME, also jeder 5000ste Biß könnte gefährlich sein. Über die Verbreitung von Boreliose redet niemand, da gibt es auch keine Impfung.

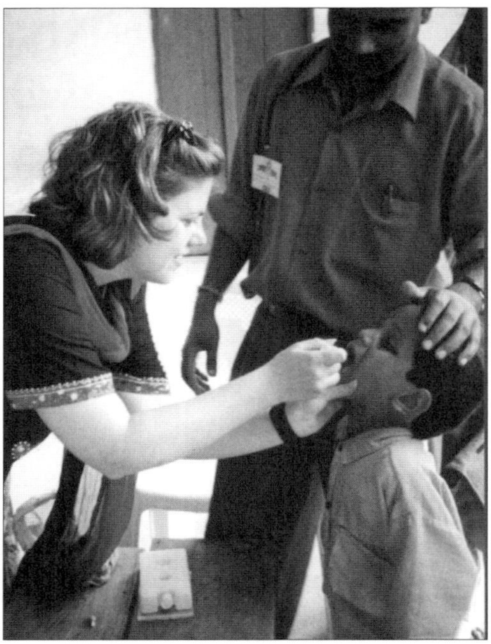

Polio-Impfung in Indien.

➢ Polio

Seit 1999 gilt laut WHO der Erreger von Kinderlähmung, das Poliovirus Typ 2, als ausgerottet. Fast muß man sagen, denn immer wieder tauchte er in der Zwischenzeit sporadisch auf. Bereits 2006 gab es in Nigeria eine kleine Epidemie mit 69 Infektionen.[224] Zur Zeit ist der Erreger erneut im Land aktiv.[225] Über 124 Fälle sind aktuell gemeldet. Für Experten sind die Zahlen alarmierend, denn die Gefahr stammt von einem Erreger, der eigentlich bereits tot war. Er stammt aus einer Schluckimpfung und hat sich für Experten auf unerklärliche Weise wieder selbst erfunden. Das heißt, ein Teil des Impfstoffes ist jetzt für die Erkrankung verantwortlich.[226] Es sind zirkulierende, von Impfstoffen abgeleitete virulente Polioviren (*circulating vaccine-derived poliovirus, cVDPV*). Sie sind erstmalig 2001 in Haiti und der Dominikanischen Republik sicher nachgewiesen.[227]

[224] Kew OM, Wright PF, Agol VI, Delpeyroux F, Shimizu H, Nathanson N, Pallansch MA. Circulating vaccine-derived polioviruses: current state of knowledge. In: *Bull World Health Organ.* 2004 Jan;82(1):16–23. PMID 15106296

[225] Vaccine-derived poliomyelitis in Nigeria. In: Lancet. 2007 Oct 20;370(9596):1394. PMID 17950846

[226] http://www.sciencemag.org/cgi/content/summary/325/5941/660

[227] http://de.wikipedia.org/wiki/Polioimpfstoff

»Warum das Virus aktiv wurde, wissen wir nicht«, sagt Roland Sutter, Forschungsdirektor der WHO in Genf und verantwortlich für das globale Polio-Programm.

Dabei sind die Polio-Impfstoffe immer wieder in die Negativ-Schlagzeilen geraten. Mit dem Cutter-Skandal haben sie es sogar auf den Platz 1 der Arzneimittelskandale geschafft.

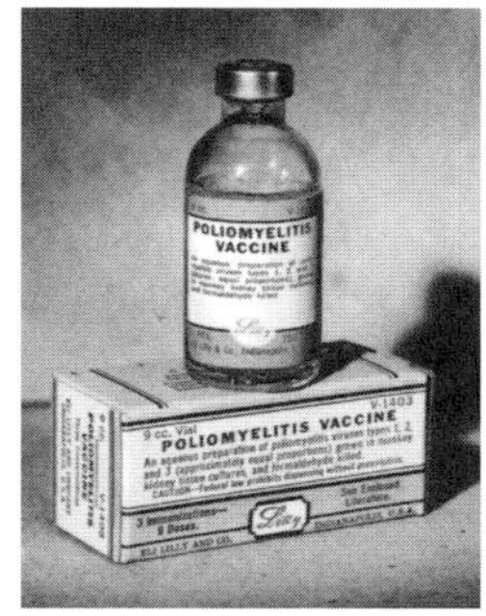

Bei allem Fortschritt der modernen Medizin werden doch fortlaufend unbeabsichtigte oder auch fahrlässig herbeigeführte massive Schädigungen von Patienten und Probanden durch Impfstoffe und Medikamente bekannt. Deutschland hatte seinen Contergan-Skandal; Pfizer ist gerade in Nigeria angeklagt, durch einen Meningitis-Test den Tod von 200 Kindern verursacht zu haben;[228] in Frankreich ist GlaxoSmithKline zu Schadenersatz verurteilt worden, weil in Folge einer Hepatitis-B-Impfung Multiple Sklerose aufgetreten ist;[229] das Malaria-Mittel ›Lariam‹ von Roche wird für Depressionen von US-Marines verantwortlich gemacht;[230] der massenhafte Mißbrauch von sogenannten ›Stimmungsaufhellern‹ in den westlichen Ländern, den man allein in Deutschland auf 2 Millionen regelmäßige Nutzer schätzt.[231] Nach neueren Untersuchungen stellt man einen Zusammenhang zwischen Mitteln wie ›Prozac‹, ›Zoloft‹ oder ›Paxil‹ und Amokläufen her.[232]

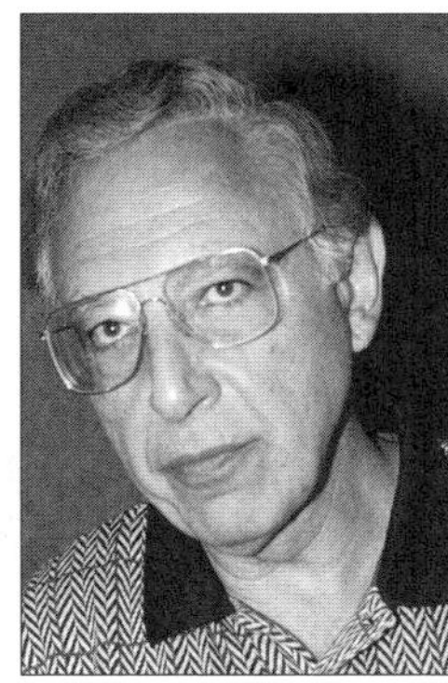
Robert Gallo, der Entdecker des Aids-Virus.

Am 11. Mai 1987 erschien in der *London Times* ein Artikel über den möglichen Zusammenhang zwischen Pockenimpfungen und dem Ausbruch von Aids. Der Artikel wurde von Pearce Wright geschrieben, dem Wissenschaftsredakteur der Zeitung. Er führte mehrere Quellen für seine Hypothese an, die man nicht so einfach übergehen konnte. So bestätigte ihn auch Dr. Robert Gallo, der Entdecker des Aids-Virus in den USA. Dieser meinte:

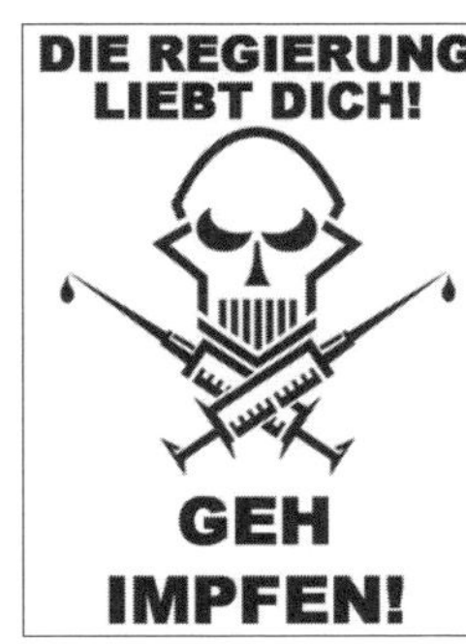

Plakat der Antimpf-Bewegung.

»Der Zusammenhang zwischen dem WHO-Programm und der Epidemie in Afrika ist eine interessante These. Ich kann nicht sagen, daß es stimmt, aber ich habe seit einigen Jahren darauf hingewiesen, daß die Verwendung von lebenden Impfstoffen, wie der für die Pockenimpfung, einen ruhenden Erreger aktivieren kann. Dar-

---

228 www.news.bbc.co.uk/go/pr/fr/-/2/h...ss/6907799.stm 2007/07/20 15:12:41 GMT

229 http://groups.yahoo.com/group/francevegan/message/973

230 www.leatherneck.com/forums/ar...hp/t-8852.html

231 http://www.n24.de/news/newsitem_4825030.html

232 http://www.ssristories.com/ Stichwort »school shootings« führt mehr als fünfzig Fälle von Amokläufen und Anti-Depressiva auf.

> an ist nicht die WHO Schuld, doch wenn die These richtig ist, haben wir eine wirklich tragische Situation, und die Warnungen können nicht mehr ignoriert werden.«[233]

Was müssen wir noch alles erfahren, um wachsam zu sein?
Eine von ihren Bürgern mehrheitlich ungeliebte und durch so idiotische Maßnahmen, wie Festlegungen zur Bananenkrümmung völlig entwertete Versammlung sogenannter europäischer Parlamentarier sieht eine großartige Gelegenheit zur Image- Politur. Nationale Gesundheits- und andere Politiker wittern Profilierungschancen vor anstehenden Wahlen und hoffen, daß damit Dienstwagen- und andere Affairen hinter dem ›Schweine-Grippe‹-Grusel ins Vergessen sinken. Beide Gruppen, die sich so gern als ›Volksvertreter‹ sehen wollen, nehmen dafür offensichtlich Menschenversuche mit ungenügend getesteten Arzneimitteln billigend in Kauf, bei denen es laut dem zitierten SPIEGEL-online-Artikel bei bis zu 250000 Menschen allein in Deutschland zu ernsten oder gar lebensbedrohenden Nebenwirkungen kommen kann. Nette ›Volksvertreter‹ haben wir.
http://www.freitag.de/community/blogs/g-westerby/der-schweine-grippe-hoax—cui-bono

[233] http://groups.yahoo.com/group/francevegan/message/973

12. Vorbeugen statt Impfen!

Die aktuell heftiger werdende öffentliche Diskussion um das Thema Schweinegrippe und Impfen vermeidet einige Reizthemen. So hat das Pharmakartell die Diskussion bislang unbeschadet überstanden, die Verträge sind rechtskräftig. Beim Thema ›Adjuvantien‹ wurde der problematische Immunverstärker ›Squalen‹ bislang kaum diskutiert, stellt sich doch dadurch zwingend die Frage nach der Kompetenz und Verantwortlichkeit der empfehlenden Institute. Mit vollem Recht sprechen Kenner des Gesundheitskomplexes von einem »Großversuch an einem Volk«.

Interessanterweise wird auch die Eigenverantwortung des Bürgers ausgeblendet. Die Situation wird nur dargestellt in der Konfrontation zwischen Impfbefürwortern und Impfgegnern, wobei letztere sehr starken Zuspruch haben, nicht zuletzt durch die chaotische Politik der Bundesregierung verursacht.

Einsatz von Wärmebildkameras am Flughafen von Denpasar auf Bali – mit WHO-Empfehlungen bei Influenza H_1N_1. Montage: *Der Spiegel*, 19/2009.

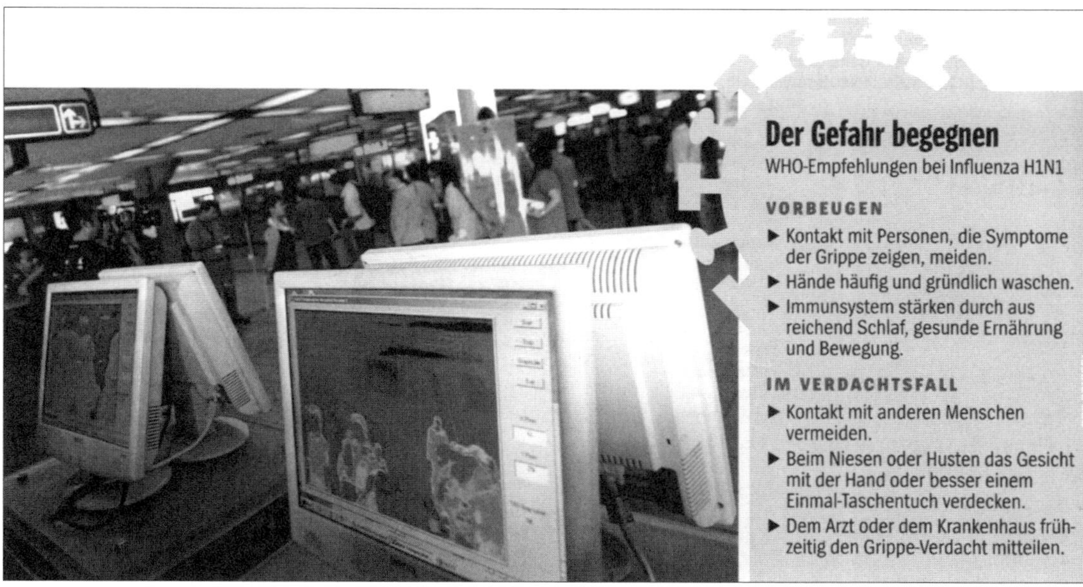
Der Gefahr begegnen
WHO-Empfehlungen bei Influenza H1N1
VORBEUGEN
▶ Kontakt mit Personen, die Symptome der Grippe zeigen, meiden.
▶ Hände häufig und gründlich waschen.
▶ Immunsystem stärken durch aus reichend Schlaf, gesunde Ernährung und Bewegung.
IM VERDACHTSFALL
▶ Kontakt mit anderen Menschen vermeiden.
▶ Beim Niesen oder Husten das Gesicht mit der Hand oder besser einem Einmal-Taschentuch verdecken.
▶ Dem Arzt oder dem Krankenhaus frühzeitig den Grippe-Verdacht mitteilen.

Doch was können wir gegen die Schweinegrippe tun? Besser gefragt, wobei an dieser Stelle das Wort ›Schweinegrippe‹ tatsächlich letztmalig erwähnt werden soll, was können wir gegen grippale Infekte und Erkältung tun?

Nachfolgend einige Tipps zur Hygiene und natürlich aus Omas Kräutergarten. Diese sind nach unserer Meinung immer noch die wirkungsvollsten Mittel. Wenn Sie meinen, einen Arzt konsultieren zu müssen, dann tun Sie es. Bei schwerer Erkrankung sollten Sie dies auch tatsächlich tun.

Doch bis dahin haben wir einen ganzen Katalog von Vorbeuge- und Gesundheitstipps, mit denen Sie sich und Ihre Familie schützen können.

1 Händewaschen

➢ Waschen Sie sich häufig die Hände!
- immer wenn Sie nach Hause kommen,
- vor der Zubereitung von Speisen,
- vor dem Essen,
- nach dem Toilettengang,
- immer, wenn Sie bei Kranken waren,
- immer, wenn Sie mit Babys Kontakt haben,
- immer, wenn Sie meinen, es könnte Sie schützen.

➢ Gründlich und richtig waschen schützt!
- Hände unter fließendem Wasser halten,
- Seife 20 bis 30 Sekunden zwischen den Fingern und in den Händen verreiben,
- gründlich abspülen,
- mit einem Papiertuch sorgfältig abtrocknen.

2 Stärkung der Immunkräfte

Bei einer Abwehrschwäche in Verbindung mit einer organischen oder infektiösen Erkrankung muß diese zusätzlich und vordergründig behandelt werden!

Bis auf wenige Ausnahmen wird Abwehrschwäche im Laufe der Jahre durch eine ungesunde Lebensweise erworben, die sowohl die äußeren Schutzfunktionen des Körpers (Haut, Schleimhäute) als auch die inneren (Lymphen) überfordert.

➢ Vorbeuge- und Selbsthilfemaßnahmen
- Ungesunde, dauerstreßfördernde Lebensweise durch Verhaltenskorekturen ändern: Umstellung der Ernährung auf eine basische, das heißt gemüse- und vitalstoffreiche Frisch- und Vollwertkost (siehe ab Seite 162), ausreichend Schlaf, weitgehender Verzicht auf Genußmittel (Alkohol, Tabak, Kaffee), ausreichend Bewegung in fri-

scher Luft, vernünftiges Verhältnis zwischen Anspannung und Entspannung, psysische Bereitschaft (Lebensfreude, Optimismus usw.)

- Lebensmittel bevorzugen, die viel Vitamin A, C und das Provitamin Betan Carotin (in Grünkohl, Fenchel und Möhren) enthalten; außerdem die Spurenelemente Eisen (Gemüse, Hülsenfrüchte, Fleisch), Selen (Nüsse, Volkornerzeugnisse und Sojaprodukte) und Zink (Käse, Erbsen und Nüsse).
- Für eine reibungslose Verdauung (sie beginnt mit einfachen Eßverhaltensregeln) und einen regelmäßigen Stuhlgang sorgen.
- Die allgemein kräftigende Wirkung der Artischocke und des Hokunders (in jeder Form) ist inzwischen bekannt.
- Schwarzkümmel (als Tee, Öl oder Gewürz) wirkt stabilisierend und aufbauend auf das Immunsystem.
- Eine neue Generation von Joghurts, hergestellt mit dem neuen Milchferment Lactobazillen, beeinflußt positiv die Darmflora und regt offenbar die Produktion von Antikörpern an.
- Angezeigt sind alle *abhärtenden* Maßnahmen: Abreibungen (z. B. mit Obstessig), Trockenbürsten, Kaltwasseranwendungen (ansteigendes bzw. Wechselfußbad, Wassertreten, Wechselduschen) und Morgengymnastik am offenen Fenster.

Regelmäßige Essenszeiten einrichten, jeden Bissen gut kauen, übergroße Portionen meiden, nie aus Langeweile essen, in den Abendstunden keine größeren Mahlzeiten zu sich nehmen usw.

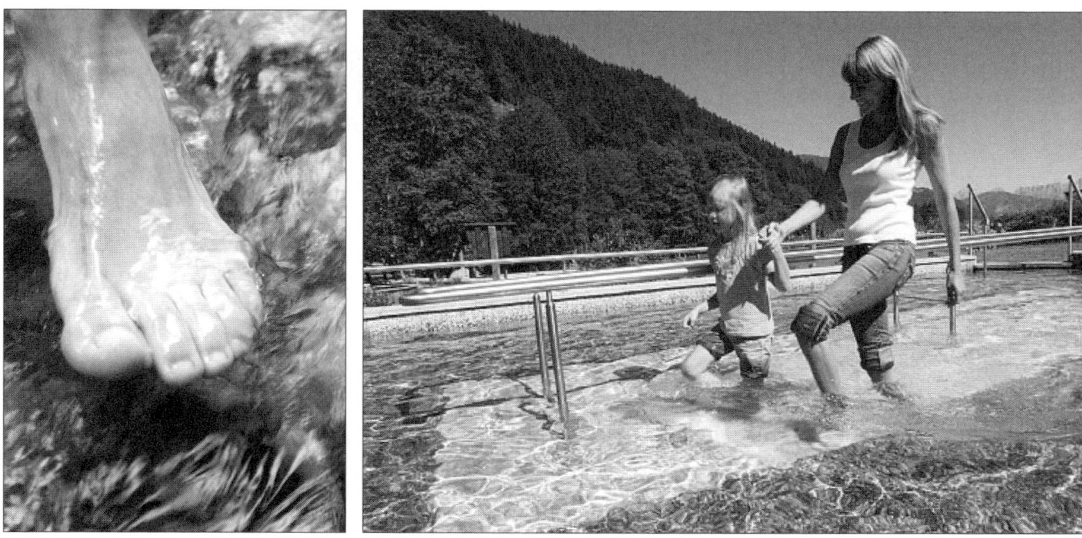

Wasseranwendungen nach Kneipp stärken das Immunsystem.

- Schwimmen.
- Zur *Stärkung des Nervensystems* haben sich Tees bewährt: Baldrian, Zitronenmelisse, Johanniskrautt, Rosmarin, Hopfen, Gänsefingerkraut.
- Zur Steigerung der körpereigenen Kräfte haben sich die Heilpflanzen Alant und Sonnenhut wegen ihrer infektionsvorbeugenden sowie kräftigenden Wirkeigenschaften bewährt.
- Ginsengwurzel als Trockenextrakt wirkt aufbauend und harmonisierend; eine bewußte Pflanzenernährung kann aber dieselbe Wirkung erzielen und ist bedeutend billiger.
- Bei Dauerstreß und Erschöpfung: Entspannungstechniken (Yoga, Autogenes Training), Atemübungen, Visualisierung mit dem Ziel, gesundheitsbewußt zu leben und eine *Umstimmung* herbeizuführen.)
- Empfohlene Naturheilpräparate: Echinacea-Urtinktur-Hevert (Tropfen), Cefasept (Tabletten), Anore-immun (Schwarzwälder Naturheilmittel, Tropfen).

3 Ernährung

Die Übersäuerung des Organismus wird für eine Vielzahl unterschiedlicher Krankheitsbilder mit verantwortlich gemacht. Bei den meisten Krankheiten und Befindlichkeitsstörungen liegt eine Übersäuerung vor.

Es gilt demnach, ein basisches Milieu in unserem Organismus zu schaffen, mit anderen Worten die Säure-Basen-Balance vor allem mit Hilfe einer vorwiegend basischen Ernährung zu halten.

➢ Auf eine vorwiegend basische Ernährung kommt es an!

Der natürliche Säure-Basen-Haushalt, der ein Verhältnis von 20 zu 80 aufweisen sollte, damit der Organismus optimal funktioniert, hat sich im Zuge der Zivilisationskost umgekehrt.

Übersäuerung hat verheerende Auswirkungen auf den Stoffwechsel und damit auf den gesundheitlichen Zustand: Bei unzähligen Krankheiten (Allergien, Herzinfarkt, Rheuma, Gicht, Diabetes, Arthritis, Krebs usw. usw.) liegt eine Übersäuerung vor. Übersäuerung überbeansprucht den Magen, verdickt das Blut, erhöht die Blutfettwerte, entzündet die Gelenke usw. Kurzum: Sie verschlackt den Körper. Darin, Nieren und Haut sind überfordert und kommen ihrer entsor-

Die besten Basenspender

Lebensmittel	Kalorien >kcal	Kalium mg	Magnesium mg	Kalzium mg
Ananas	47	173	17	16
Apfel	58	200	12	7
Aprikosen	51	278	9	16
Artischocken	49	350	26	53
Bananen	85	390	36	6
Blumenkohl	27	330	17	20
Brokkoli	32	464	24	105
Brombeeren	58	190	44	30
Brunnenkresse	22	230	15	170
Buttermilch	35	147	15	110
Champignons	15	420	13	8
Endivie	20	346	10	54
Erdbeeren	37	150	26	15
Johannisbeeren, rot	50	240	13	30
Fenchel	53	500	30	100
Grünkohl	38	490	31	210
Gurken	13	110	22	31
Kartoffeln	76	430	18	13
Kohlrabi	29	380	45	70
Kürbis	15	383	8	22
Löwenzahn	45	440	35	155
Meerrettich	80	560	32	110
Möhren	40	240	10	35
Paprika	24	210	12	10
Radieschen	18	250	8	35
Rettich	13	320	15	33
Rosenkohl	47	411	22	31
Rote Bete	43	340	25	30
Rotkohl	26	266	18	35
Schwarzwurzel	77	320	20	50
Sellerie	40	320	10	70
Spargel	21	207	20	21
Spinat	26	633	58	126
Tomaten	22	300	20	14
Wassermelone	27	158	3	10
Weißkohl	25	227	23	46
Wirsing	31	282	12	47
Zucchini	18	200	20	30

Übersicht über basenbildende Lebensmittel.

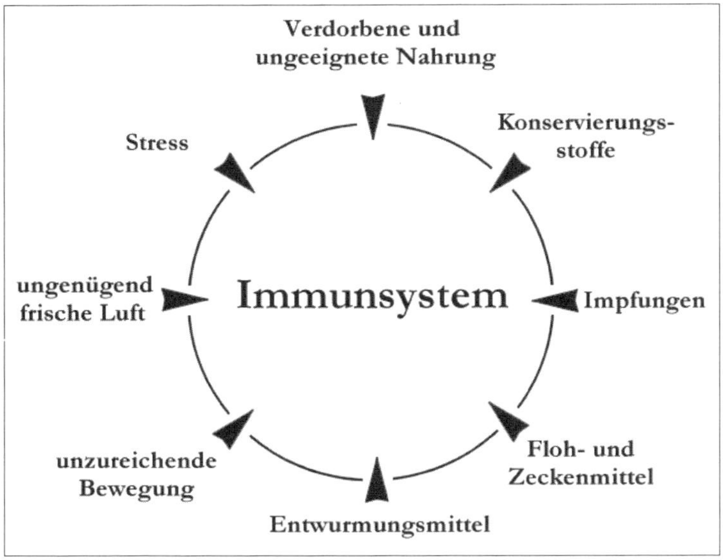

Die Feinde des Immunsystems: www.barfer.ch/ Image15

genden Funktion nur noch unzureichend nach; die Abfallstoffe, darunter auch die nicht verwerteten Fettstoffe, landen direkt im Bindegewebe. Und irgendwann läuft diese »Mülldeponie« über.

Eine Kost, die zum Übergewicht führt, enthält zu viele säurebindende bzw. säureliefernde Nahrungsmittel, und das sind, wie aus der nachstehenden Auflistung ersichtlich, zum großen Teil raffinierte Nahrungsmittel und Eiweiße tierischer Herkunft, die - im Gegensatz zu pflanzlichen Proteinen - nicht nur zusätzlich Fettstoffe transportieren, sondern bei ihrer Verdauung Säure erzeugen.

➢ Säurelieferanten und Säurebildner

- Fleisch (besonders Wild und Innereien, auch Fleischbrühe),
- Geflügel, wenn auch in viel geringerem Maße,
- Milchprodukte, Eier, Zucker (alle Süßigkeiten, zuckerhaltige Getränke, Süßspeisen),
- geschältes Getreide (auch polierter Reis), Produkte aus raffiniertem Mehl (Weißbrot, Mischbrot, Toastbrot, Nudeln usw.), Bohnenkaffee,
- Alkohol, alle Konserven, die mit anorganischen Säuren behandelt wurden.

Der logische Schluß liegt auf der Hand: Nur eine Ernährungsumstellung auf eine vorwiegend basische Vollwertkost kann eine Umkehr herbeiführen, das heißt die überschüssige Säure ausschwemmen und den gestörten Säure-Basen-Haushalt wiederherstellen. Zur allmählichen Normalisierung des Säure-Basen-Haushalts sollte man viermal so viele Basenspender wie Säureerzeuger zu sich nehmen. In der vor stehenden Tabelle haben wir 38 gute Basenspender alphabetisch aufgelistet.

➢ Messen Sie Ihren Säurespiegel!

Besorgen Sie sich bei Ihrer Apotheke Teststreifen, die sich nachdem Säuregrad des Urins verfärben. Am besten wird vier- oder fünfmal im Laute des Tages gemessen; bei Wiederholung möglichst zu regelmäßigen Zeiten messen. Die Teststreifen verfärben sich von hellgelb (sauer) bis dunkelblau (basisch). Die erste Messung am frühen Morgen ist im Normalfall gelblich. Die zweite Messung, im Laufe des Nachmittags, sollte sich in Richtung Neutralwert (pH 6,2–6,5) bewegen. Es ist wichtig, daß der Nachmittagstest einen basischen Wert aufweist, sich also im blauen Bereich verfärbt. Der Abendtest weist dagegen meistens eine Rückkehr in den sauren Bereich auf. Wer übersäuert ist, verläßt den sauren Bereich nicht.

13. Dokumente

Risikostufen und Sicherheitsmaßnahmen [234]

Nach der deutschen Biostoffverordnung (BioStoffV) und dem Gentechnikgesetz (GenTG) werden »biologische Arbeitsstoffe« gemäß dem Grad ihrer Gefährlichkeit (Infektionsgefahr, Schwere der Erkrankung und Therapiemöglichkeiten) in vier Risikogruppen eingeteilt:

Risikogruppe 1: Hierzu gehören biologische Substanzen, bei denen es unwahrscheinlich ist, daß sie eine Krankheit verursachen können. Zu dieser Gruppe zählen grundsätzlich alle biologischen Arbeitsstoffe, sofern sie nicht in einer anderen Risikogruppe (2 bis 4) erfaßt sind. Zur Risikogruppe 1 gehört beispielsweise die gewöhnliche Bäkkerhefe.

Risikogruppe 2: Hierzu gehören biologische Substanzen, die eine Krankheit beim Menschen hervorrufen können, bei denen aber eine wirksame Vorbeugung oder Behandlung normalerweise möglich ist, so daß eine weitere Verbreitung des Stoffes in der Bevölkerung eher unwahrscheinlich ist, wie z. B. herkömmliche Grippeviren, Herpes-Erreger, Masern, Salmonellen usw.

Risikogruppe 3: Hierzu gehören biologische Substanzen, die eine schwere Krankheit beim Menschen hervorrufen können; bei denen aber eine wirksame Vorbeugung oder Behandlung normalerweise möglich ist; so daß eine weitere Verbreitung des Stoffes in der Bevölkerung eher unwahrscheinlich, aber möglich ist. Beispiele sind Hepatitis, Gelbfieber, Milzbrand usw.

Risikogruppe 4: Hierzu gehören biologische Substanzen, die eine schwere Krankheit beim Menschen hervorrufen können und bei denen eine wirksame Vorbeugung oder Behandlung nicht möglich ist; so daß die Gefahr einer weitere Verbreitung des Stoffes in der Bevölkerung besteht. Nur ein bis zwei Dutzend Erreger gehören zu dieser Risikogruppe: Hämorrhagische Virale Fieber (Ebola, Hanta, Lassa, Marburg) und Pocken usw.

Um die Seuchenerreger der verschiedenen Risikostufen untersuchen zu können, müssen die Labore über einen ausreichenden Sicherheitßtandard verfügen, der der Gefährlichkeit des Krankheitserregers entspricht. Demgemäß werden vier Sicherheitßtufen (S1 bis S4 oder L1 bis L4) unterschieden. International ist auch die Bezeichnung ›Bio-

---

[234] Zusammenstellung von Gerhard Piper aus http://www.heise.de/tp/r4/artikel/30/30698/1.html

logical Safety Level‹ (BSL-1 bis BSL-4) gebräuchlich. Werden Erreger der Risikogruppe 4 inaktiviert, kann auch in S3-Laboren in beschränktem Umfang mit ihnen geforscht werden.

Schutzstufe 1: Jedes Laboratorium gehört mindestens der Schutzstufe 1 an. Hier sind lediglich die gewöhnlichen Hygienemaßnahmen einzuhalten (Händewaschen, keine Nahrungsaufnahme usw.).

Schutzstufe 2: Der Zutritt ist auf namentlich benannte Beschäftigte zu beschränken. Im Labor sind die biologischen Substanzen sicher aufzubewahren. Außerdem müssen Desinfektionsverfahren angewendet werden, deren Wirksamkeit auf die fraglichen Organismen abgestimmt sind. Nötigenfalls sind Sicherheitswerkbänke mit einer wasserundurchlässigen und leicht zu reinigenden Oberfläche zu verwenden. Es sollte eine geeignete Einrichtung vorhanden sein, um von außen in die Laboratorien einsehen zu können (Kamera oder Fenster). Bei Tierversuchen sollte ein Verbrennungsofen für Versuchstierkörper vorhanden sein. Jedes herkömmliche Krankenhauslabor genügt diesen Anforderungen.

Schutzstufe 3: Das Labor muß von anderen Gebäudeteilen räumlich getrennt sein, bei Arbeiten mit luftübertragbaren Krankheitserregern muß das Labor auch baulich abgetrennt sein. Der Boden ist mit einem wasserundurchlässigen, leicht zu reinigendem Material auszukleiden und die Oberflächen müssen säure-, laugen- und lösungsmittelbeständig sowie beständig gegen Desinfektionsmittel sein. Im Labor muß Unterdruck herrschen. Die Abluft muß gefiltert werden. Es muß in Sicherheitswerkbänken gearbeitet werden. Ein leicht zugänglicher Tierkörperverbrennungsofen mußvorhanden sein. Beobachtungsfenster in den Türen sind vorgeschrieben.

Schutzstufe 4: Ein S4-Labor der höchsten Sicherheitsstufe soll den sicheren Umgang, die Erforschung und Diagnostik von lebensgefährlichen Krankheitserregern ermöglichen, gegen die es keinen Impfschutz gibt, ohne daß eine Gefährdung der Bevölkerung und des Laborpersonals auftritt. Bei den S4-Laboren handelt es sich um besonders gesicherte Räume innerhalb von Gebäuden (Box-in-Box-System), die über eine getrennte Luft-, Wasser- und Stromversorgung verfügen. Alle Durchtritte von Ver- und Entsorgungsleitungen sind abgedichtet und gegen Rückfluß gesichert. Notstromaggregate und Reserveakkus sollen für einen ausfallsicheren Betrieb sorgen. Der S4-Bereich wird auf dem Institutsgelände so plaziert, daß Unbefugte nicht in die Nähe des Hochsicherheitslabors gelangen können. Hinzu kommen aufwendige Zugangskontrollsysteme, Videoüberwachung und andere Sicherheitsmaßnahmen. An ein S4-Laboratorium schließen sich weitere Labors niedrigerer Sicherheitsstufe an, die logistische Zuarbeiten leisten.

Der Boden des S4-Labors ist mit einem wasserundurchlässigen, leicht zu reinigenden Material auszukleiden, und die Oberflächen müssen säure-, laugen- und lösungsmittelbeständig sowie beständig gegen Desinfektionsmittel sein. In den S4-Laboren herrscht Unterdruck, damit bei einer Leckage keine Krankheitserreger in die Umgebung entweichen können. Der Untersuchungsraum kann nur durch eine Dreifach-Schleuse betreten werden. Die Türen der einzelnen Schleusenräume sind gegenseitig verriegelt, so daß die Luft beim Öffnen und Schließen der Schleusentüren immer in Richtung Labor strömt. Der Zugang zu dem Labor ist auf eine kleine Anzahl entsprechend qualifizierter Personen beschränkt. Die Beschäftigten tragen aufblasbare Ganzkörperschutzanzüge mit einer eigenen, umgebungsluftunabhängigen Sauerstoffversorgung. Da die Arbeit in den Vollschutzanzügen körperlich sehr anstrengend und mitunter nervlich belastend ist, beträgt die tägliche Arbeitszeit rund drei Stunden. Die kontaminierten Blut-, Gewebe- oder Auswurf-Proben werden in so genannten Sicherheitswerkbänken unter Glasabschluß bearbeitet, wobei die Laboranten ihre Hände in die festmontierten Handschuhe der Sicherheitswerkbank eintauchen und durchgreifen müssen. Nach Ende der Arbeit werden die Arbeitsstoffe unter Verschluß aufbewahrt. Für die Sterilisation von kontaminierten Materialien sind Durchreicheautoklaven vorhanden. Tierkörper müssen unmittelbar im Labor beseitigt werden.

Vor dem Verlassen des Labors müssen die Mitarbeiter zunächst in ihren Schutzanzüge duschen, um die Anzüge mit stark verdünnter Peressigsäure o.ä. zu desinfizieren. Anschließend müssen sich die Beschäftigten entkleiden und noch einmal duschen. Da es keine Meßgeräte gibt, die eine Kontamination – wie etwa bei radioaktiven Substanzen – automatisch anzeigen würden, arbeiten i. d. R. zwei Mitarbeiter zusammen, die ihre Anzüge gegenseitig auf eine Beschädigung untersuchen und sich beim An- und Auskleiden helfen. Je nachdem, wie sehr sich die Labormitarbeiter beeilen, dauert die Ausschleusung fünfzehn bis dreißig Minuten.

Die Abluft wird über mehrstufige Systeme aus HEPA-Filtern keimfrei gemacht. Ein solcher Filter hält 99,99 Prozent aller Schwebteilen mit einem Durchmesser von 0,5 Mikrometer (zum Vergleich: der

Durchmesser eines menschlichen Haares beträgt rund 70 Mikrometer) zurück. Die Abwasser müssen gesondert inaktiviert werden, so daß alle möglicherweise anhaftenden oder enthaltenen Erreger vollständig abgetötet werden. Alle entnommenen Gegenstände werden in einer Autoklav-Reinigungsanlage bei hoher Hitze und Druck dekontaminiert. Alle sicherheitsrelevanten Einrichtungen sind ??redundant ausgelegt. Für Notfälle wurden entsprechende inner- und außerbetriebliche Einsatzpläne ausgearbeitet.

Gegenwärtig sind nur 25 S4-Labore weltweit im Betrieb, 6 weitere werden gebaut. Die Bundesrepublik Deutschland verfügt über 2 S4-Labore (Hamburg und Marburg), zwei weitere befinden sich im Bau (Berlin u. Riems). Angesichts dieser geringen Zahl von Instituten in Deutschland stellt sich die Frage, ob man hierzulande überhaupt genügend Erfahrung zum Bau und Betrieb von S4-Hochsicherheitslaboratorien hat.

Hintergrundinformationen zu den Pandemieimpfstoffen und die rechtlichen Konsequenzen

Dickelsmoor, 30. 09. 2009
Lieber (Impf-)Arzt,

im Zuge unserer kritischen Auseinandersetzung mit der angeblichen Schweinegrippe-Pandemie und den demnächst geplanten Massenimpfungen sind wir auf einige interessante Hintergrundinformationen gestoßen. Wir möchten Ihnen diese nicht vorenthalten und haben diese kurz für Sie zusammen gefaßt. Gerne dürfen Sie uns auch für Rückfragen kontaktieren.

Interessengemeinschaft EFI – Eltern für Impfaufklärung, www-efi-online.de

30. 09. 2009

1. Die neue H1N1-Influenza verläuft in der Regel symptomlos oder symptomarm. Schwere Verläufe sind extrem selten und ursächlich durch eine, oft sogar mehrere, schwere Grunderkrankungen bedingt. Eine Schwangerschaft hat sich nach unseren Recherchen nicht als Risikofaktor erwiesen, da die Datenlage zu dünn ist.[1,2] Bei einem fraglichen Todesfall (Raucherin, schweres Übergewicht, Diabetes, schwere Sepsis mit Multiorganversagen) und fast 20 000 gemeldeten H_1N_1 Fällen beträgt die Letalität in Deutschland trotz erhöhter Sensibilität praktisch Null. Die fortschreitende Durchseuchunq der Bevölkerung kann angenommen werden,[3] da die wöchentlichen Erkrankungszahlen in Deutschland seit Anfang August stark zurückgehen.[4] Durch die kumulative Zählung der nationalen und internationalen Gesundheitsbehörden soll das Abebben der Schweinegrippe-Welle verschleiert werden. Ab Herbst werden respiratorische (ARE) und grippeähnliche Erkrankungen (ILI) insgesamt veröffentlicht und Schweinegrippefälle nicht mehr gesondert erfaßt.[5] Die europäische Seuchenbehörde hat Ende September die Zählung und Veröffentlichung der täglichen Schweinegrippemeldungen eingestellt.[6]

Dr. Tom Jefferson, Epidemiologe, Cochrane Collaboration: »Erst im Mai dieses Jahres wurden zwei entscheidende Punkte der Definition gestrichen: Die hohe Zahl der Erkrankten und die Sterblichkeit stehen nicht mehr drin. Die hier fett gedruckte Passage, ›eine sehr große Zahl von Toten und Kranken‹ verschwand aus der Definition. Das heißt, die WHO hat ihre Kriterien für die Definition abgeschwächt. So kann man nicht mehr sagen, was genau eine Pandemie ist. Es gibt keinen Unterschied mehr zwischen der saisonalen Grippe und einer Pandemie.«

2. Zu Beginn der Pandemie hat die WHO im Mai 2009 die Kriterien für die Pandemiestufen geändert. Epidemiologische Kriterien wie Morbidität, Mortalität und Letalität, spielen künftig keine Rolle mehr. Lediglich die Verbreitung einer Infektionskrankheit bestimmt die Einstufung.[7] Eine ansteckende Infektionskrankheit in größeren Teilen der Bevölkerung in mehr als zwei Ländern reicht bereits aus, um die höchste Stufe auszurufen. Die WHO betont in ihren derzeit gültigen Definitionen zwar, daß damit keine Risikoabschätzung möglich sei.[8] Die

Anweisungen für die einzelnen Pandemiestufen seien vielmehr eine Art Arbeitsanweisung für die Gesundheitsbehörden und Pharmahersteller, wann mit der Bestellung und Produktion von Impfstoffen und Medikamenten zu beginnen sei.[9] Leider hat die WHO jedoch vergessen die völlig geänderten Zielsetzungen ihrer Pandemiedefinitionen zu veröffentlichen. Die Presse und offensichtlich auch die Gesundheitsbehörden gehen nach wie vor davon aus, daß die Stufe 6 mit einer massiven Gefährdung der Bevölkerung gleichzusetzen sei. Die ist nicht der Fall. Sogar die Produktinformationen der Muster-Impfstoffe (Mock-Up) basieren auf der bisherigen Pandemiedefinition und sehen die Impfung von Personen, die bereits früher mit schweren allergischen Reaktionen bis hin zum anaphylaktischen Schock auf eine Influenzaimpfung reagiert hatten, im Pandemiefall vor. Jedoch sollten dann sämtliche Voraussetzungen für lebenserhaltende Maßnahmen bei der Verabreichung vorhanden sein.[10]

3. Vor einer Veränderung des Pandemievirus wird gewarnt. Durch Mutationen könnte ein unbekanntes Virus mit hoher Pathogenität entstehen. Eine Mutation würde durch die Vermischung von verschiedenen Influenzastämmen provoziert. Hier mutet es dann doch recht merkwürdig an, dass in den USA sowohl für die saisonale als auch für die pandemische Influenza nasale Lebendimpfstoffe zugelassen und verwendet werden.[11] Der Genaustausch zwischen den verschiedenen Virusstämmen ist geradezu vorprogrammiert.

4. Nicht einmal während des Höhepunkts der Pandemie gab es Reisewarnungen oder gar Reiseverbote. Laut den Reiserücktrittversicherern ist eine Pandemie erst dann erreicht, wenn mind. 10 Millionen Menschen weltweit erkrankt sind.[12] Unsere damalige Bundesgesundheitsministerin Frau Ulla Schmidt machte dann auch zur Hauptseuchenzeit Urlaub in einem Hauptseuchenland. Wollte sie gar die zügige und natürliche Immunisierung zum passenden Zeitpunkt während ihres Urlaubs erledigen? Dann wäre ja die Benutzung ihres Dienstwagens in Ordnung gewesen. Ist die schnelle Durchseuchung der Bevölkerung gar erwünscht? Vor diesem Hintergrund ist es nur konsequent, daß auch das wirksamste epidemiologische Instrument, die Quarantäne von vorher allen sorgfältig ermittelten Kontaktpersonen, von den Seuchenbehörden der USA und der EU nicht empfohlen wurde und wird.[13]

5. Tamiflu kann schwere Nebenwirkungen z.B. eine Pneumoniet4 hervorrufen. Insbesondere zu Schwangeren liegen bisher keinerlei klinischen Erfahrungen zu Tamiflu vor, da die Schwangerschaft bisher eine Kontraindikation war.[14] Es kann daher nicht ausgeschlossen werden, daß die bei Schwangeren verstärkt beobachteten Pneumonien eher eine Folge der antiviralen Behandlung als der Influenza-Infektion ist.

6. Für die ersten 50 Millionen Impfstoffdosen wurde der Impfstoff ›Pandemrix‹ bestellt. In diesem Impfstoff ist das bisher noch nie verwendete Adjuvans AS03 enthalten. Klinische Studien wurden erst an ca. 5000 gesunden Erwachsenen durchgeführt.[16] Genau diese Bevölkerungsgruppe soll jedoch bei den bald beginnenden Massenimpfungen nicht geimpft werden. Zu Kindern zwischen 3 und 6 Jahren gibt es sehr beschränkte Daten. Zu Kindern jünger als drei Jahre oder zwischen 10 und 17 Jahre, sowie zu Schwangeren liegen zum jetzigen Zeitpunkt überhaupt keine Daten zur Sicherheit vor. Ebenso waren Hühnerei-Allergiker aus den Studien ausgeschlossen[17]. Der Impfstoff wurde am 29. 09. 2009 von der EMEA zugelassen.[18] Die oberste europäische Seuchenbehörde ECDC empfiehlt[19] ebenso wie die EMEA[20] die Nutzen-Risiko-Abwägung erst am Ende oder nach den Massenimpfungen vorzunehmen. Die Arzneimittelkommission der deutschen Ärzteschaft empfiehlt deshalb auch keine Impfung der Schwangeren mit adjuvantierten Impfstoffen.[21] Der Vizepräsident der Bundesärztekammer zeigt denn auch »beunruhigt, daß die Verstärkersubstanz nicht getestet ist.«[22] Laut einer Umfrage des Fachportals Hippokranet halten 93% der Ärzte Massenimpfungen für nicht angebracht.[23]

Der Impfstoff ›Pandemrix‹ ist vergleichsweise teuer, enthält Zusatzstoffe, die kaum getestet wurden und potentiell gefährlich sind, und ist für den Patienten schlechter verträglich als konventionelle Impfstoffe. Trotz aller Risiken steht ein Gewinner bereits fest – GSK verdient am größten Feldversuch der modernen Medizingeschichte geschätzte 4,2 Mrd. US-Dollar, während sämtliche Folgekosten dank einer umfassenden Haftungsfreistellung vom Staat getragen werden müssen. http://www.heise.de/tp/r4/artikel/31/31334/1.html

7. Bisher gibt es keine offiziellen Impfempfehlungen der STIKO zur Pandemieimpfung, obwohl diese bereits mehrfach angekündigt wurden. Die Influenzaimpfung ist bisher nur für bestimmte Risikogruppen, für bestimmte Berufsgruppen und für ein bestimmtes Lebensalter empfohlen. Die eigentliche Impfempfehlung, die für die Entschädigung bei einem Impfschaden ausschlaggebend ist, wird jedoch von den jeweiligen Landesgesundheitsbehörden ausgesprochen. Diese übernehmen meist einfach die STIKO-Empfehlungen. Manche Länderbehörden haben jedoch bereits die Influenza-Impfung generell in ihren Impfkalender aufgenommen. Daher können die Entschädigungs- und Haftungsregelungen von Bundesland zu Bundesland unterschiedlich sein. Dies sollte bei der Impfaufklärung und der Impfentscheidung eine gewichtige Rolle spielen, da im Falle eines Impfschadens der Nachweis der Kausalität bei einer öffentlich empfohlenen Impfung wesentlich einfacher zu erbringen ist.

8. Der in Pandemrix verwendete Zusatzstoff' AS03 wurde bisher in keinem zugelassenen Impfstoff verwendet. Bei diesem neuartigen Zusatzstoff werden die Bestandteile zu winzigen Tröpfchen von einigen Hundert Nanometern zerschlagen.[25] Sie sind damit in der Größe der Influenzaviren. Zusätzlich wirkt das verwendete Tensid Tween 80 schädigend auf die Zellmembranen.[26] Das im Adjuvans verwendete Squalen ist in den USA durch das Golfkriegssyndrom in Verruf geraten, da bei den betroffenen Soldaten Antikörper dagegen gefunden worden waren.[27] Bei dem im Zulassungsverfahren befindenden Pandemie-Impfstoff Celtura wird neben dem ebenfalls Nanopartikel und Squalen enthaltenden Adjuvans auch ein neues Herstellungsverfahren auf stark tumoriqenen Hundenierenzellen (MDCK) eingesetzt. Durch das beschleunigte Zulassungsverfahren, für das vorab so gut wie keine Studien zur Sicherheit gefordert werden, sparen sich die Hersteller jede Menge Zeit, Geld und Ärger. Besonders tragisch ist, daß diese neuartigen Adjuvantien die TH1-Abwehr stimulieren, die in der Schwangerschaft von Natur start unterdrückt wird, um Abstoßungsreaktionen zu vermeiden. Eine erhöhte Rate von Aborten bei den geimpften Schwangeren ist zu befürchten und kann auch von der deutschen Zulassungsbehörde nicht entkräftet werden.[28] Die WHO empfiehlt die Impfung Schwangerer mit herkömmlichen Impfstoffen.[29] Die USA verzichtet sowohl auf neue Herstellungsverfahren (Zelllinien statt Hühnereier) als auch auf Adjuvantien.[30] Zu allem Überfluß ist in den Pandemieimpfstoffen auch noch das bisher verpönte Thiomersal enthalten, weil die Auslieferung grundsätzlich in Mehrdosenbehältern erfolgt.[31] In den USA stehen für Kinder und Schwangere thiomersalfreie Einzeldosen zur Verfügung.[32]

9. Jeder Arzt hat die juristische Pflicht, den Impfling vor einer Impfung so aufzuklären, daß dieser mündig in die Impfung einwilligen kann.[33] Auch über seltene Risiken muß verständlich aufgeklärt werden.[34] Andernfalls erfüllt die Impfung den Straftatbestand der Körperverletzung. Erst zum Ende der Massenimpfungen wird es erste Daten zur Impfstoffsicherheit geben. Aus unserer Sicht ist eine Impfung derzeit daher automatisch eine Körperverletzung. Die Impfung von Schwangeren ist nach unserer Auffassung ein schwerer Kunstfehler, da die EMEA und die WHO bei den Impfempfehlungen für Schwangere zum einen von den herkömmlich produzierten Impfstoffen ohne Adjuvantien und zum anderen von einer schweren Pandemie ausgegangen waren. In den Produktinformationen der Pandemieimpfstoffe wird auf die fehlenden Daten zum Risiko von

Impfungen in der Schwangerschaft hingewiesen. Bis heute liegt zur Impfung von Schwangeren bei dem derzeit in Deutschland ablaufenden Infektionsgeschehen von den verantwortlichen Bundes- und Landesgesundheitsbehörden keine verbindliche und konkrete Impfempfehlung vor, die Lage ist unübersichtlich.[35] In dem bis heute geheimen Vertrag zwischen den Gesundheitsbehörden und den Herstellern wurden der Hersteller von der Produkthaftung auch bei nicht in der Produktinformation aufgeführten Nebenwirkungen befreit.[36] Aus all diesen Gründen haben wir dazu aufgerufen, daß sich medizinisch und rechtlich Geschädigte bei uns zwecks Unterstützung melden sollen.

Unsere Ausführungen sind keinesfalls als rechtlicher Rat zu verstehen. Bitte ziehen Sie auf jeden Fall einen Anwalt Ihres Vertrauens zu Rate.

Wir hoffen sehr, daß diese Informationen für Sie hilfreich waren und daß sich die Ärzte unseres Vertrauens schützend auf unsere Seite, d.h. auf die Seite der Patienten und nicht die der Politik, Lobbyisten und damit der Pharmaindustrie, stellen. . .

Interessengemeinschaft EFI - Eltern für Impfaufklärung

[1] Eurosurveillance, »Epidemiology of Fatal Cases Associated with Pandemic H1 N1 Influenza 2009«, 20. 08. 2009, [EFI214]

[2] The Lancet, »,H1 N1 2009 influenza virus infection during pregnancy in the USA«, 29. 07. 2009, [EFI213]

[3] Bild, »Bis Herbst sind viele immun«, 05.09.2009, [EFI326]

[4] ecdc.europa.eu/en/healthtopics/Pages/Influenza_A%28H1 N1%29 Outbreak.aspx, Stand 29.09.2009

[5] ecdc.europa.eu , »Surveillance of Influenza 2009/2010 in the EU/EEA«, 11. 09. 2009, [EFI365]

[6] ecdc.europa.eu/en/healthtopics/Pages/Influenza A%28H1N1%29 Nl%29-Outbreak.aspx, Stand 29. 09. 2009

[7] WHO, »Pandemie Influenza Preparedness and Response«, 2009 [EFI285]

[8] WHO, »Pandemic Influenza Preparedness and Response«, 2009 [EFI285]

[9] WHO, »Transcript of virtual conference with...«, 26. 05. 2009 [EFI344]

[10] http://www,emea.europa.eu/humandocs/PDFs/EPAR/pandemrix/

[11] CDC, »Preparing for Vaccination with Novel H1 N1 Vaccine«, 31. 07. 2009 [EFI255]

CDC, »Seasonal Influenza (Flu) Vaccination« Stand 29.09.2009 [EF1366]

[12] www.reiseversicherung.de, ,»Aktuelle Informationen zur Influenza-A/H1 N1«, 23. 08. 2009 [EFI333]

[13] ECDC, »How to communicate response strategies to influenza A(H1 N1): Mitigation versus delaying«, Juni 2009 [EFI260]

[14] Respiratory Medicine CME, »Oseltamivir (Tamiflu)-induced pneumonia«, 04. 03. 2008 [EFIT7]

[15] Fachinformation Tamiflu, Stand Mai 2009 [EFIT8]

[16] http://www.emea.europa.eu/humandocs/PDFs/EPAR/pandemrix/Pandemrix-PU-17-en.pdf

[17] Faltblatt der LMU München, »Teilnahme an Impfstudie«, Flyer $H_1 N_1$ München V1 29. 06. 2009 [EF1113',]

[18] *Süddeutsche Zeitung,* »EU genehmigt Impfstoffe gegen Schweinegrippe«, 29. 09. 2009, [EFI364]

[19] ECDC, »Use of specific pandemic influenza vaccines during th H1 N1 2009 pandemic«, August 2009 [EFI258]

[20] *Der Spiegel,* »Das Geschäft mit der Spritze«, 32/2009 [EFI359]

[21] »Stellungnahme der Arzneimittelkomm. der deutschen Ärzteschaft zur Schutzimpfung gegen die neue Influenza«, 10. 9. 2009[EFI357]

[22] »Augsburger Allgemeine-Schweinegrippe-Impfung wird ein Flop«, 29. 8. 2009 [EFI297]

[23] *Bild,* »Arzte gegen Massenimpfung«, 28. 8. 2009 [EFI300]

[24] http://www.emea.europa.eu/humandocs/PDFs/EPAR/pandemrix/

[25] US Patent Nr. 20080181911

[26] Vaccine, »Cell death induced by vaccine adjuvants containing surfactants«, 8. 10. 2003 [EFIA26]

[27] www.whale.to, »Anti-Squalene Antibodies Link Gulf War Syndrome. . .«, Stand, 15. 8. 2009 [EFIA22]

[28] [PEI, »Pandemieimpfstoffe in der Schwangerschaft«, 04. 09. 2009 EFI277]

[29] *Bild,* »Wie gefährlich ist die Impfung für Schwangere?«; 02. 09. 2009 [EFI328]

[30] FDA, »Likely to Approve H1 N1 Vaccine in Advance of Data«, 23. 07. 2009 [EF1254]

[31] [PEI, »Pandemieimpfstoffe in der Schwangerschaft«, 4. 9. 2009 EFI277]

[32] CDC, »2009 H1 N 1 Influenza Vaccine and Pregnant Women«, 18. 9. 2009 [EFI367]

[33] *Deutsches Ärzteblatt,* »Aufklärungspflicht aus juristischer Sicht«, 27. 6. 1997 [EFI295]

[34] *Epidemiologisches Bulletin,* »Hinweise für Ärzte zum Aufklärungsbedarf ...«, 25/2007, 22. 06. 2007 [EFI296]

[35] *SWR,* »Diskussion über Schweinegrippe-Schutzimpfung«, 2. 9. 2009 [EFI292]

[36] *blitz-a-t,* »Impfung gegen Schweinegrippe: Alles im Griff?«, 25. 9. 2009 [EFI287]

Schweinegrippe-Impfung – 8 Kritikpunkte

Interessengemeinschaft EFI – Eltern für Impfaufklärung, www-efi-online.de

30. 09. 2009

1. Die sog. Schweinegrippe ist eine harmlose Erkrankung. Menschen, die schwerer krank wurden oder gar gestorben sind hatten in der Regel eine oder mehrere Risikofaktoren (starkes Übergewicht und Raucher). Eine Schwangerschaft hat sich nach unseren Recherchen nicht als Risikofaktor erwiesen, da die Datenlage zu dünn ist. Die Panikmache ist übertrieben und unverantwortlich. Da fast alle Schweinegrippe-Kranken mit Tamiflu behandelt wurden und Tamiflu schwere Nebenwirkungen (z.B. Lungenentzündung) haben kann, ist eine Unterscheidung zwischen Medikamenten-Nebenwirkungen und Schweinegrippe-Symptomen auch bei Todesfällen kaum möglich.

2. Die Anzahl der Neuerkrankungen geht seit Anfang August in Deutschland, wie auch in anderen Ländern weltweit, stark zurück. Dieser Umstand wird durch die nationalen und internationalen Gesundheitsbehörden verschleiert, weil statt den wöchentlichen Fallzahlen nur die Summen veröffentlicht werden. Es ist zu vermuten, daß die meisten Menschen mittlerweile Kontakt mit der Schweinegrippe hatten und immun sind. Schon aus diesem Grund wären die geplanten Massenimpfungen überflüssig. Es ist zu vermuten, daß eine zweite Pandemiewelle künstlich konstruiert werden soll, da ab sofort alle Erkältungskrankheiten, die in der naßkalten Jahreszeit automatisch mehr werden, gemeinsam mit der Schweinegrippe erfaßt werden.

3. Um bei diesem harmlosen Verlauf der Schweinegrippe überhaupt eine Pandemie ausrufen zu können, mußte die WHO erst die Definitionen für die Warnstufen ändern. Seit Mai 2009 spielt die Gefährlichkeit einer Infektionskrankheit überhaupt keine Rolle mehr, ob eine Pandemie ausgerufen werden kann. Schon beim Auftreten von ansteckenden Krankheiten in mehr als 2 Ländern liegt gemäß diesen Definitionen eine Pandemie vor. Die neuen Stufen seien vielmehr eine Art Arbeitsanweisung für die Behörden und Hersteller, ab wann Impfstoffe und Medikamente hergestellt werden.

4. Die antiviralen Medikamente (z.B. Tamiflu) haben schwere Nebenwirkungen, von der Lungenentzündung bis hin zu schweren psychischen Störungen und Selbstmord. Die massenhafte Verabreichung vor allem an Kinder und Schwangere ist unverantwortlich, zumal der Nutzen umstritten und fraglich ist.

5. Der in Deutschland bestellte Pandemieimpfstoff Pandemrix ist völlig unzureichend getestet. Die Studienteilnehmer entsprechen nicht den Bevölkerungsgruppen, die später bevorzugt geimpft werden sollen. Die Nebenwirkungen werden nicht oder nicht sauber erfaßt. Die Nutzen-Risiko-Bewertung soll erst am Ende oder nach den Massenimpfungen stattfinden. Es handelt sich hier um einen Großversuch an der Bevölkerung. Zumal vor allem Schwangere, Kinder und Kranke geimpfte werden sollen und die Schweinegrippe bisher so harmlos verläuft, ist dies absolut unverständlich und unverantwortlich.

6. Im Pandemieimpfstoff wird erstmals ein neuartiger Zusatzstoff (Emulsion mit Nanopartikeln) verwendet, zu dem es keinerlei Erfahrung gibt. Die USA verwenden aus diesem Grund Impfstoffe ohne diesen Zusatzstoff. Dieser Zusatzstoff regt den Teil des Immunsystems an, der z. B. bei Schwangeren von Natur aus heruntergefahren ist, um Abstoßungsreaktionen gegen das Ungeborenen zu vermeiden. Bei Massenimpfungen von Schwangeren sind viele Fehlgeburten zu erwarten. Da Schwangere in den Studien ausgeschlossen waren, liegen hier keinerlei Erfahrungen über die Gefährlichkeit für Mutter und Kind vor. Zudem ist in den Pandemieimpfstoffen Quecksilber als Konservierungsmittel enthalten, da die Impfstoffe in Mehrdosenbehältern ausgeliefert werden. In der Fachliteratur sind schwerste Nebenwirkungen in den Zellen des Immunsystems durch die verwendeten neuartigen Zusatzstoffe beschrieben. Bei einer Massenimpfung von Kindern, Kranken und Schwangeren muß mit einer drastischen Zunahme von schweren Nebenwirkungen bei den Masseimpfungen gerechnet werden. Laut Produktinformation sollten die Impfstoffe nur dann verimpft werden, wenn der Impfarzt die Möglichkeit für lebenserhaltende Maßnahmen hat. Der Impfstoff darf laut Hinweis in der Produktinformation weder in den Hausmüll noch in das Abwasser gegeben werden (Regelung wie Sondermüll).

7. Bei jeder Impfung muß der Impfarzt so ausführlich aufklären, daß der Impfling mündig einwilligen kann. Sonst begeht der Impfarzt eine Körperverletzung. Bei den Pandemieimpfungen kann der Impfarzt nicht über die Nebenwirkungen aufklären, weil diese nicht bekannt sind.

8. Die Hersteller sparen sich mit den Eilzulassungen eine Menge Zeit, Geld und Ärger, da sie weder die Wirksamkeit noch die Sicherheit der Impfstoffe nachweisen müssen. Sie sind durch geheime Verträge mit den Gesundheitsbehörden von der Haftung freigestellt. Die Einflußnahme der Pharmaindustrie auf die Politiker und Behörden ist in letzter Zeit immer häufiger Thema in den Medien.

20 gute Gründe, sich nicht gegen Grippe impfen zu lassen

Aus: *impf-report*, November/Dezember 2006, zusammengestellt von Hans U. P. Tolzin.

Vor kurzem starben in Israel nach der Grippeimpfung vier Menschen. Die Impfung wurde kurzzeitig ausgesetzt. Doch bereits einen Tag später wurde Entwarnung gegeben und jeder Zusammenhang mit der Impfung bestritten. Merkwürdigerweise wird jedoch von einer Autopsie nichts berichtet, auch nicht durch das in Deutschland für die Impfstoffsicherheit zuständige Paul-Ehrlich-Institut (PEI). Doch die ungeklärten Todesfälle in Israel stellen nicht die einzigen Ungereimtheiten im Zusammenhang mit der Grippeimpfung dar.

1. Die angebliche Tödlichkeit der Virusgrippe beruht auf reinen Schätzungen

Die angeblich bis zu 30.000 jährlichen Influenza-Todesopfer existieren nur auf dem Papier. Das statistische Bundesamt und die Krankenhausstatistik registrieren im Durchschnitt gerade mal 15 laborbestätigte Todesfälle. Die jährlich verkündeten Horrorzahlen beruhen auf reinen Schätzungen der ›Arbeitsgemeinschaft Influenza (AGI)‹. Diese ist zwar beim Robert-Koch-Institut (RKI), der für die Bekämpfung von Infektionskrankheiten zuständigen Bundesbehörde, angesiedelt, wird jedoch von vier Impfstoffherstellern finanziert. Die Schätzungen kommen dadurch zustande, daß man die erhöhten Todeszahlen der kalten Wintermonate dem Influenza-Virus zurechnet.

2. Ein echter Nutzennachweis fehlt

Bei der Zulassung von Grippeimpfstoffen wird nicht etwa ihre Fähigkeit geprüft, die Erkrankung zu verhindern (vor allem im direkten Vergleich zu Ungeimpften), sondern nur eine als ausreichend angesehene Erhöhung des sogenannten Antikörperspiegels im Blut. Die tatsächliche Nichterkrankung wurde niemals nachgewiesen!

3. Der Antikörpertiter beweist gar nichts

Der Antikörpertiter ist laut Auskunft des RKI nur eine sogenannte ›Ersatzmeßgröße‹ für Immunität, und Sie können auch ohne meßbaren Titer immun sein. Studien, die beweisen, daß ein hoher Titer zuverlässig vor einer tatsächlichen Erkrankung schützt, gibt es nicht. Die Theorie von den Antikörpern als »Zauberkügelchen« (Zitat Paul Ehrlich, 1905) des Immunsystems ist bereits über 100 Jahre alt und niemals zweifelsfrei belegt worden.

4. Geimpfte sind nicht gesünder als Ungeimpfte – im Gegenteil!

Es gibt keine echten Vergleiche zwischen Geimpften und Ungeimpften, aus denen hervorgeht, dass Geimpfte gesünder wären. Im Gegenteil: Das RKI berichtete z.B. im EpiBull Nr. 12/2005 über einen Ausbruch in einem Seniorenwohnheim, bei dem das Risiko, zu erkranken, bei Geimpften sogar etwas höher lag. Ein ähnlicher Fall wurde im EpiBull Nr. 17/2003 veröffentlicht. Dort waren drei von vier Influenza-Toten geimpft.

5. Geimpfte haben ein höheres Risiko, an Asthma und Allergien zu erkranken!

Eine ganze Reihe von Studien belegt ein entsprechend erhöhtes Erkrankungsrisiko für Geimpfte. Details zu aktuellen Studien, die das Gegenteil bewiesen haben wollen, werden merkwürdigerweise unter Verschluss gehalten (siehe auch ›impf-report‹ Ausgabe April 2005 und ›impf-report‹-Newsletter Nr. 40/2006)

6. Die Menge der Impfstoffdosen hat sich vervielfacht – die Gesundheit nicht

Im Jahr 1997 gab es noch 7 zugelassene Grippe-Impfstoffe, heute sind es 17. Während des Winters 1992/1993 wurden 2,5 Mio. Dosen verimpft, im Winter 2005/2006 waren es über 20 Mio. Dosen, also mehr als 8 Mal so viel. Dennoch gab es während des Winters 2004/2005 angeblich bis zu 20.000 Todesfälle!

7. Das Ausbleiben der Grippeepidemie im letzten Winter stellt ein Rätsel dar

Nachdem es im vorletzten Winter laut RKI-Schätzung bis zu 20.000 Influenza-Tote gegeben haben soll, obwohl der Wirkungsgrad des Impfstoffes angeblich hoch war, war für den letzten - überaus harten -Winter mit mindestens der gleichen schrecklichen Bilanz zu rechnen, denn das zirkulierende Influenza B-Virus war im saisonalen Impfstoff nicht enthalten. Dass die Influenza-Todeswelle unter diesen Umständen ausblieb, ist bis heute ein Rätsel. Auf den zumindest teilweise nutzlosen Impfstoff kann dies kaum zurückzuführen sein.

8. Die Anfälligsten profitieren am wenigsten von der Impfung

Selbst aus Sicht der Schulmedizin macht eine Grippeimpfung bei Kindern und Senioren keinen Sinn, da bei ihnen die Antikörperreaktion - und damit die (angebliche) Immunität - schwächer ausfällt. Nur junge Erwachsene zeigen optimale Immunreaktionen. Je jünger und je älter ein Mensch, desto schwächer die Antikörperreaktion. Entsprechend höher fällt das jeweilige Nebenwirkungsrisiko ins Gewicht, was eine neue Nutzen-Risiko-Abwägung erforderlich macht.

9. Trotz höherer Durchimpfungsrate liegt die Erkrankungsrate in den Neuen Bundesländern deutlich über der in den Alten Bundesländern

(Details siehe *impf-report*, Ausgabe Sept./Okt. 2005)

10. Geimpfte Betriebsangehörige der Ford-Werke zeigten bei einer Vergleichsstudie ein höheres Risiko, zu erkranken, als Ungeimpfte
(WDR, 20. Sept. 2004)

11. Die vier kürzlich gemeldeten Todesfälle sind nach wie vor nicht aufgeklärt

Das PEI gab am 26. Oktober bezüglich der kürzlich aus Israel gemeldeten Todesfälle Entwarnung, obwohl noch nicht einmal eine Autopsie der Todesopfer vorgenommen wurde. Übrigens wurden zwischen 2001 und 2005 auch in Deutschland mindestens 6 Todesfälle im zeitlichen Zusammenhang mit Grippeimpfungen gemeldet (lt. RKI-Daten vom 24. 10. 2006).

12. Es gibt keine Studien mit eindeutigen Belegen für einen Impfnutzen

Eine kürzlich veröffentlichte Cochrane-Übersichtsstudie konnte keine Beweise für den Impfnutzen finden (ORF, 30.10.2006; BMJ 2006; 333:912-915)

13. Über das wahre Risiko von Impfstoffen gibt es in Deutschland keine gesicherten Daten!

Siehe Bundesgesundheitsblatt 12/2004, S. 1161. Damit ist jede Nutzen-Risiko-Abwägung hinfällig!

14. Die Diagnose ›Virusgrippe‹ ist unsicher

Und zwar aus zwei Gründen: 1. Unter den Hunderten als Ursache von Erkältungssymptomen in Frage kommenden Erregern sucht man üblicherweise im Labor zuerst nach ›gängigen‹ Influenzaviren. Mit dem ersten positiven Laborbefund wird jede weitere Suche eingestellt. Die Diagnose ›Influenza‹ ist also willkürlich, da weitere mögliche Ursachen von vornherein ausgeschlossen werden. 2. Die Labortests zum Nachweis von Influenzaviren sind nicht anhand des hochaufgereinigten Virus geeicht, sondern anhand von Patienten mit einer bestimmten Diagnose. Niemand kann deshalb mit Sicherheit sagen, worauf die Tests tatsächlich reagieren. Vielleicht auf spezifische Viren, vielleicht aber auch nicht.

15. Die Ansteckbarkeit der Grippe ist fraglich

Jede Behauptung einer Ansteckung von Mensch zu Mensch beruht auf reinen Hypothesen und Experimenten unter konstruierten Bedingungen (siehe impf-report, Ausgabe Nov/Dez. 2005). Mehrere Ansteckungsexperimente in den USA während der ›Spanischen Grippe‹ im Jahre 1918 ergaben, daß nicht eine der Versuchspersonen erkrankte!

16. Die Empfänglichkeit ist vom Gesamtzustand abhängig

Es gibt zahlreiche Hinweise und Erfahrungswerte, wonach die Anfälligkeit für Erkältungskrankheiten vor allem vom Gesamtzustand des Menschen abhängt, und daß dieser vor allem durch eine vitalstoffreiche Nahrung – und insbesondere durch die Meidung von Zukker und Weißmehl – positiv zu beeinflussen ist. Es ist ja auch logisch: Je mehr Vitalstoffe dem Körper zur Verfügung stehen und je schwächer belastende Einflüsse ins Gewicht fallen, desto effektiver kann unser Organismus aus eigener Kraft mit Streßfaktoren fertig werden.

17. Bei Komplikationen handelt es sich oft um Medikamenten-Nebenwirkungen

Die gefürchteten Komplikationen bei Erkältungskrankheiten – ein beliebtes Argument für die Impfung – sind oft eine Folge der Nebenwirkungen der verabreichten Medikamente. Ein rechtzeitiger Blick in die Beipackzettel von Fiebersenkern, Schmerzmitteln, Entzündungshemmern und Antibiotika kann unter Umständen eine Menge Kummer ersparen.

10. Die kollektive Erregerphobie führt in eine wissenschaftliche Sackgasse

Jeder Mensch hat ständig ein Mehrfaches an Bakterien und Viren in sich, als er über eigene Körperzellen verfügt, unabhängig davon, ob er gesund oder krank ist (Nature Biotechnology, 6. Okt. 2004). Wir können demnach mindestens so viele Erreger für unsere Gesundheit verantwortlich machen, wie für unsere Krankheiten.

19. Alle Infektionskrankheiten sind in der Regel durch bewährte Naturheilverfahren gut behandelbar

Und zwar abhängig von den im individuellen Fall festgestellten Ursachen (eine ganze Reihe von Infektions- und Vergiftungskrankheiten beginnen mit grippeähnlichen Symptomen)

20. Angst war noch nie ein guter Ratgeber!

Die jährlich von neuem angewandte ›Furchtappellstrategie‹ hat die Erzeugung von Angst durch das Aufbauschen einer angeblichen Gefahr zum Ziel, denn ein verängstigter Mensch ist leichter zur Impfung zu bewegen. Im Zeitalter der Aufklärung, der Menschenrechte und der Demokratie sollte jedoch die Manipulation von Menschen durch die Förderung von Angst kein Mittel der Wahl mehr sein, statt dessen die Förderung von Eigenverantwortlichkeit, Selbstständigkeit und Unabhängigkeit. Vor allem aber sollte eine Gesundheitspolitik zuallererst dem Gemeinwohl dienen!

Schutzimpfungen und andere Maßnahmen der spezifischen Prophylaxe

Schrift des Bundesministeriums der Justiz, erschienen in: http://bundesrecht.juris.de/ifsg/_20.html

(1) Die zuständige obere Bundesbehörde, die obersten Landesgesundheitsbehörden und die von ihnen beauftragten Stellen sowie die Gesundheitsämter informieren die Bevölkerung über die Bedeutung von Schutzimpfungen und anderen Maßnahmen der spezifischen Prophylaxe übertragbarer Krankheiten.

(2) Beim Robert Koch-Institut wird eine Ständige Impfkommission eingerichtet. Die Kommission gibt sich eine Geschäftsordnung, die der Zustimmung des Bundesministeriums für Gesundheit bedarf. Die Kommission gibt Empfehlungen zur Durchführung von Schutzimpfungen und zur Durchführung anderer Maßnahmen der spezifischen Prophylaxe übertragbarer Krankheiten und entwickelt Kriterien zur Abgrenzung einer üblichen Impfreaktion und einer über das übliche Ausmaß einer Impfreaktion hinausgehenden gesundheitlichen Schädigung. Die Mitglieder der Kommission werden vom Bundesministerium für Gesundheit im Benehmen mit den obersten Landesgesundheitsbehörden berufen. Vertreter des Bundesministeriums für Gesundheit, der obersten Landesgesundheitsbehörden, des Robert Koch-Institutes und des Paul-Ehrlich-Institutes nehmen mit beratender Stimme an den Sitzungen teil. Weitere Vertreter von Bundesbehörden können daran teilnehmen. Die Empfehlungen der Kommission werden von dem Robert Koch-Institut den obersten Landesgesundheitsbehörden übermittelt und anschließend veröffentlicht.

(3) Die obersten Landesgesundheitsbehörden sollen öffentliche Empfehlungen für Schutzimpfungen oder andere Maßnahmen der spezifischen Prophylaxe auf der Grundlage der jeweiligen Empfehlungen der Ständigen Impfkommission aussprechen.

(4) Das Bundesministerium für Gesundheit wird ermächtigt, nach Anhörung der Ständigen Impfkommission und der Spitzenverbände der gesetzlichen Krankenkassen durch Rechtsverordnung ohne Zustimmung des Bundesrates zu bestimmen, dass die Kosten für bestimmte Schutzimpfungen von den Trägern der Krankenversicherung nach dem dritten Abschnitt des dritten Kapitels des Fünften Buches Sozialgesetzbuch getragen werden, falls die Person bei einer Krankenkasse nach § 4 des Fünften Buches Sozialgesetzbuch versichert ist. In der Rechtsverordnung können auch Regelungen zur Erfassung und

Übermittlung von anonymisierten Daten über durchgeführte Schutzimpfungen getroffen werden.

(5) Die obersten Landesgesundheitsbehörden können bestimmen, dass die Gesundheitsämter unentgeltlich Schutzimpfungen oder andere Maßnahmen der spezifischen Prophylaxe gegen bestimmte übertragbare Krankheiten durchführen.

(6) Das Bundesministerium für Gesundheit wird ermächtigt, durch Rechtsverordnung mit Zustimmung des Bundesrates anzuordnen, dass bedrohte Teile der Bevölkerung an Schutzimpfungen oder anderen Maßnahmen der spezifischen Prophylaxe teilzunehmen haben, wenn eine übertragbare Krankheit mit klinisch schweren Verlaufsformen auftritt und mit ihrer epidemischen Verbreitung zu rechnen ist. Das Grundrecht der körperlichen Unversehrtheit (Artikel 2 Abs. 2 Satz 1 Grundgesetz) kann insoweit eingeschränkt werden. Ein nach dieser Rechtsverordnung Impfpflichtiger, der nach ärztlichem Zeugnis ohne Gefahr für sein Leben oder seine Gesundheit nicht geimpft werden kann, ist von der Impfpflicht freizustellen; dies gilt auch bei anderen Maßnahmen der spezifischen Prophylaxe. § 15 Abs. 2 gilt entsprechend.

(7) Solange das Bundesministerium für Gesundheit von der Ermächtigung nach Absatz 6 keinen Gebrauch macht, sind die Landesregierungen zum Erlass einer Rechtsverordnung nach Absatz 6 ermächtigt. Die Landesregierungen können die Ermächtigung durch Rechtsverordnung auf die obersten Landesgesundheitsbehörden übertragen. Das Grundrecht der körperlichen Unversehrtheit (Artikel 2 Abs. 2 Satz 1 Grundgesetz) kann insoweit eingeschränkt werden.

Bundesamt für Bevölkerungsschutz

Editorial

Eine länderübergreifende Krisenmanagementübung wie LÜKEX 2007 dient der Überprüfung des Zusammenwirkens aller beteiligten Behörden und privaten Institutionen der verschiedenen (Verwaltungs-) Ebenen. Sie zeigt auf, wo das Krisenmanagement zwischen Bund und Ländern zur Aufrechterhaltung der lebenswichtigen Grundfunktionen der Gesellschaft optimiert werden kann. Am 7. und 8. November 2007 befassen sich Bund und Länder während der Übung LÜKEX 2007 mit den Auswirkungen einer Influenza-Pandemie in Deutschland. Ein Hauptaugenmerk der Übung liegt in der Notfallplanung und in den Maßnahmen der Gesundheitsvorsorge. Darüber hinaus wird die bundesweite Koordinierung knapper Ressourcen und eine breit angelegte, abgestimmte aktive Öffentlichkeitsarbeit zur situationsgerechten Information der Bevölkerung im Rahmen der Übung eine übergeordnete Rolle spielen. Ist Deutschland für diesen Fall gewappnet? Übung macht den Meister! Zunächst aber laufen die Planungen für LÜKEX 2007, über die wir Sie hier informieren.

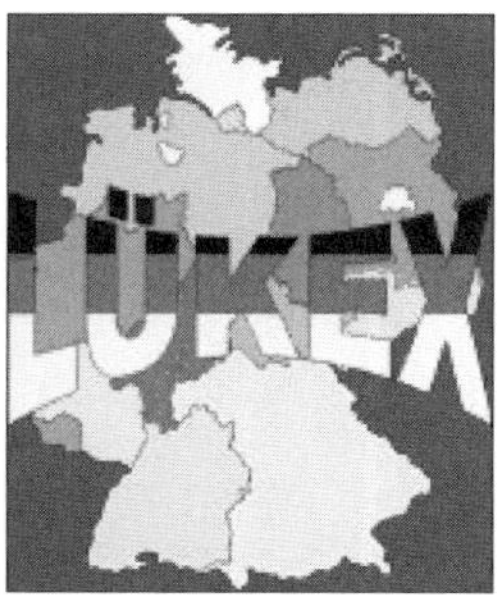

Lukex-Symbol

Auch in Sachen Selbsthilfe für Einsatzkräfte im Katastrophenschutz ist eine Neuerung in Sicht. Im Oktober wird das von der Universität Göttingen entwickelte und vom BBK in Auftrag gegebene neue Selbsthilfe-Set während einer Großeinsatzübung getestet. Übung und reales Leben sind manchmal enger miteinander verbunden als gedacht.

Ihr Redaktionsteam

Stand der Übungsvorbereitungen LÜKEX 2007

Aufgrund der weitreichenden gesellschaftlichen Auswirkungen einer Influenza-Pandemie ist die Übung ein weiterer wichtiger Schritt, die staatlichen Vorsorgemaßnahmen im Rahmen des Bevölkerungsschutzes auf die Probe zu stellen. Die Bedeutsamkeit dieser Übung wird durch die Übungsleitung sichtbar: Die Gesamtleitung übernimmt Dr. August Hanning. Sicherheitsstaats-Sekretär im Bundesministerium des Innern, gemeinsam mit Dr. Klaus Theo Schröder, Staatssekretär im Bundesministerium für Gesundheit, im Einvernehmen mit den Übungsleitungen der teilnehmenden Bundesländer. In ihrem Auftrag überwacht und steuert das Bundesamt für Bevölkerungsschutz und Katastrophenhilfe (BBK) mit einer eigens dafür ins Leben gerufenen Projektgruppe der Akademie für Krisenmanagement, Notfallplanung und Zivilschutz (AKNZ) in Bad Neuenahr-Ahrweiler alle Übungsvorbereitungen und die Durchführung in enger Abstimmung mit den Projektgruppen der beteiligten Bundesländer und weiteren Organisationen.

Im Falle einer Influenza-Pandemie hat die Sicherstellung der Grundversorgung der Bevölkerung und die bundesweite Koordination knapper Ressourcen hohe Priorität und würde das enge Zusammenwirken von Behörden aller Ebenen und Organisationen aus vielen Bereichen von Gesellschaft und Wirtschaft erfordern. Die Teilnehmer an LÜKEX 2007 kommen daher aus allen Bereichen: Neben den für Pandemien zuständigen Bundesressorts werden die Bundesländer Bremen, Hamburg, Mecklenburg-Vorpommern, Rheinland-Pfalz, Saarland, Sachsen-Anhalt und Thüringen teilnehmen. Hinzu stoßen bundesweit operierende Institutionen, Organisationen und Unternehmen. So nehmen Lebensmittelversorger wie beispielsweise die Tengelmann KG oder Logistik- und Transportunternehmen wie die Deutsche Bahn AG teil. Darüber hinaus beteiligen sich Unternehmen aus dem Bereich der Telekommunikation wie die Deutsche Telekom AG und die Siemens Informationstechnik sowie Finanzdienstleister wie Bundesbank und Deutsche Bank. Als große Waren- beziehungsweise Personenumschlagplätze sind auch der Hafen und der Flughafen Hamburg beteiligt. Ebenso werden die Bundesanstalt Technisches Hilfswerk und die Hilfsorganisationen an der diesjährigen Übung teilnehmen.

Arbeitskreise für die Bereiche Verkehr und Luftfahrt, Ernährung, ITL Kommunikation und Finanzdienstleister, Pharma und Medizin, innere Sicherheit und Bevölkerungsschutz, Presse- und Öffentlichkeitsarbeit unterstützen die Übungssteuerung bei der Erarbeitung der Übungsunterlagen, insbesondere der Lagen und Drehbücher. Die Arbeitskreise sind entsprechend dem breiten Spektrum der gesamtgesellschaftlichen Auswirkungen einer Pandemie zusammengesetzt; sie tagen nach Bedarf. So haben sich Experten aus Wirtschaft, Verbänden und Behörden in diesen thematischen Arbeitskreisen im Sinne der Idee der ›public private partnership‹ mit dem Thema Pandemie und den Pandemie-Vorsorgeplanungen intensiv auseinandergesetzt und wichtige Ideen für das Drehbuch gesammelt.

Der Stellenwert von LÜKEX 07 spiegelt sich auch in der internationalen Beteiligung wider. So werden die europäischen internationalen Belange des Übungsthemas Pandemie durch Einladung von Übungsbeobachtern der folgenden Organisationen berücksichtigt:

World Health Organisation (WHO)
European Centre for Disease Prevention and Control (ECDC)
Europäische Kommission

Im Rahmen der bilateralen Zusammenarbeit sind auch Beobachter aus Großbritannien, Luxemburg, den Niederlanden, Österreich, Schweden und der Schweiz zur Übung eingeladen.

Schon die vorangegangenen LÜKEX-Krisenmanagementübungen 2004 und 2005 haben gezeigt, daß Übungen dieser Größenordnung die Unterstützung durch eine leistungsfähige Informationstechnologie (IT) erfordern. Für LÜKEX 2007 ist eine moderne Übungssteuerungssoftware entwickelt worden, welche die Übungssteuerung bei Vorbereitung, Durchführung und Nachbereitung der Übung unterstützen soll. Die übenden Krisen-/ Verwaltungsstäbe nutzen in der Übung ihre vorhandenen Kommunikationssysteme.

Simulationsmodell des Robert-Koch-Instituts unterstützt Vorbereitungen

Zur Unterstützung der Steuerungsstäbe bei der Erarbeitung der Schadenslagen und Drehbücher sowie als Entscheidungshilfen für die übenden Stäbe hat das Robert Koch-Institut (RKI) ein Simulationsmodell entwickelt, das für das gesundheitliche Szenario beschreibt, wie die einzelnen Bundesländer und Landkreise von einer ersten Pandemiewelle betroffen wären. Für den gesamten Verlauf der ersten Welle wurden mit Hilfe des Simulationsmodells tagesaktuelle Daten für Deutschland und alle Bundesländer bis auf die Ebene der Landkreise errechnet. Besonders die Zahlen von Erkrankten, neu Erkrankten, Neueinweisungen in Krankenhäuser, belegten Betten, Influenza-bedingten Arztkonsultationen und Todesfällen wurden bei der Berechnung berücksichtigt. Das Simulationsmodell dient den übungsbeteiligten Krisen- und Verwaltungsstäben von Bund und Ländern zur Visualisierung der pandemischen Welle und ihrer Ausbreitung. Gleichzeitig trägt es zur Entscheidungsfindung im Hinblick auf Krisenmanagement und Maßnahmenkoordination während der Influenza-Pandemie bei.

Presse- und Öffentlichkeitsarbeit

Große Krisenlagen können in der Bevölkerung Angst und Panik auslösen und damit die Bewältigung einer Krise nachhaltig erschweren.

Eine sorgfältige Unterrichtung der Medien durch gezielte Presse- und Öffentlichkeitsarbeit (PrÖA) kann wesentlich dazu beitragen, die Krisensituation zu bewältigen. Daher ist sie auch bei LÜKEX 2007 ein wichtiger Bestandteil des strategischen Krisenmanagements. Um ein möglichst wirklichkeitsnahes Übungsspiel auf diesem Gebiet zu ermöglichen, wird im zentralen Steuerungsstab in Ahrweiler eine ›Steuerungsgruppe PrÖA‹ aus professionellen Journalisten und Medienfachleuten gebildet. Diese Gruppe entwickelt fiktive Beiträge und Anfragen, die während der Übung eingespielt werden. Ziel ist es, durch ›Mediendruck‹ eine möglichst realitätsnahe Betroffenheit der Übungsstäbe zu erzeugen und dadurch wichtige Hilfen für Entscheidungen und Maßnahmen allgemein und zur Information der Presse und der Öffentlichkeit zu geben. Die Einspielungen erfolgen über eine künstliche Medienlandschaft. Sie reicht von fiktiven überregionalen und regionalen Tageszeitungen über eine bundesweit operierende Presseagentur und eine Boulevardzeitung bis hin zu Rundfunk und Fernsehen. Zudem werden drei virtuelle ›LÜKEX TV Sondersendungen‹ produziert und in die Übung eingespielt. Direktanfragen von Journalisten, Politikern und Bürgern an die Übungsstäbe ergänzen das öffentliche Interesse während einer Pandemie. Aufgrund der Einspielungen sollen die Übungsstäbe Maßnahmen zur Information der Bevölkerung entwickeln. Hierzu gehören unter anderem das Erstellen von Informationskonzepten, deren Abstimmung zwischen Bund und Ländern und die anschließende Umsetzung in Form von Pressemitteilungen, Informationsmaterialien, Pressekonferenzen, Interviews und anderen Maßnahmen wie Einrichtung von Bürgertelefonen und Internet-Hotlines.

Ansprechpartner:

Projektgruppe LÜKEX bei der
Akademie für Krisenmanagement, Notfallplanung und Zivilschutz (AKNZ)
Ramersbacher Str. 95
53474 Bad Neuenahr-Ahrweiler
Tel.: 02641/ 381-286; Fax: 02641/ 381-334
Tel.: 022899/ 550-5508; Fax: 022899/ 550-5590 – E-Mail: luekex.info@o bbk.bund.de

Selbsthilfe-Set für den Katastrophenschutz

Um den Einsatzkräften einen optimalen Schutz im Katastrophenfall zu gewähren, hat das Bundesamt für Bevölkerungsschutz und Katastrophenhilfe von der Universität Göttingen ein neues Selbsthilfe-Set entwickeln lassen. Es ist ein Teil der Schutzausrüstung jedes Katastrophenschutzhelfers und wird gegen chemische, biologische, radiologische und nukleare Gefahren eingesetzt. Unfälle mit diesen Substanzen können nicht nur verheerende Auswirkungen auf die Umgebung hervorrufen, sondern auch auf den menschlichen Körper. Daher soll das Set den Einsatzkräften helfen, kleinere Wunden, gefährliche Verunreinigungen oder Vergiftungen unmittelbar am Einsatzort zu beseitigen. Zukünftig wird es das alte Set ablösen, das noch aus der Zeit des ›Kalten Krieges‹ stammt und damit nicht mehr den heutigen Bedürfnissen entspricht.

Das handliche und leichte Format und die Verwendung handelsüblicher Produkte vereinfachen den Umgang mit dem Set. Darin lassen sich Desinfektions- und Reinigungsmittel sowie Mittel zur Dekontamination und Wundabdeckung mühelos verstauen. Der Prototyp wird Anfang Oktober im Rahmen einer Großübung durch mehrere ABC-Schutzeinheiten auf Tauglichkeit getestet. Über 50 000 Selbsthilfe-Sets beabsichtigt der Bund an die Länder und damit an die Katastrophenschutzeinheiten mit ihren ehrenamtlichen Mitgliedern auszuliefern.

Nationaler Pandemieplan (Teil III, Juli 2005)

Aktionsplan von Bund und Ländern

11.1 Zusammenwirken von Bund und Ländern im Pandemiefall

Zu den »außergewöhnlichen Gefahren und Schadenlagen« entsprechend dem Ansatz der »Neuen Strategie zum Schutz der Bevölkerung in Deutschland« gehören auch Epidemien. Hinsichtlich ihrer Ausbreitungsdynamik und den zu erwartenden Erkrankungs- und Todesfällen stellt die Influenza-Pandemie wahrscheinlich das Ereignis mit dem höchsten Gefahren-, Risiko- und Vulnerabilitäts-Potential unter den Bedrohungen durch Infektionserreger dar.

Ziel ist ein möglichst bundesweit koordiniertes Vorgehen, das flexibel auf die (nicht vorhersagbaren) aktuellen Entwicklungen im Verlauf der Pandemie-Phasen (Morbidität, Mortalität, Auslastung der Ressourcen, virologische Surveillance etc. . .) reagiert.

Bei einem derartigen Geschehen ist eine bundeseinheitlich koordinierte Abwehr erforderlich, die auf einer engen Vernetzung der vertikalen Strukturen von Bund, Ländern und Gemeinden mit den für den Gesundheitsschutz zuständigen Behörden, Einrichtungen und Organisationen aufbaut. Das konkrete Vorgehen wird anhand der Gefahrenabschätzung durch die Bund-Länder-Koordinierungsgruppe, die beim BMI angesiedelt ist und die sich aus Vertretern der zuständigen Fachressorts des Bundes und der Länder zusammensetzt, vorgeschlagen. Die Bund-Länder-Koordinierungsgruppe ist zuständig für die Abstimmung von Maßnahmen in Zusammenhang mit Infektionsalarmplanungen, soweit eine bundesweite Koordinierung erforderlich ist, und soll durch fachkundige Experten beraten werden. Damit soll sichergestellt werden, daß die durch die politischen Entscheidungsträger zu treffenden Maßnahmeentscheidungen auf der aktuellen Auswertung überregionaler epidemiologischer Daten basieren. Diese Experten sollen in der interpandemischen Phase berufen werden und entsprechen funktionell dem Konzept der ›Nationalen Pandemiekommission‹ der WHO. Schnittstellen zu bereits bestehenden Gremien müssen überprüft werden.

Die erforderlichen Informationen werden der Nationalen Pandemiekommission von den Bundes- und Landesbehörden sowie weiteren Institutionen und Organisationen zur Verfügung gestellt. Aufbauend auf den bestehenden Strukturen sollen damit die Voraussetzungen dafür geschaffen werden, durch eine rasche fachliche Einschätzung der vorliegenden Informationen auf aktuelle Entwicklungen adäquat zu reagieren und die erforderlichen Empfehlungen ohne Zeitverzug an die Entscheidungsebene beim Bund und in den Ländern weiterzugeben.

Die Zusammensetzung der ›Nationalen Pandemiekommission‹ sowie ein Konzept zur Sicherstellung einer sehr kurzfristigen Einberufung werden vom Bund gemeinsam mit den Ländern erarbeitet.

11.2 Phasenspezifisches Vorgehen

Interpandemische Periode (Phase 1 u. 2)
Kein Fall von neuem Influenzasubtyp beim Menschen

Bund
- Berufung einer ›Nationalen Pandemiekommission‹ in Abstimmung mit den Ländern.
- Gewährleistung der Fortführung der Arbeit der Expertengruppe ›Influenza-Pandemieplanung‹ beim RKI

Bund/Länder
- Weiterentwicklung und kontinuierliche Aktualisierung des nationalen Pandemieplans Rechtliche Aspekte

Bund
- Klärung und ggf. Schaffung der Rechtsgrundlage zum Verbot nationaler und internationaler Flüge
- Schaffung einer rechtlichen Grundlage für die Arztmeldepflicht (§ 6 lfSG) bei pandemischer Influenza
- Die Handhabung von ›Beschränkungen des Reiseverkehrs‹ auf Grundlage bestehender Vereinbarungen (Internationale Gesundheitsvorschriften, Schengener Abkommen) international abstimmen
- Klärung der Rechtslage bzw. Einstufung in eine der Gefahrenklassen bez. des Versandes von Proben oder Isolaten, die (potentiell) das pandemische Virus enthalten. Vorhaltung eines sicheren aber praktikablen Probenversands, ggf. Bevorratung mit Verpackungsmaterialien P620.

Bund/Länder
- Überprüfung der einschlägigen rechtlichen Bestimmungen hinsichtlich ihrer Anwendung im Pandemiefall

Surveillance

Bund/Länder

Bund und Länder verständigen sich über den Ausbau einer Surveillance unter Federführung des RKI.

Folgende Eckpunkte sind zu beachten:

- Langfristige Sicherung und Stärkung der Routinesurveillance unter Nutzung von Laborressourcen der Länder
- Aufbau eines EDV-gestützten Sentinels niedergelassener Ärzte
- Etablierung einer zeitnahen Mortalitätssurveillance
- Aufbau eines Krankenhaus-basierten Surveillancesystems
- Planung und Vorbereitung von Telefon- und Serosurveys
- Aufbau eines Systems zur Überwachung der Zirkulation von Influenzaviren bei Tieren
- ggf. Auf-/Ausbau virologischer Surveillancemechanismen
- Prüfung bestehender Konzepte zum Monitoring der Belastung des Gesundheitswesens im Pandemiefall auf die Pandemietauglichkeit

Bund/Länder/Andere

- Vorbereitende Studien zur wissenschaftlichen Untermauerung späterer, v.a. seuchenhygienischer Maßnahmen im Pandemiefall
- Studien zur Neubewertung des Infektionsrisikos von Personal in medizinischen und pflegerischen Einrichtungen

Impfung Bund

- Unterstützung und Förderung von klinischen Studien zu und Entwicklung von Pandemie- (›Mock-up‹-) Impfstoffen sowie Schaffung ausreichender Produktionskapazitäten
- Prüfung der Verfahren zur Feststellung der Effektivität und Sicherheit neu zugelassener Pandemie-Impfstoffe für den Pandemiefall

Länder

- In allen Bundesländern soll die öffentliche Impfempfehlung nach § 20 Abs. 3 IfSG für die Schutzimpfung gegen Influenza über die STIKO- Empfehlung hinaus auf alle Altersgruppen hinaus erweitert werden
- Planung der Logistik und Organisation zur Verteilung der Impfstoffe an die priorisierten Gruppen bzw. weitere Bevölkerungsgruppen

Bund/Länder

- Aufnahme von Verhandlungen mit den Herstellern von Influenza-

Impfstoffen zur schnellen und möglichst umfangreichen Impfstoffversorgung (inkl. Spritzen und Nadeln) für den Pandemiefall

- Entwicklung von Konzepten für die Beschaffung und Finanzierung von Impfstoffen
- Erarbeitung von Kriterien für eine Impfpriorisierung bei Impfstoffknappheit im Pandemiefall
- Regelmäßige Untersuchungen zum aktuellen Impfstatus, zur Impfakzeptanz und möglichen Gründen für die Ablehnung der saisonalen Influenza-Impfung als Grundlage der Weiterentwicklung von Präventionsstrategien
- Weiterentwicklung von Präventionsstrategien zur Erhöhung der Influenza- und Pneumokokken-Durchimpfungsraten

Bund/Länder/Andere

- Die STIKO sollte gebeten werden, eine Erweitung der Impfempfehlung unter fachlichen Gesichtspunkten zu prüfen
- Prüfung der Neubewertung des beruflichen Risikos einer Influenzaerkrankung durch den Ausschuss für Biologische Arbeitsstoffe (ABAS)

Antivirale Arzneimittel Bund

- Erarbeitung eines Konzepts zur (1) Erhebung der klinischen Wirksamkeit, (2) der Resistenzentwicklung und (3) Überwachung von unerwünschten Arzneimittelwirkungen eingesetzter antiviraler Medikamente im Pandemiefall

Bund/Länder

- Erarbeitung von Kriterien für eine prioritäre Therapie und/oder Prophylaxe bei begrenzten Vorräten von antiviralen Arzneimitteln
- Aufnahme von Gesprächen mit den Herstellern von Neuraminidasehemmern und Amantadinpräparaten zur Klärung offener rechtlicher, finanzieller, logistischer und pharmakologischer Fragen zur Vorbereitung einer Entscheidung über eine Bevorratung

Bund/Länder

- Entwicklung eines Konzepts zur Lagerung, Abgabe und Verteilung antiviraler Medikamente

Länder/Gemeinden

- Planung der Logistik und Organisation zur Verteilung der antiviralen Medikamente und Impfstoffe an die priorisierten Berufsgruppen bzw. weitere Bevölkerungsgruppen

Vorbereitung der Länder und Gemeinden Bund

- Anstoßen von bzw. Beteiligung an internationalen Verhandlungen über international einheitliche Regelungen zur Kontrolle des Reiseverkehrs in der Frühphase der Pandemie

Bund/Länder

- Sensibilisierung der politischen Entscheidungsträger und der Öffentlichkeit für die Notwendigkeit von Vorsorgemaßnahmen
- Etablierung erweiterter Hygienemaßnahmen bei respiratorisch übertragbaren Erkrankungen (wie z. B. in USA, Kanada)

Länder/Gemeinden

- Sensibilisierung der politischen Entscheidungsträger und der Öffentlichkeit für die Notwendigkeit von Vorsorgemaßnahmen
- Erstellung von Pandemieplänen in den Ländern, Stadt- und Landkreisen
- Information und Einweisung der Krisen- und Katastrophen-Reaktionsstrukturen der Städte und Gemeinden durch die örtlichen Gesundheitsämter
- Sicherstellung des infektiologischen und infektionsepidemiologischen Fachwissens in den Krisenstäben
- Überprüfung bzw. Anpassung der bestehenden Katastrophenpläne
- Prüfung der vorhandenen Notfallpläne zur Mobilisierung aller personellen und materiellen Reserven im Katastrophenfall auf die Pandemietauglichkeit
- Regelmäßige Überprüfung der regionalen Pandemiepläne (z.B. Übungen)
- Definition von geeigneten Krankenhäusern zur Behandlung der Influenza-Erkrankten
- Planung der ambulanten Versorgung im Pandemiefall
- Vorbereitung von ambulanten Versorgungseinrichtungen sowie Alten- und Pflegeheimen für den Pandemiefall
- Entwicklung von Ablaufplänen für die ambulante Versorgung

Bund/Länder/Andere

- Verhandlungen über national koordinierte Antwort und Regelung zur Überwachung des Reiseverkehrs in der Frühphase der Pandemie (BMGS, BMVBW, BMI, Länder, Flughäfen, Fluggesellschaften u.a.)

Krankenhausnotfallplanung Länder/Andere

- Anpassung der bestehenden oder zu etablierenden Krankenhausalarmplanung für den Fall einer Influenzapandemie
- Entwicklung eines Konzepts zum Management der Pandemiesituation unter Einbeziehung von Aspekten des (1) Handlungsablaufs (z. B. Triage), (2) der Ausstattung und Bevorratung (z. B. Beatmungsgeräte, Antibiotika), (3) des Personalmanagements, (4) der Sicherung stationärer Versorgungskapazitäten, (5) Schulung und Training
- Überprüfung der Leitlinien auf die Pandemietauglichkeit durch die Fachgesellschaften
- Aktionen zur Erhöhung der interpandemischen Influenza-Durchimpfungsraten beim Personal

Kommunikation und Information Bund

- Erarbeitung von Empfehlungen für eine nationale Medien- und Informationsstrategie auf der Grundlage bewährter Kommunikationswege
- Entwicklung von Grundprinzipien der interinstitutionellen Kommunikation auf nationaler und internationaler Ebene
- Zentrale Erarbeitung von Materialien, Textbausteinen und fremdsprachigen Informationen

Länder/Gemeinden

- Ausstattung der Schlüsselstellen im ÖGD mit Kommunikationsmitteln, die kompatibel mit denen der örtlichen Krisenstäbe sind
- Identifikation von Ansprechpartnern für Medien in Gesundheitsbehörden auf Landes- oder kommunaler Ebene

Bund/Länder/Andere

- Entwicklung einer Medien- und Informationsstrategie
- Vorbereitung von Merkblättern zu allgemeinen Verhaltens- und Hygienemaßnahmen

Pandemische Warnperiode Phase 3 bis 4

Isolierung eines neuen Influenzasubtyps bei einem Menschen (3)

Stark lokalisierte Infektionen bei wenigen Menschen (4)

Bund

- Kontinuierliche, der Situation angepaßte Information der Länder
- Festlegung und regelmäßige Abstimmungen von Sprachregelungen auf der Ebene der Bundesbehörden unter Einbeziehung der Länder

- Überprüfung der Kapazitäten zur virologischen Surveillance
- Vorbereitung von Presseerklärungen, Hintergrundinformationen für Presse, Ärzteschaft und Bevölkerung

Länder

- Information relevanter Institutionen

Pandemische Warnperiode Phase 5

Lokalisierte Mensch-zu-Mensch-Übertragung

Bund

- Anpassung/Übernahme der WHO-Falldefinition
- ggf. Aktivierung und Intensivierung der virologischen und syndromischen Routinesurveillance
- Gezielte Analyse der Daten aus der Mortalitätssurveillance, der Krankenhaussurveillance und des EDV-gestützten Sentinels niedergelassener Ärzte sowie der Surveillance von bei Tieren vorkommenden Influenzaviren
- Übersicht über Vorräte an Virustatika
- Abschätzung der aktuellen Produktionskapazitäten (antivirale Arzneimittel, Impfstoffe, Antibiotika, medizinische Hilfsmittel)

Bund/Länder

- Prüfung und ggf. Anpassung der Präventionsstrategie an die aktuelle Situation
- Aktivierung des virologischen Surveillancesystems
- Überprüfung der Ablaufpläne der vorgehaltenen Ressourcen
- Festlegung der Medien- und Informationsstrategie
- Bereitstellung von Informationsmaterialien für verschiedene Zielgruppen der Fachund Laienöffentlichkeit, inkl. einer Hotline

Bund/Länder/Gemeinden

- Unterrichtung der Krisen- und Pandemiestäbe bei Bund, Ländern und Gemeinden
- Aktivierung der Kontrolle des Reiseverkehrs

Pandemie Phase 6

Zunehmende und fortdauernde Übertragung in der Allgemeinbevölkerung

Land noch nicht betroffen: (sofern die Pandemie ihren Ausgang in Deutschland nehmen sollte, müssen gleichzeitig auch die ›unter Land betroffen oder enge Handels/Reisebeziehungen mit einem betroffenen Land‹ genannten Maßnahmen durchgeführt werden)

Bund

- Einberufung des Krisenstabs beim Bund (z. B. BMI, Kanzleramt)
- Zusammentreten der ›Nationalen Pandemiekommission‹/Interministerielle Koordinierungsgruppe
- Empfehlungen für Expositionsschutzmaßnahmen durch die ›Nationale Pandemiekommission‹
- Festlegung der Impfstrategie
- Empfehlungen zum prioritären Einsatz antiviraler Medikamente unter Berücksichtigung der vorhandenen Bestände

Bund/Länder

- Aktivierung der Krisenstäbe bei Bund, Ländern und Gemeinden und Einberufung der Interministeriellen Koordinierungsgruppe
- Fortführung der aktivierten Surveillanceinstrumente (ggf. Einreisescreening)
- Vorbereitung der dezentralen Abgabe von verfügbaren antiviralen Arzneimitteln
- Vorbereitung der Rekrutierung zusätzlichen medizinischen Personals für die ambulante Krankenversorgung
- Abstimmung und Vorbereitung der Maßnahmen nach IfSG je nach epidemiologischer Lage
- Kontinuierliche Information der Öffentlichkeit/Fachöffentlichkeit Bund/LänderiAndere
- Sicherstellung notwendiger zusätzlicher Ressourcen für die Pandemie
- Steigerung der Produktion und Bevorratung mit Medikamenten (Antipyretika, Infusionslösungen, Desinfektionsmittel, Antibiotika etc.) und medizinischen Hilfsmitteln zum Infektionsschutz
- Best-Case-Szenario: Zulassung und Beginn der Impfstoffproduktion, Durchführung von Verträglichkeitsprüfungen, Verteilung und Zuteilung von Impfstoffen, Durchführung von Schutzimpfungen

Land betroffen oder enge Handels/Reisebeziehungen mit einem betroffenen Land Bund

- Öffentliche Feststellung der pandemischen Situation in Deutschland

- Überwachung von Effektivität und Sicherheit der eingesetzten antiviralen Medikamente und der pandemischen Vakzine

Länder/Gemeinden

- Ordnungsrechtliche Maßnahmen zur Aufrechterhaltung der öffentlichen Sicherheit und Ordnung

Bund/Länder

- Bundesweit koordinierte Umsetzung der Pandemiepläne, ggf. modifiziert durch Erkenntnisse über den neuen Subtyp und die Verfügbarkeit von Impfstoffen und antiviralen Arzneimitteln
- Fortführung der aktivierten Routinesurveillance und Monitoring der Belastung des Gesundheitssystems und Durchführung von Telefonsurveys

Bund/Länder/Andere

- Beginn bzw. Fortführung der Impfungen, abhängig von der Verfügbarkeit
- Abgabe antiviraler Medikamente an die priorisierten Gruppen
- Rekrutierung zusätzlichen Personals
- Kontrolle nosokomialer Infektionen durch das Pandemievirus
- Kontinuierliche Information der Öffentlichkeit/Fachöffentlichkeit

Ende der ersten Pandemiewelle, rückläufige Influenzaktivität im Bund

Bund/Länder/Andere

- Fortführung der Impfstoffproduktion
- Impfung bisher ungeimpfter und nicht erkrankter Personen
- Kontinuierliche Information der Öffentlichkeit/Fachöffentlichkeit
- Analyse der Pandemie und Interventionen
- Evaluation des Pandemieplans
- Erstellen eines Berichts über die Pandemie in der Bundesrepublik Deutschland mit Empfehlungen
- Auswertung der Serosurveillance Zweite Pandemiewelle

Maßnahmen siehe ›Land betroffen oder enge Handels/Reisebeziehungen mit einem betroffenen Land‹

Postpandemische Periode

Entspricht der interpandemischen Periode Bund/Länder

- Analyse der Pandemie
- Überarbeitung Pandemieplan

Information des Innenministeriums Baden-Württembergs über die Neue Grippe – 16. September 2009

1. Allgemeines

Die Schweinegrippe oder Neue Influenza bzw. Neue Grippe verläuft nach wie vor überwiegend mild - milder als die Saisonale Grippe, an der jedes Jahr in Deutschland etwa 8000 Menschen sterben. Da es nicht auszuschließen ist, daß sich das Virus verändern und damit, womöglich bereits im Herbst, wesentlich gefährlicher werden kann, muß die Situation ernst genommen und weiterhin intensiv beobachtet werden.

Aus dem Begleitschreiben: »Die Lage in Deutschland und auch in Baden-Württemberg wird weiterhin als undramatisch bewertet. Von einer wesentlichen Änderung dieser Bewertung oder von neuen Informationen über das Impfkonzept würden wir Sie wieder unterrichten.«

Die Federführung im Land liegt zu dieser Thematik beim Sozialministerium - auf der dortigen Homepage und auch auf der Homepage des Robert Koch-Instituts finden sich umfangreiche und aktuelle Informationen.

2. Bericht zur Lage

Bundesweit wurden bisher rund 18 500 Krankheitsfälle verzeichnet, in Baden-Württemberg haben wir etwa 2850 bestätigte Fälle. Durch die Rückkehrer aus dem Urlaub werden die Neuerkrankungen bei uns in den nächsten Tagen wohl noch steigen. Auch das beginnende Winterhalbjahr mit seinen kühleren Temperaturen begünstigt die Ausbreitung der Viren und wird zu höheren Infektionszahlen führen. Das Sozialministerium bewertet jedoch den Verlauf der Pandemie weiterhin als mild. Die Todesrate in den Ländern auf der Südhalbkugel ist etwa um den Faktor 10 geringer als bei der üblichen saisonalen Grippe.

Diese Zahlen sind noch nicht besorgniserregend. Es handelt sich dabei auch nicht um den aktuellen Krankenstand, sondern um die Summe der bisher insgesamt aufgetretenen Erkrankungen. Bei einer durchschnittlichen Krankheitsdauer von etwa 5 Tagen sind die meisten dieser Erkrankten mittlerweile wieder gesund.

Todesfälle gibt es in Deutschland glücklicherweise noch nicht. Aber auch bei einer weiterhin relativ milden Neuen Grippe muss mit Todesfällen bei Patienten mit erheblichen Vorerkrankungen gerechnet werden.

3. Impfstoff und Impfung

Die Bundesregierung hat am 19. August 2009 die »Verordnung über die Leistungspflicht der gesetzlichen Krankenversicherung bei Schutzimpfungen gegen die neue Influenza $A(H_1N_1)$« verabschiedet, nach der vorrangig chronisch Kranke, Schwangere, das Personal in Gesundheitsdiensten und Polizeivollzugsbeamte und Feuerwehrangehörige geimpft werden. Die Impfung ist freiwillig.

Der Bund und die Länder haben 50 Mio. Impfdosen bestellt, davon sind 6,35 Mio. Impfdosen für Baden-Württemberg vorgesehen. Bisher ging man davon aus, daß für einen Infektionsschutz zwei Impfungen in einem zeitlichen Abstand von zwei bis sechs Wochen erforderlich sind. Nach neuesten Informationen soll bereits eine Impfung grundsätzlich ausreichend sein - eine verläßliche Aussage hierzu wird in den nächsten Tagen erwartet. Aufgrund des bisherigen milden Krankheitsverlaufs ist schwer abzuschätzen, in welchem Umfang die Bevölkerung sich impfen lassen wird.

Die Impfungen sollen - wie üblich - von den niedergelassenen Ärzten vorgenommen werden. Davon ausgenommen sind die Impfungen der Personen, die in den Krankenhäusern, im Rettungsdienst, im Krankentransport, in Gesundheitsämtern oder in für den Vollzug des Infektionsschutzgesetzes zuständigen Behörden tätig sind, sowie der Beschäftigten der Vollzugspolizei. Diese Personen werden durch die jeweiligen Betriebsärzte geimpft.

Der Impfstoff soll ab Oktober schrittweise ausgeliefert werden. Die Impfungen gegen die Saisonale und die Neue Grippe sind untereinander verträglich und könnten nach Auskunft des Paul Ehrlich-Instituts theoretisch auch am gleichen Tag durchgeführt werden.

Innenministerium Baden-Württemberg
Ref. 51, Christian Leinert

14. Internetquellen

Filme zum Thema

Video mit Vortrag der Impfkritikerin Anita Petek-Dimmer: http://www.europnews.de/2009-03-13-leid-und-tot-durch-impfungen.html

http://www.klein-klein-media.de/medienarchiv/index.php?option=com_content&view=article&id=64&Itemid=80

http://www.klein-klein-media.de/medienarchiv/index.php?option=com_content&view=article&id=53&Itemid=66

Vortrag von Dr. Lanka http://www.klein-klein-media.de/medienarchiv/index.php?option=com_content&view=article&id=45&Itemid=54

http://www.youtube.com/watch?v=5aLsXjfimzk

Sehenswertes Video von Dr. Rüdiger Dahlke zum Thema Schweinegrippe: http://www.youtube.com/watch?v=7z3c1_OxyCE

Dramatischer Dokumentarfilm über Golf-Kriegs-Syndrom: http://republicbroadcasting.org/?p=4431

CBS-Dokumentation über die Grippe-Impfung 1976 und ihre Folgen: http://www.youtube.com/watch?v=IIKLRis1DRA

Dr. Henry Nieman in einem TV-Interview: http://www.pyrabang.com/go/cinch/29088

Hintergrundinformationen für Impfkritiker

Dr. med. Buchwald, *Impfen - Das Geschäft mit der Angst*, Droemer Knaur, München 2000

http://www.worldinaction.de/story-of-stuff/211-zweifel-an-tamiflu.html

http://www.europnews.de/2009-03-13-leid-und-tot-durch-impfungen.html

http://www.europnews.de/2009-03-09-die-machenschaften-der-pharma-industrie.html

http://www.europnews.de/2009-02-18-das-chemie-ol-pharma-kartell.html

Schweizer Impfkritiker: http://www.aegis.ch

Minnesota Department of Health http://www.health.state.mn.us/divs/idepc/diseases/flu/h1n1/index.html

Jane Bürgermeister http://www.theflucase.com

http://www.pei.de/cln_116/nn_1509734/DE/infos/fachkreise/impf-fach/schweineinfluenza/pand-impf/schweineinfluenza-impfstoffe-schwangerschaft.html

http://www.bukopharma.de/index.php?page=archiv-2006-2007

http://www.medizin-unwahrheiten.de/index.html

Ärzte für individuelle Impfentscheidung e.V.:

http://www.individuelle-impfentscheidung.de/

Arznei-Telegramm:

http://www.arznei-telegramm.de/blitz-pdf/b090825.pdf

Michael Leitner, Medizinjournalist:

http://www.virushauptquartier.de/leitner1.pdf

Hans Tolzin, Medizinjournalist: http://www.impfkritik.de/upload/pdf/schweinegrippe/flugblatt.pdf

Eltern für Impfaufklärung:

http://www.efi-online.de/Schweingrippe-aktuell.pdf

Netzwerk für unabhängige Impfaufklärung: http://www.impfkritik.de/schweinegrippe

Kent-Depesche: http://www.kent-depesche.com/archiv/schweinegrippe.html

Impf-Report: http://www.impf-report.de/zeitschrift/bisherige/impf-report052.htm

http://www.europnews.de/2009-06-22-usa-missbrauch-von-kinder-fur-arzneimittel-versuche.html

http://www.gesundheitlicheaufklaerung.de/arnzeimittelversuche-an-kindern

http://www.netdoktor.de/News/Archiv/2009/04/

Sehr sachlich mit vielen Verweisen:

http://moltaweto.wordpress.com/2009/09/17/externe-info-bioterrorismus-impfzwang-in-f-gr-osterreich-eu/

Alternative Doktor http://www.alternative-doctor.com/vaccination/west.htm

Vaccine Risk Awareness Network http://www.whale.to/v/vran7.html

6 gute Gründe die Impfung zu verweigern http://www.naturalnews.com/024624.html

http://www.naturalnews.com/flu_vaccine.html

http://engforum.pravda.ru/showthread.php?t=250896

15. Personenverzeichnis

Warum ein Buch für den Notfall?

Weil wir auf den Notfall nicht mehr vorbereitet sind!

»Zunehmend ist der Mensch in der modernen urbanen Welt isoliert, kennt häufig seinen Nachbarn nur vom Sehen. Der Gedanke der Selbstorganisation, dem zentralistischen Staatsgedanken ein Greuel, wird in der immer deutlicher werdenden Schwäche der staatlichen Strukturen wieder mehr in den Vordergrund rücken.«
Michael Winckler

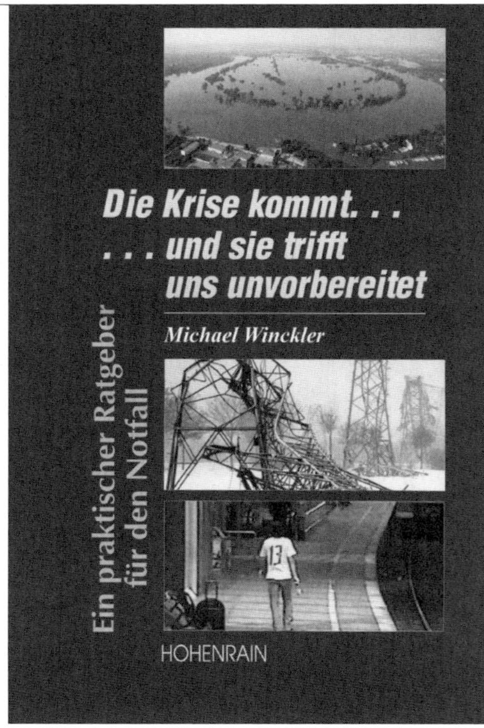

256 Seiten, Lexikonformat, zahlr. Abbildungen
€ 16.80 · ISBN 978-3-89180-083-6

Unser Alltag ist gut organisiert.

Was ist, wenn der gewohnte Ablauf plötzlich gestört ist, wenn zentrale Strukturen zusammenbrechen? Was ist, wenn zentrale lebenswichtige Strukturen wie Strom- oder Wasserwerke ausfallen, die Versorgung mit Gas für die Heizung. Nahrungsmittelknappheit – bis gestern nicht vorstellbar, heute in allen Medien? Was tun bei bürgerkriegsähnlichen und/oder auch militärischen Auseinandersetzungen? Wir sind bequem geworden, verlassen uns auf das staatliche Netz, informieren uns über das Internet und die Medien – was ist wenn diese ausfallen?

In seinem praktischen Ratgeber für den Notfall behandelt M. Winckler in getrennten Abschnitten die einzelnen Bereiche, auf denen Vorsorge zu treffen ist: unter anderem Maßnahmen für den Ernstfall, Abhilfen für Engpässe auf dem Energiebereich, für die Mobilität des Einzelnen, für seine Gesundheit und Ernährung, für den Brandschutz, beim ABC-Unfall oder bei ausbrechenden gewalttätigen Auseinandersetzungen. Jetzt in 2. Auflage!

Hohenrain-Verlag GmbH-Tübingen
Postfach 1611 · 72006 Tübingen
www.hohenrainverlag.de